500 pages de maths, de problèmes et de tests

pour réussir le concours d'orthophoniste

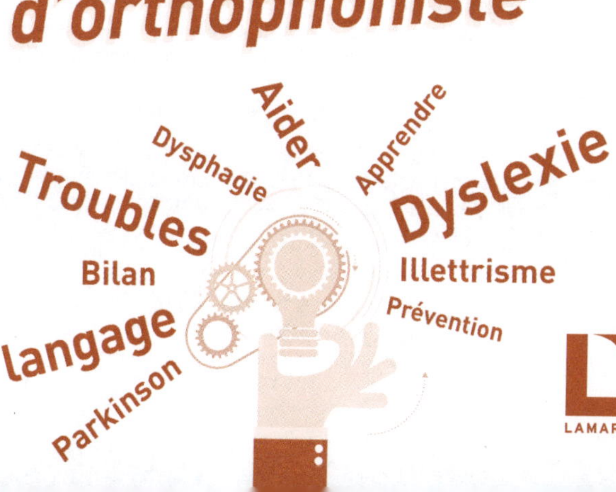

LAMARRE

Lamarre, une marque d'Initiatives Santé

ISBN : 978-2-7573-1059-5

SOMMAIRE

AVANT-PROPOS DE L'AUTEUR

L'objectif de cet ouvrage est double.

• D'une part vous rappeler et vous expliquer les différents calculs rencontrés dans les épreuves du concours d'orthophonie. Tout est décrit par des exemples simples, sans démonstration ni théorie. Des exercices d'application sont donnés à chaque chapitre. Ils sont suivis de corrections claires et détaillées.

• D'autre part, vous proposer une sélection de différents tests psychotechniques régulièrement rencontrés dans les concours.

Des indications de durée sont données pour les tests d'aptitudes numériques et les problèmes ainsi que pour les tests de raisonnement logique.

Ce livre est conçu pour être utilisé avec un simple crayon et une gomme, car vous pouvez répondre directement sur les espaces prévus à cet effet, ou entourer les réponses.

Bon courage !

Quelques rappels...

Les tables de multiplication

2 × 0 = 0	3 × 0 = 0	4 × 0 = 0	5 × 0 = 0
2 × 1 = 2	3 × 1 = 3	4 × 1 = 4	5 × 1 = 5
2 × 2 = 4	3 × 2 = 6	4 × 2 = 8	5 × 2 = 10
2 × 3 = 6	3 × 3 = 9	4 × 3 = 12	5 × 3 = 15
2 × 4 = 8	3 × 4 = 12	4 × 4 = 16	5 × 4 = 20
2 × 5 = 10	3 × 5 = 15	4 × 5 = 20	5 × 5 = 25
2 × 6 = 12	3 × 6 = 18	4 × 6 = 24	5 × 6 = 30
2 × 7 = 14	3 × 7 = 21	4 × 7 = 28	5 × 7 = 35
2 × 8 = 16	3 × 8 = 24	4 × 8 = 32	5 × 8 = 40
2 × 9 = 18	3 × 9 = 27	4 × 9 = 36	5 × 9 = 45

6 × 0 = 0	7 × 0 = 0	8 × 0 = 0	9 × 0 = 0
6 × 1 = 6	7 × 1 = 7	8 × 1 = 8	9 × 1 = 9
6 × 2 = 12	7 × 2 = 14	8 × 2 = 16	9 × 2 = 18
6 × 3 = 18	7 × 3 = 21	8 × 3 = 24	9 × 3 = 27
6 × 4 = 24	7 × 4 = 28	8 × 4 = 32	9 × 4 = 36
6 × 5 = 30	7 × 5 = 35	8 × 5 = 40	9 × 5 = 45
6 × 6 = 36	7 × 6 = 42	8 × 6 = 48	9 × 6 = 54
6 × 7 = 42	7 × 7 = 49	8 × 7 = 56	9 × 7 = 63
6 × 8 = 48	7 × 8 = 56	8 × 8 = 64	9 × 8 = 72
6 × 9 = 54	7 × 9 = 63	8 × 9 = 72	9 × 9 = 81

L'addition « à la main »

Somme de 17,3 et de 50,25

Étape n° 1

On pose l'addition en alignant les virgules des deux nombres.

	1	7,	3	0
+	5	0,	2	5

Étape n° 2

Le chiffre des centièmes du 1er nombre est égal à 0.

	1	7,	3	0
+	5	0,	2	5

Étape n° 3

On calcule les sommes en colonne en commençant par les centièmes.

	1	7,	3	0
+	5	0,	2	5
	6	7,	5	5

Conclusion : $17,3 + 50,25 = \boxed{67,55}$

Somme de 84,69 et de 71,35

Étape n° 1

On pose l'addition en alignant les virgules des deux nombres.

	8	4,	6	9
+	7	1,	3	5

Étape n° 2

On calcule les sommes en colonne en commençant par les centièmes. Il y a des retenues.

			+1	+1	
	+1	8	4,	6	9
+	0	7	1,	3	5
	1	5	6,	0	4

Conclusion : $84,69 + 71,35 = \boxed{156,04}$

Somme de 145,73 et de 78,98

Étape n° 1

On pose l'addition en alignant les virgules des deux nombres.

	1	4	5,	7	3
+		7	8,	9	8

Étape n° 2

On calcule les sommes en colonne en commençant par les centièmes. Il y a des retenues.

	1^{+1}	4^{+1}	$5,^{+1}$	7^{+1}	3
+		7	8,	9	8
	2	2	4,	7	1

Conclusion : 145,73 + 78,98 = 224,71

Somme de 4 006,2 de 798,73 et de 2 509,09

Étape n° 1

On pose l'addition en alignant les virgules des trois nombres.

	4	0	0	6,	2	0
+	0	7	9	8,	7	3
+	2	5	0	9,	0	9

Étape n° 2

On calcule les sommes en colonne en commençant par les centièmes. Il y a des retenues.

	4^{+1}	0^{+1}	0^{+2}	$6,^{+1}$	2^{+1}	0
+	0	7	9	8,	7	3
+	2	5	0	9,	0	9
	7	3	1	4,	0	2

Conclusion : 4 006,2 + 798,73 + 2 509,09 = 7 314,02

La soustraction « à la main »

Différence de 23,4 et de 8,76

Étape n° 1

On pose la soustraction en alignant les virgules des deux nombres.

	2	3,	4	0
–		8,	7	6

Étape n° 2

On commence par les centièmes.

Ne pouvant pas retrancher 6 à 0, on retranche alors 6 à 10 en plaçant une retenue : 8,76 devient 8,86.

				10
	2	3,	4	~~0~~
–		8,	~~7~~ 8	6
				4

Étape n° 3

On poursuit par les dixièmes.

Ne pouvant pas retrancher 8 à 4, on retranche alors 8 à 14 en plaçant une retenue : 8,86 devient 9,86.

			14	
	2	3,	~~4~~	0
–		~~8,~~ 9	8	6
			6	4

Étape n° 4

On poursuit par les unités.

Ne pouvant pas retrancher 9 à 3, on retranche alors 9 à 13 en plaçant une retenue.

On pose la virgule.

		13		
	2	~~3,~~	4	0
–	1	9,	7	6
		4,	6	4

Étape n° 5

On termine par les dizaines.

On retranche 1 à 1. La différence est nulle.

	2	3,	4	
–	1	9,	7	6
	1	4,	6	4

Conclusion : 23,4 – 8,76 = **14,64**

Différence de 1 001,1 et de 101,01

Étape n° 1

On pose la soustraction en alignant les virgules des deux nombres.

	1	0	0	1,	1	0
–	0	1	0	1,	0	1

Étape n° 2

On commence par les centièmes.

						10
	1	0	0	1,	1	~~0~~
–	0	1	0	1,	~~0~~1	1
						9

Étape n° 3

On poursuit par les dixièmes.

	1	0	0	1,	1	0
–	0	1	0	1,	1	1
					0	9

Étape n° 4

On poursuit par les unités.

	1	0	0	1,	1	0
–	0	1	0	1,	1	1
				0,	0	9

On pose la virgule.

Étape n° 5

On poursuit par les dizaines.

	1	0	0	1,	1	0
–	0	1	0	1,	1	1
			0	0,	0	9

Étape n° 6

On poursuit par les centaines.

		10				
	1	~~0~~	0	1,	1	0
–	~~0~~1	1	0	1,	1	1
		9	0	0,	0	9

Étape n° 7

On poursuit par les milliers.

	1	0	0	1,	1	0
–	1	1	0	1,	1	1
	0	9	0	0,	0	9

Conclusion :

1001,1 − 101,01 = **900,09**

La multiplication « à la main »

Produit de 3,27 par 5,2

Étape n° 1

On pose la multiplication.

Remarque : *on oublie les virgules. On calcule avec des nombres entiers.*

On calcule : $2 \times 327 = 654$.

$$\begin{array}{rrrr} & & ^{+1} & \\ & 3, & 2 & 7 \\ \times & & 5, & 2 \\ \hline & 6 & 5 & 4 \end{array}$$

Étape n° 2

On calcule : $5 \times 327 = 1\,635$.

On décale 1 635 d'une case vers la gauche.

$$\begin{array}{rrrrr} & & ^{+1} & ^{+3} & \\ & & 3, & 2 & 7 \\ \times & & & 5, & 2 \\ \hline & & 6 & 5 & 4 \\ 1 & 6 & 3 & 5 & \blacksquare \end{array}$$

Étape n° 3

On effectue l'addition en colonne.

Remarque : *ne pas oublier les retenues.*

$$\begin{array}{rrrrrr} & & & 3, & 2 & 7 \\ \times & & & & 5, & 2 \\ \hline & & & ^{+1} 6 & 5 & 4 \\ + & 1 & ^{+1} 6 & 3 & 5 & 0 \\ \hline & 1 & 7 & 0 & 0 & 4 \end{array}$$

Étape n° 4

3,27 possède deux chiffres après la virgule.
5,2 possède un chiffre après la virgule.
Les deux nombres décimaux possèdent au total 3 chiffres après la virgule.
Alors on décale la virgule de trois chiffres vers la gauche au résultat.

$$\begin{array}{rrrrrr} & & & 3, & 2 & 7 \\ \times & & & & 5, & 2 \\ \hline & & & 6 & 5 & 4 \\ + & 1 & 6 & 3 & 5 & 0 \\ \hline & 1 & 7, & 0 & 0 & 4 \end{array}$$

Conclusion : $3{,}27 \times 5{,}2 = \boxed{17{,}004}$

Produit de 1 101,1 par 10,01

Étape n° 1

On pose la multiplication.

On calcule : $1 \times 11\,011 = 11\,011$.

	1	1	0	1,	1
×		1	0,	0	1
	1	1	0	1	1

Étape n° 2

On calcule : $0 \times 11\,011 = 0$.

On décale 0 d'une case vers la gauche.

	1	1	0	1,	1
×		1	0,	0	1
	1	1	0	1	1
				0	■

Étape n° 3

On calcule : $0 \times 11\,011 = 0$.

On décale 0 d'une case vers la gauche.

	1	1	0	1,	1
×		1	0,	0	1
	1	1	0	1	1
				0	0
			0	■	0

Étape n° 4

On pose la multiplication.

On calcule : $1 \times 11\,011 = 11\,011$.

			1	1	0	1,	1
×				1	0,	0	1
			1	1	0	1	1
						0	0
					0	0	0
1	1	0	1	1	■	0	0

Étape n° 5

On effectue la somme en colonne, et on reporte la virgule.

				1	1	0	1,	1
×					1	0,	0	1
				1	1	0	1	1
							0	0
						0	0	0
	1	1	0	1	1	0	0	0
	1	1	0	2	2,	0	1	1

Conclusion :

1101,1 × 10,01 = **11 022,011**

La division « à la main »

Quotient de 37,6 par 8

Rappel :

Dividende	Diviseur
Reste	Quotient

Étape n° 1

On pose la division en écrivant le dividende et le diviseur.

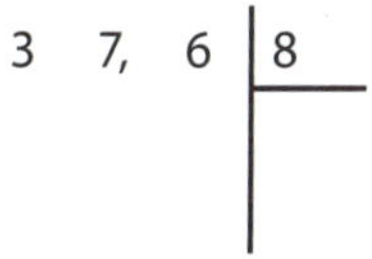

Étape n° 2

Dans la table de 8 on cherche le multiple immédiatement inférieur à 37 ; c'est **4**.
Le quotient est égal à 4. On effectue le calcul : $4 \times 8 = 32$.
On calcule alors : $37 - 32 = 5$.

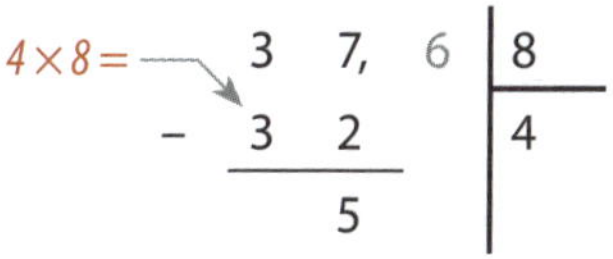

Étape n° 3

On supprime la virgule au dividende et on l'abaisse au quotient.
On abaisse alors le dernier chiffre : 6.
Dans la table de 8 on cherche le multiple juste inférieur ou égal à 56 ; c'est **7**.
Le quotient est égal à 7. On effectue le calcul : $7 \times 8 = 56$.
On calcule alors : $56 - 56 = 0$.
Le reste étant nul, la division est terminée.

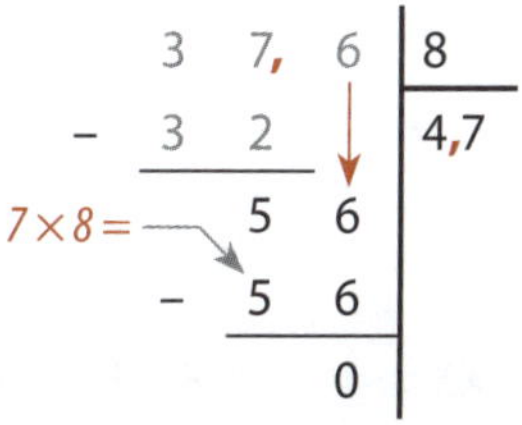

Conclusion :

$37{,}6 \div 8 = \boxed{4{,}7}$

Quotient de 3,9508 par 0,83

Étape n° 1

Pour obtenir un diviseur entier, on décale la virgule de **deux rangs vers la droite** au diviseur et au dividende.

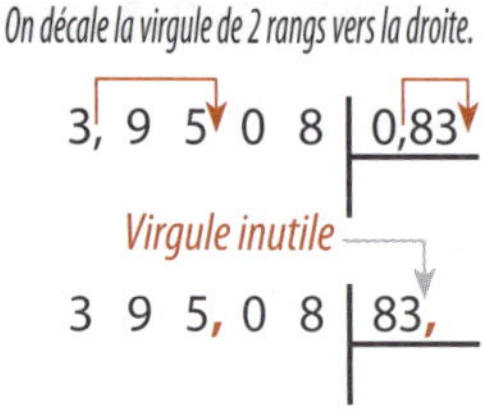

Étape n° 2

Dans la table de 83 on cherche le multiple juste inférieur à 395 ; c'est ***4****.*
Le quotient est égal à 4. On effectue le calcul : $4 \times 83 = 332$.
On calcule alors : $395 - 332 = 63$.

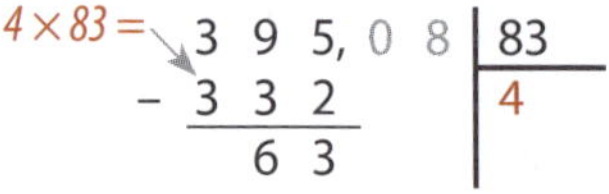

Étape n° 3

On pose la virgule.
On abaisse alors le chiffre suivant : 0.
Dans la table de 83 on cherche le multiple juste inférieur ou égal à 630 ; c'est ***7****.*
On effectue le calcul : $7 \times 83 = 581$.
On calcule alors : $630 - 581 = 49$.

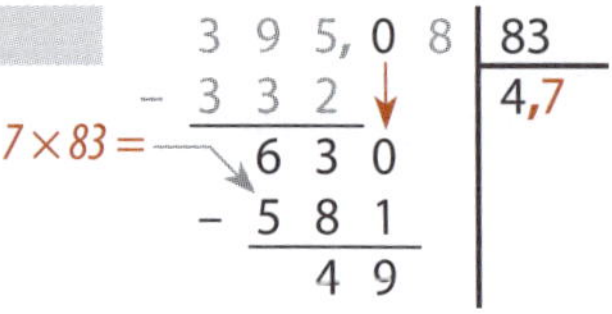

Étape n° 4

On abaisse alors le dernier chiffre : 8.
Dans la table de 83 on cherche le multiple juste inférieur ou égal à 498 ; c'est ***6****.*
On effectue le calcul : $6 \times 83 = 498$.
On calcule alors : $498 - 498 = 0$.
Le reste étant nul, la division est terminée.

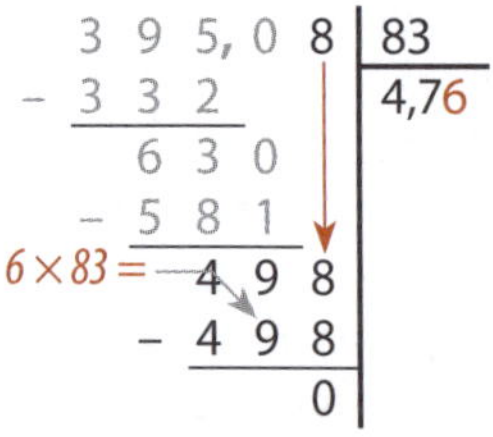

Conclusion : $3{,}9508 \div 0{,}83 = \boxed{4{,}76}$

La numération

Tout comme un mot est formé de lettres, un nombre est formé de chiffres (de **0** à **9**).
Tout comme il existe des mots d'une lettre, il existe aussi des nombres à un seul chiffre.

Exemples
841 est un nombre composé de **3** chiffres.
6 est un nombre formé d'**un seul** chiffre.

Rangs des chiffres dans un nombre

On considère le nombre : **30 157,98624.**

La partie entière du nombre se situe à gauche de la virgule.
La partie entière de ce nombre est **30 157**.
La partie décimale du nombre se situe à droite de la virgule.
La partie décimale de ce nombre est **98624**.

7 est le chiffre des unités de 30 15**7**,98624.
5 est le chiffre des dizaines de 30 1**5**7,98624.
1 est le chiffre des centaines de 30 **1**57,98624.
0 est le chiffre des milliers de 3**0** 157,98624.
3 est le chiffre des dix milliers de **3**0 157,98624.

9 est le chiffre des dixièmes de 30 157,**9**8624.
8 est le chiffre des centièmes de 30 157,9**8**624.
6 est le chiffre des millièmes de 30 157,98**6**24.
2 est le chiffre des dix millièmes de 30 157,986**2**4.
4 est le chiffre des cent millièmes de 30 157,9862**4**.

Remarque : il ne faut pas confondre le chiffre des dizaines et le nombre de dizaines.

On considère le nombre : **30 157,98624.**

30 157 est le nombre d'unités de ce nombre.
3 015 est le nombre de dizaines de ce nombre.
301 est le nombre de centaines de ce nombre.
30 est le nombre de milliers de ce nombre.
3 est le nombre de dix milliers de ce nombre.

301 579 est le nombre de dixièmes de ce nombre.
3 015 798 est le nombre de centièmes de ce nombre.
30 157 986 est le nombre de millièmes de ce nombre.
301 579 862 est le nombre de dix millièmes de ce nombre.
3 015 798 624 est le nombre de cent millièmes de ce nombre.

Vocabulaire dans les quatre opérations

• Dans l'addition : $5 + 2 = 7$, les nombres **5** et **2** sont les **termes** de l'addition et **7** est la **somme** des deux nombres.

• Dans la soustraction : $8 - 3 = 5$, les nombres **8** et **3** sont les **termes** de la soustraction et **5** est la **différence** des deux nombres.

• Dans la multiplication : $3 \times 2 = 6$, les nombres **3** et **2** sont les **facteurs** de la multiplication, et **6** est le **produit** des deux nombres.

• Dans la division : $6 \div 2 = 3$, les nombres **6** et **2** sont respectivement les **dividende** et **diviseur** de la division et **3** est le **quotient** des deux nombres. Le **reste** est nul.

Les sommes algébriques

La somme de deux nombres positifs

Méthode : ajouter tous les nombres **positifs**, et placer un signe + devant ce premier résultat.

Exemple :

$A = 8 + 2 + 7$

$A = +17 \;;\; A = \boxed{17}$

La valeur absolue d'un nombre relatif

La valeur absolue d'un nombre relatif est égale à ce nombre privé de son signe. La valeur absolue de a se note : $|a|$.

En pratique on remplace le signe – devant le nombre par un signe +. En revanche un signe + reste un signe +.

Exemples

Que des signes +

$|3| = 3 \;;\; |-2| = 2 \;;\; |4{,}1| = 4{,}1 \;;\; |-6{,}5| = 6{,}5$

La somme de deux nombres négatifs

Méthode : ajouter les valeurs absolues des nombres **négatifs**, et placer un signe – devant le résultat.

Exemples

$A = -1 - 9$

$A = -(1 + 9) \;;\; A = \boxed{-10}$

Somme des valeurs absolues

$B = -8 - 2 - 7$

$B = -(8 + 2 + 7) \;;\; B = \boxed{-17}$

La différence de deux nombres positifs

Méthode : soustraire les valeurs absolues des nombres, et placer le signe du nombre ayant la plus grande valeur absolue.

Exemples $A = 7 - 2$; $A = \boxed{5}$

$B = -2 + 7$; $B = +7 - 2$; $B = \boxed{5}$

Remarque : *dans une somme de nombres relatifs on peut permuter l'ordre des nombres en conservant leurs signes. On peut alors permuter le – 2 et le + 7.*

$$C = 3 - 7 = -(7 - 3) = \boxed{-4}$$

Signe de la plus grande valeur absolue : signe – de 7 ou de 9.

Différence des valeurs absolues

$$D = 4 - 9 = -(9 - 4) = \boxed{-5}$$

Synthèse : *si la plus grande valeur absolue est négative, le signe du résultat est négatif. C'est le contraire si la plus grande valeur absolue est positive.*

Dans tous les cas, on effectue la différence des valeurs absolues.

La somme algébrique

Une somme algébrique est une expression de calcul comportant des additions et des soustractions.

Méthode :

- **ajouter** tous les nombres **positifs**, et placer un signe **+** devant ce premier résultat ;
- **ajouter** tous les nombres **négatifs**, et placer un signe – devant ce deuxième résultat ;
- **soustraire** les deux résultats précédents ;
- **placer devant le résultat** le signe de la plus grande valeur absolue.

Exemple n° 1

$A = -1 + 5 - 4 + 3$

$A = \underbrace{5 + 3}_{8}\underbrace{-1-4}_{-5}$

Somme des nombres positifs → 8

Somme des nombres négatifs → −5

$A = 8 - 5$; $A = \boxed{3}$

Différence des deux résultats

Exemple n° 2

$B = 12 - 9 + 2 - 7$

$B = \underbrace{12 + 2}_{14}\underbrace{-9-7}_{-16}$

Somme des nombres positifs → 14

Somme des nombres négatifs → −16

$B = 14 - 16$; $B = \boxed{-2}$

Différence des deux résultats

Remarque : *le résultat est négatif, car 16 > 14.*

Exemple n° 3

$C = -3 + 7 - 13 + 12 + 8 - 7 - 4 + 9$

$C = \underbrace{+7 + 12 + 8 + 9}_{36}\underbrace{-3 - 13 - 7 - 4}_{-27}$

Somme des nombres positifs → 36

Somme des nombres négatifs → −27

Différence des deux résultats

$C = 36 - 27$; $C = \boxed{9}$

Exemple n° 4

$D = -10 - 8 + 15 + 13 - 8 - 9 + 4$

$D = \underbrace{+15 + 13 + 4}_{32}\underbrace{-10 - 8 - 8 - 9}_{-35}$

Somme des nombres positifs → 32

Somme des nombres négatifs → −35

Différence des deux résultats

$D = 32 - 35$; $D = -(35 - 32)$; $D = \boxed{-3}$

La règle des signes

$$+(-3+2-7)=-3+2-7$$

Un signe + devant la parenthèse ne sert à rien. On recopie la parenthèse.

$$-(+8-1-7)=-8+1+7$$

Un signe – devant la parenthèse fait changer tous les signes des nombres.

Exemple d'un calcul avec des parenthèses

$A=+(-2+4-1)-(-1+5-4)$

On applique la règle des signes.

$A=-2+4-1+1-5+4$

On copie les nombres positifs puis les nombres négatifs.

$A=+4+1+4-2-1-5$

On fait les sommes des positifs et des négatifs, puis la différence des résultats.

$A=9-8=\boxed{1}$

Exemple d'un calcul avec des parenthèses et des crochets

On applique la règle des signes devant les parenthèses uniquement.

$B=+[-(+3-5)]-[+2-(+1-6)]$

Les crochets deviennent des parenthèses.

$B=+(-3+5)-(+2-1+6)$

On applique encore la règle des signes devant les parenthèses.

$B=-3+5-2+1-6$

On copie les nombres positifs puis les nombres négatifs.

$B=+5+1-3-2-6$

On fait les sommes des positifs et des négatifs, puis la différence des résultats.

$B=\cancel{+6}-3-2\cancel{-6}=\boxed{-5}$

Exercices d'application

1 • Calculer

$$A = -(-14 + 13 + 5)$$

2 • Calculer

$$B = +(-2 + 4 - 6) - (-8 + 2 - 9)$$

3 • Calculer

$$C = +2 - [-3 + (7 - 1)] - 4 + [+(-5) + 2]$$

4 • Calculer

$$D = -2 + [-5 - (-4)] - 2 + (3 - 1) - [-(-5)]$$

Corrections

Correction de l'exercice n° 1

$A = -(-14 + 13 + 5)$

$A = 14 - 13 - 5$

$A = 14 - 18$; $A = \boxed{-4}$

Un signe – devant la parenthèse fait changer tous les signes des nombres.

Correction de l'exercice n° 2

$B = +(-2 + 4 - 6) - (-8 + 2 - 9)$

$B = -2 + 4 - 6 + 8 - 2 + 9$

$B = 4 + 8 + 9 - 2 - 6 - 2$

$B = 21 - 10$; $B = \boxed{11}$

On applique la règle des signes devant les parenthèses.

Correction de l'exercice n° 3

$C = +2 - [-3 + (+7 - 1)] - 4 + [+(-5) + 2]$

$C = +2 - (-3 + 7 - 1) - 4 + (-5 + 2)$

$C = +2 + 3 - 7 + 1 - 4 - 5 + 2$

$C = +2 + 3 + 1 + 2 - 7 - 4 - 5$

$C = +8 - 16$; $C = \boxed{-8}$

On applique la règle des signes devant les parenthèses, puis devant les crochets devenus des parenthèses.

Correction de l'exercice n° 4

$D = -2 + [-5 - (-4)] - 2 + (3 - 1) - [-(-5)]$

$D = -2 + (-5 + 4) - 2 + 3 - 1 - (+5)$

$D = -2 - 5 + 4 - 2 + 3 - 1 - 5$

$D = 4 + 3 - 2 - 5 - 2 - 1 - 5$

$D = 7 - 15$; $D = \boxed{-8}$

On applique la même méthode que pour l'exercice précédent.

Calcul d'un nombre élevé à une puissance

Formule élémentaire

Tout nombre non nul élevé à une puissance nulle est égal à 1.
Exemple : $3^0 = 1$; $7^0 = 1$; $13^0 = 1$

Tout nombre élevé à la puissance 1 est égal à lui-même.
Exemple : $3^1 = 3$; $7^1 = 7$; $13^1 = 13$

Tout nombre élevé à la puissance *p* est égal à *p* produits de ce même nombre.
Exemple (si *p* = 5) : $4^5 = \underbrace{4 \times 4 \times 4 \times 4 \times 4}_{\textit{5 fois}}$

Règle des signes

Un nombre positif élevé à une puissance positive ou négative reste toujours positif.
Exemple : $(+5)^3 = 5^3$; $(+5)^{-3} = 5^{-3}$

Un nombre négatif élevé à une puissance paire (2, 4, 6...) devient positif.
Exemple : $(-7)^4 = +7^4 = 7^4$

Un nombre négatif élevé à une puissance impaire (1, 3, 5...) reste négatif.
Exemple : $(-6)^7 = -6^7$

Formules sur les puissances

Le produit d'un nombre élevé à diverses puissances est égal à ce nombre élevé à la somme algébrique de ces puissances.
Exemples : $7^2 \times 7^4 = 7^{2+4} = 7^6$; $6^4 \times 6^{-3} = 6^{4-3} = 6^1$

Pour un quotient, on remplace le signe ÷ par ×, et on change le signe de la puissance du second nombre (diviseur).
Exemple : $7^9 \div 7^3 = 7^9 \times 7^{-3} = 7^{9-3} = 7^6$

Pour élever le même nombre à diverses puissances, on effectue le produit des puissances.
Exemples : $(3^2)^5 = 3^{2\times 5} = 3^{10}$; $(4^{-1})^2 = 4^{-1\times 2} = 4^{-2}$

En revanche, il n'y a <u>pas de formule</u> quand on additionne des nombres à diverses puissances. Il faut alors effectuer les calculs.
Exemple : $2^3 + 2^5 = 8 + 32 = 40$ $2^3 + 2^5 \neq 2^{3+5}$

Le produit de nombres élevés à la même puissance est égal au produit des nombres élevé à cette même puissance.
Exemple : $5^2 \times 3^2 = (5 \times 3)^2 = 15^2$

En revanche, il n'y a <u>pas de formule</u> pour une somme algébrique de nombres élevés à une même puissance. Il faut alors effectuer les calculs.
Exemple : $2^4 + 3^4 = 16 + 81 = 97$ $2^4 + 3^4 \neq (2+3)^4$

Exercices d'application

1 • Calculer, puis écrire A avec une puissance de 3.

$$A = 3^5 \times (3^3)^2$$

2 • Calculer, puis écrire B avec une puissance de 2.
Décomposer, dans un premier temps, chaque nombre avec des puissances de deux.

$$B = 2^5 \times 8^{-3}$$

3 • Calculer.

$$C = 30^2 + 40^2$$

4 • Calculer, puis écrire D comme le produit d'une puissance de 2 par une puissance de 3.
Décomposer, dans un premier temps, chaque nombre avec des puissances de deux et de trois.

$$D = 12^2 \times 18^3$$

Corrections

Correction de l'ex. n° 1

$A = 3^5 \times (3^3)^2$

$A = 3^5 \times 3^{3\times 2}$ ← *Produit des puissances*

$A = 3^5 \times 3^6$

$A = 3^{5+6}$ ← *Somme des puissances*

$A = \boxed{3^{11}}$

Correction de l'ex. n° 2

$8 = 2 \times 2 \times 2 = 2^3$

$B = 2^5 \times 8^{-3}$

$B = 2^5 \times (2^3)^{-3}$

$B = 2^5 \times 2^{-3\times 3}$ ← *Produit des puissances*

$B = 2^5 \times 2^{-9}$

$B = 2^{5-9}$ ← *Somme des puissances*

$B = \boxed{2^{-4}}$

Correction de l'ex. n° 3

Pas de formule, on calcule.

$C = 30^2 + 40^2$

$C = 900 + 1\,600$

$C = 2\,500$

On décompose 2 500.

$C = 25 \times 100$

$C = 5^2 \times 10^2$

$C = (5 \times 10)^2$

$C = \boxed{50^2}$

Ce résultat fait figure d'exception.

Correction de l'ex. n° 4

$12 = 4 \times 3 = 2^2 \times 3$

$18 = 2 \times 9 = 2 \times 3^2$

$D = 12^2 \times 18^3$

$D = (2^2 \times 3)^2 \times (2 \times 3^2)^3$

Chaque facteur d'une parenthèse est élevé à la puissance 2 (ou 3).

$D = (2^4 \times 3^2) \times (2^3 \times 3^6)$

On regroupe les puissances de 2 et les puissances de 3.

$D = (2^4 \times 2^3) \times (3^2 \times 3^6)$

Somme des puissances →

$D = 2^{4+3} \times 3^{2+6}$

$D = \boxed{2^7 \times 3^8}$

Les critères de divisibilité d'un nombre

La divisibilité d'un nombre par 2

Un nombre entier est divisible par **2**, si le chiffre des unités est un nombre pair ; c'est-à-dire : 0, 2, 4, 6 ou 8.

Exemple : 136 est divisible par 2, car le chiffre des unités qui est égal à 6 est un nombre pair.

Contre-exemple : 249 n'est pas divisible par 2, car le chiffre des unités qui est égal à 9 est un nombre impair.

La divisibilité d'un nombre par 3

Un nombre entier est divisible par **3**, si la somme de ses chiffres est un multiple de 3.

Exemple : 162 est divisible par 3, car la somme de ses chiffres : $1 + 6 + 2 = 9$ est un multiple de 3.

Contre-exemple : 743 n'est pas divisible par 3, car la somme des chiffres : $7 + 4 + 3 = 14$ n'est pas un multiple de 3.

La divisibilité d'un nombre par 4

Un nombre entier est divisible par **4**, si le nombre formé par les chiffres des dizaines et des unités est un multiple de 4.

Exemple : 716 est divisible par 4, car les deux derniers chiffres (16) forment un nombre multiple de 4 ; $16 = 4 \times 4$.

Contre-exemple : 321 n'est pas divisible par 4, car 21 n'est pas dans la table de multiplication de 4.

La divisibilité d'un nombre par 5

Un nombre entier est divisible par **5**, si le chiffre des unités est égal à 0 ou 5.

Exemple : 370 est divisible par 5, car le chiffre des unités est égal à 0.

Contre-exemple : 256 n'est pas divisible par 5, car le chiffre des unités (6) est différent de 0 et de 5.

La divisibilité d'un nombre par 6

Un nombre entier est divisible par **6**, s'il est à la fois divisible par 2 et par 3.

Exemple : 162 est divisible par 6.
162 est divisible par 2, car le chiffre des unités (2) est pair.
162 est divisible par 3, car : $1 + 6 + 2 = 9$ est un multiple de 3.

Contre-exemple : 242 n'est pas divisible par 6, car il n'est pas divisible par 3. La somme de ses chiffres est égale à 8. Toutefois il est divisible par 2.

La divisibilité d'un nombre par 7

Un nombre entier est divisible par **7**, si la différence du nombre de dizaines et du double du chiffre des unités est un multiple de 7.

Exemple : 329 est divisible par 7, car la différence du nombre de dizaines (32) et du double du chiffre des unités : $2 \times 9 = 18$ qui est égale à : $32 - 18 = 14$ est un multiple de 7.

Contre-exemple : 187 n'est pas divisible par 7, car la différence du nombre de dizaines (18) et du double du chiffre des unités: $2 \times 7 = 14$ qui est égale à : $18 - 14 = 4$ n'est pas un multiple de 7.

La divisibilité d'un nombre par 9

Un nombre entier est divisible par **9**, si la somme de ses chiffres est un multiple de 9.

Exemple : 819 est divisible par 9, car la somme de ses chiffres : $8 + 1 + 9 = 18$ est un multiple de 9.

Contre-exemple : 543 n'est pas divisible par 9, car la somme des chiffres : $5 + 4 + 3 = 12$ n'est pas un multiple de 9.

Remarque : un nombre entier divisible par 9 l'est aussi par 3. En revanche, un nombre divisible par 3 n'est pas toujours divisible par 9.

La divisibilité d'un nombre par 11

Un nombre entier est divisible par **11**, si la différence de la somme des chiffres de rang pair et de la somme des chiffres de rang impair est un multiple de 11.

Exemple : 7 051 est divisible par 11, car la différence de la somme des chiffres de rang pair : $7 + 5 = 12$ et de la somme des chiffres de rang impair : $0 + 1 = 1$ qui est égale à : $12 - 1 = 11$ est un multiple de 11.

Contre-exemple : 647 n'est pas divisible par 11, car la différence de la somme des chiffres de rang pair (4) et de la somme des chiffres de rang impair : $6 + 7 = 13$ qui est égale à : $13 - 4 = 9$ n'est pas un multiple de 11.

Exercices d'application

1 • Le nombre 270 est-il divisible par 2, 3, 4, 5, 6 ou 9 ?

2 • Le nombre 435 est-il divisible par 2, 3, 5, 6 ou 9 ?

3 • Le nombre 3 017 est-il divisible par 7 ou 11 ?

4 • Le nombre 3 619 est-il divisible par 7 ou 11 ?

Corrections

Correction de l'exercice n° 1

270 est divisible par 2, car le chiffre des unités est égal à 0. **270** est divisible par 3, car la somme de ses chiffres : $2 + 7 + 0 = 9$ est un multiple de 3. **270** n'est pas divisible par 4, car 70 n'est pas un multiple de 4. **270** est divisible par 5, car le chiffre des unités est égal à 0. **270** est divisible par 2 et par 3, il est alors divisible par 6. **270** est divisible par 9, car la somme de ses chiffres : $2 + 7 + 0 = 9$ est un multiple de 9.
Conclusion : 270 est divisible par 2, 3, 5, 6 et 9.

Correction de l'exercice n° 2

435 n'est pas divisible par 2, alors il n'est pas divisible par 6.
435 est divisible par 5, car le chiffre des unités est égal à 5.
La somme des chiffres de **435** est égale à : $4 + 3 + 5 = 12$.
Il est donc divisible par 3, mais pas par 9.
Conclusion : 435 est divisible par 3 et 5.

Correction de l'exercice n° 3

3 017 est divisible par 7, car la différence du nombre de dizaines (301) et du double du chiffre des unités (14) qui est égale à : $301 - 14 = \mathbf{287} = 7 \times 41$ est un multiple de 7.
3 017 n'est pas divisible par 11, car la différence de la somme des chiffres de rang pair (4) et de la somme des chiffres de rang impair (7) est égale à – 3 et n'est pas un multiple de 11.
Conclusion : 3 017 est divisible par 7.

Correction de l'exercice n° 4

$\mathbf{3\,619} = \mathbf{7} \times 517 = \mathbf{11} \times 329$

Conclusion : 3 619 est divisible par 7 et par 11.

Les décompositions d'un nombre entier

Les nombres premiers

Définition : un nombre premier est un nombre entier qui ne possède que deux diviseurs.
Exemple : 17 est un nombre premier, car on ne peut le diviser que par 1 et par 17.
Contre-exemple : 6 n'est pas un nombre premier, car on peut le diviser par 1, 2, 3 et 6. Il y a donc d'autres diviseurs que 1 et 6.

Petite liste de nombres premiers les plus utilisés :

2	3	5	7	11	13	17	19	23	29

Décompositions d'un nombre entier

Tout nombre entier peut s'écrire comme le produit de nombres premiers. **Exemple :** $6 = 2 \times 3$.
Voici une technique pour obtenir rapidement la décomposition en nombres premiers. Elle ressemble à une division où le diviseur est la suite de nombres premiers.

Exemple : décomposons 12 en un produit de nombres premiers.

12	2	12 est divisé par 2. Le quotient est égal à 6.
6	2	6 est divisé par 2. Le quotient est égal à 3.
3	3	3 est divisé par 3. Le quotient est égal à 1.
1		**La décomposition est terminée.**

Conclusion : $12 = 2 \times 2 \times 3$; $12 = \boxed{2^2 \times 3}$.

Exemple : décomposition de 60 en un produit de nombres premiers.

60	2	60 est divisé par 2. Le quotient est égal à 30.
30	2	30 est divisé par 2. Le quotient est égal à 15.
15	3	15 est divisé par 3. Le quotient est égal à 5.
5	5	5 est divisé par 5. Le quotient est égal à 1.
1		**La décomposition est terminée.**

Conclusion : $60 = 2 \times 2 \times 3 \times 5$; $60 = \boxed{2^2 \times 3 \times 5}$.

Exemple : décomposition de 126 en un produit de nombres premiers.

126	2	126 est divisé par 2. Le quotient est égal à 63.
63	3	63 est divisé par 3. Le quotient est égal à 21.
21	3	21 est divisé par 3. Le quotient est égal à 7.
7	7	7 est divisé par 7. Le quotient est égal à 1.
1		**La décomposition est terminée.**

Conclusion : $126 = \boxed{2 \times 3^2 \times 7}$.

Exemple : décomposition de 104 en un produit de nombres premiers.

104	2	104 est divisé par 2. Le quotient est égal à 52.
52	2	52 est divisé par 2. Le quotient est égal à 26.
26	2	26 est divisé par 2. Le quotient est égal à 13.
13	13	13 est divisé par 13. Le quotient est égal à 1.
1		**La décomposition est terminée.**

Conclusion : $104 = \boxed{2^3 \times 13}$.

La recherche de nombre premier

Exemple : le nombre entier **97** est-il premier ?

Méthode : on cherche des diviseurs premiers entre 2 et $\sqrt{97} < \sqrt{100} = 10$. S'il n'y en a pas, alors le nombre entier est premier.

Les nombres premiers entre 2 et 10 sont : 2, 3, 5 et 7.

97 n'est pas divisible par **2**, car le chiffre des unités est impair.
97 n'est pas divisible par **3**, car la somme de ses chiffres (16) n'est pas un multiple de 3.
97 n'est pas un divisible par **5**, car le chiffre des unités est différent de 0 et de 5.
97 n'est pas divisible par **7**, car : $9 - 14 = -5$ n'est pas divisible par 7.
Conclusion : comme **97** n'a pas de diviseur entre 2 et 10, alors **97** est un nombre premier.

Exemple : le nombre entier **253** est-il premier ?

Méthode : on cherche des diviseurs premiers entre 2 et $\sqrt{253} < \sqrt{256} = 16$. S'il n'y en a pas, alors le nombre entier est premier.
Les nombres premiers entre 2 et 16 sont : 2, 3, 5, 7, 11 et 13.
253 n'est pas divisible ni par **2**, par **3**, par **5** ou par **7**.
En revanche **253** est divisible par 11, car : $253 = \mathbf{11} \times 23$.
Conclusion : 253 n'est pas un nombre premier.

Exercices d'application

1 • Quelle est la décomposition en un produit de nombres premiers du nombre 216 ?

216	216 est divisé par __. Le quotient est égal à __.
	___ est divisé par __. Le quotient est égal à __.
	___ est divisé par __. Le quotient est égal à __.
	___ est divisé par __. Le quotient est égal à __.
	___ est divisé par __. Le quotient est égal à __.
	___ est divisé par __. Le quotient est égal à __.
	___ est divisé par __. Le quotient est égal à __.
1	**La décomposition est terminée.**

Conclusion : 216 = [ ]

2 • Quelle est la décomposition en un produit de nombres premiers du nombre 420 ?

420	420 est divisé par __. Le quotient est égal à __.
	___ est divisé par __. Le quotient est égal à __.
	___ est divisé par __. Le quotient est égal à __.
	___ est divisé par __. Le quotient est égal à __.
	___ est divisé par __. Le quotient est égal à __.
	___ est divisé par __. Le quotient est égal à __.
1	**La décomposition est terminée.**

Conclusion : 420 = [ ]

3 • Le nombre entier **461** est-il premier ?

4 • Le nombre entier **319** est-il premier ?

Corrections

1 • Voici la décomposition en un produit de nombres premiers du nombre 216.

216	2
108	2
54	2
27	3
9	3
3	3
1	

Donc : $216 = \boxed{2^3 \times 3^3}$.

2 • Voici la décomposition en un produit de nombres premiers du nombre 420.

420	2
210	2
105	3
35	5
7	7
1	

Donc :
$420 = \boxed{2^2 \times 3 \times 5 \times 7}$.

3 • **461** est-il premier ?

On cherche des diviseurs premiers entre 2 et $\sqrt{461} < \sqrt{484} = 22$. On teste si **461** est divisible par 2, 3, 5, 7, 11, 13, 17 et 19.

Ce n'est pas le cas comme le montrent les opérations ci-contre.

Donc : 461 est premier.

$461 = 2 \times 230 + 1$
$461 = 3 \times 153 + 2$
$461 = 5 \times 92 + 1$
$461 = 7 \times 65 + 6$
$461 = 11 \times 41 + 10$
$461 = 13 \times 35 + 6$
$461 = 17 \times 27 + 2$
$461 = 19 \times 24 + 5$

4 • **319** est-il premier ? On cherche des diviseurs premiers entre 2 et $\sqrt{319} < \sqrt{324} = 18$. On teste si **319** est divisible par 2, 3, 5, 7, 11, 13 et 17. On a : $319 = 11 \times 29$.
Donc : 319 n'est pas premier.

Les puissances de 10

Si 10 est élevé à une puissance positive

Si on multiplie un nombre par une puissance de 10 positive, on déplace alors la virgule de ce nombre vers la droite d'un nombre de rangs égal à l'exposant de 10.

Exemple : $3,1415 \times 10^3 = 3\,141,5$
On déplace la virgule du nombre 3,1415 de 3 rangs vers la droite. On obtient alors 3 141,5.

Si 10 est élevé à une puissance négative

Si on multiplie un nombre par une puissance de 10 négative, on déplace alors la virgule de ce nombre vers la gauche d'un nombre de rangs égal à l'exposant de 10 (sans son signe).

Exemple : $3\,141,5 \times 10^{-2} = 31,415$
On déplace la virgule du nombre 3 141,5 de 2 rangs vers la gauche. On obtient alors 31,415.

Les formules avec les puissances de 10

Les formules avec les puissances de 10 sont identiques à celles appliquées à un nombre quelconque non nul.

Formules pour les produits

$$10^3 \times 10^5 = 10^{3+5} = 10^8$$
$$10^9 \times 10^{-4} = 10^{9-4} = 10^5$$

Méthode : *on fait la somme algébrique des exposants.*

Formules pour les quotients

$10^7 \div 10^3 = 10^{7-3} = 10^4$

$10^8 \div 10^{-2} = 10^{8-(-2)} = 10^{8+2} = 10^{10}$

Méthode : *on fait la différence des exposants.*

Formules pour les puissances

$(10^3)^4 = 10^{3\times 4} = 10^{12}$

$(10^3)^{-2} = 10^{3\times(-2)} = 10^{-6}$

Méthode : *on fait le produit des exposants.*

Exemples d'application

Exemple n° 1

On calcule séparément les nombres et les puissances de 10.

$A = 3{,}4 \times 10^{-2} \times 2 \div 10^3$

$A = 3{,}4 \times 2 \times 10^{-2} \div 10^3$

$A = 6{,}8 \times 10^{-2-3}$

$A = \boxed{6{,}8 \times 10^{-5}}$

Exemple n° 2

On fait le produit des exposants de la puissance de 10.

$B = 15{,}3 \times (10^{-4})^2$

$B = 15{,}3 \times 10^{-4\times 2}$

$B = \boxed{15{,}3 \times 10^{-8}}$

Exemple n° 3

$$C = \frac{4{,}2 \times 10^3}{2{,}1 \times 10^{-2}}$$

$$C = \frac{4{,}2}{2{,}1} \times \frac{10^3}{10^{-2}}$$ ← *On décompose en deux quotients, l'un avec les nombre décimaux, l'autre avec les puissances de 10.*

$C = 2 \times 10^{3-(-2)}$ ← *On calcule séparément les deux quotients.*

$C = 2 \times 10^{3+2}$ ← *On effectue la somme des exposants de 10.*

$C = \boxed{2 \times 10^5}$

Exercices d'application

1 • Calculer :

$$D = 3{,}5 \times 10^4 \times 2 \div 10^3$$

2 • Calculer :

$$E = (5 \times 10^1)^2 \times 10^{-2}$$

3 • Calculer :

$$F = \frac{5{,}4 \times 10^3}{2{,}7 \times 10^{-2}}$$

4 • Calculer :

$$G = \frac{12 \times 10^3}{0{,}6 \times 10^4}$$

Corrections

Correction de l'ex. n° 1

On calcule séparément les nombres et les puissances de 10.

$D = 3{,}5 \times 10^4 \times 2 \div 10^3$

$D = 3{,}5 \times 2 \times 10^4 \div 10^3$

Différence des puissances de 10.

$D = 7 \times 10^{4-3}$

$D = \boxed{7 \times 10^1 = 70}$

Correction de l'ex. n° 2

$E = (5 \times 10^1)^2 \times 10^{-2}$

5 et 10¹ sont chacun élevés au carré.

$E = 5^2 \times (10^1)^2 \times 10^{-2}$

Produit des puissances de 10.

$E = 25 \times 10^{1\times 2} \times 10^{-2}$

$E = 25 \times 10^2 \times 10^{-2}$

Différence des puissances de 10.

$E = 25 \times 10^{2-2}$

$E = \boxed{25 \times 10^0 = 25}$

Correction de l'ex. n° 3

On décompose en deux quotients, l'un avec les nombres décimaux, l'autre avec les puissances de 10.

$F = \dfrac{5{,}4 \times 10^3}{2{,}7 \times 10^{-2}}$

$F = \dfrac{5{,}4}{2{,}7} \times \dfrac{10^3}{10^{-2}}$

Différence des puissances de 10.

$F = 2 \times 10^{3-(-2)}$

$F = 2 \times 10^{3+2}$

Somme des puissances de 10.

$F = \boxed{2 \times 10^5}$

Correction de l'ex. n° 4

$G = \dfrac{12 \times 10^3}{0{,}6 \times 10^4}$

$G = \dfrac{12}{0{,}6} \times \dfrac{10^3}{10^4}$

Différence des puissances de 10.

$G = 20 \times 10^{3-4}$

$G = \boxed{20 \times 10^{-1} = 2}$

On décale la virgule qui est à droite du zéro de 20, d'un rang vers la gauche.

Les priorités des opérations

Objectif : *calculer avec des nombres entiers des expressions possédant les opérations de base et la fonction puissance.*

La priorité des calculs

La priorité des calculs est dans l'ordre décroissant :

1 • les accolades {...} ;
2 • les crochets [...] ;
3 • les parenthèses (...) ;
4 • la fonction puissance ;
5 • la multiplication et la division ;
6 • l'addition et la soustraction.

Exemples de calcul

Exemple n° 1

$A = 3^3 + 4^2 \div 8 - 75 \div 5^2$

On effectue les calculs des puissances.

$A = 27 + 16 \div 8 - 75 \div 25$

On place des parenthèses pour appliquer les priorités des opérations.

$A = 27 + (16 \div 8) - (75 \div 25)$

On calcule dans les parenthèses.

$A = 27 + 2 - 3$

On calcule la somme algébrique.

$A = \boxed{26}$

Exemple n° 2

$B = 5^2 \times 2^3 \div 40 - 4$

On effectue les calculs des puissances.

$B = 25 \times 8 \div 40 - 4$

Remarque : *si un calcul a des opérations de même niveau de priorité, ils sont alors effectués dans l'ordre de l'écriture.*

$B = (25 \times 8) \div 40 - 4$

On calcule le premier terme de la gauche vers la droite : d'abord la × puis la ÷.

$B = 200 \div 40 - 4$

On calcule alors la division et enfin la soustraction.

$B = 5 - 4$

$B = \boxed{1}$

Exemple n° 3

$C = -3 \times [5 - (1 + 2^2) \div 5]$

On calcule uniquement les puissances.

$C = -3 \times [5 - (1 + 4) \div 5]$

On calcule seulement dans les parenthèses. Les crochets deviennent des parenthèses.

$C = -3 \times (5 - 5 \div 5)$

On calcule la division en appliquant la priorité des opérations dans les parenthèses.

$C = -3 \times (5 - 1)$

On calcule le produit dans les parenthèses et enfin la différence.

$C = -3 \times 4$

$C = \boxed{-12}$

Exercices d'application

1 • Calculer :

$A = 15 \div (2 \times 3 - 1) - 2^2$

2 • Calculer :

$B = (3^2 - 2^3) \times (10 - 6 \times 3)$

3 • Calculer :

$C = (3^2 - 2^2 \times 1^4)^2 - 5$

4 • Calculer :

$$D = 1^5 \times 3^0 + 2^2 \times 10 \div 2^3$$

5 • Calculer :

$$E = -(1^3 + 2)^4 \div 3^3$$

6 • Calculer :

$$F = (18^2 \div 2^2 \div 3^3)^3$$

Corrections

Correction de l'exercice n° 1

$A = 15 \div (2 \times 3 - 1) - 2^2$	*On calcule : $2^2 = 4$.*
$A = 15 \div (2 \times 3 - 1) - 4$	*On calcule le produit : $2 \times 3 = 6$.*
$A = 15 \div (6 - 1) - 4$	*On calcule dans les parenthèses.*
$A = 15 \div 5 - 4$	*On calcule le quotient : $15 \div 5 = 3$.*
$A = 3 - 4$	*On calcule la différence.*
$A = \boxed{-1}$	

Correction de l'exercice n° 2

$B = (3^2 - 2^3) \times (10 - 6 \times 3)$	*On calcule les puissances.*
$B = (9 - 8) \times (10 - 6 \times 3)$	*On calcule le produit : $6 \times 3 = 18$.*
$B = (9 - 8) \times (10 - 18)$	*On calcule dans les parenthèses.*
$B = 1 \times (-8)$	*On calcule le produit en appliquant la règle des signes.*
$B = \boxed{-8}$	

Correction de l'exercice n° 3

$C = (3^2 - 2^2 \times 1^4)^2 - 5$	*On calcule : $3^2 = 9$; $2^2 = 4$; $1^4 = 1$.*
$C = (9 - 4 \times 1)^2 - 5$	*On calcule le produit : $4 \times 1 = 4$.*
$C = (9 - 4)^2 - 5$	*On calcule la différence : $9 - 4 = 5$.*
$C = 5^2 - 5$	*On calcule le carré : $5^2 = 25$.*
$C = 25 - 5$	*On calcule la différence.*
$C = \boxed{20}$	

Correction de l'exercice n° 4

$D = 1^5 \times 3^0 + 2^2 \times 10 \div 2^3$ — *On calcule les puissances.*

$1^5 = 1 \; ; \; 3^0 = 1 \; ; \; 2^2 = 4 \; ; \; 2^3 = 8$

$D = 1 \times 1 + 4 \times 10 \div 8$ — *On calcule les multiplications.*

$D = 1 + 40 \div 8$ — *On calcule la division.*

$D = 1 + 5$ — *On effectue l'addition.*

$D = \boxed{6}$

Correction de l'exercice n° 5

$E = -(1^3 + 2)^4 \div 3^3$ — *On calcule les puissances des nombres.*

$1^3 = 1 \; ; \; 3^3 = 27$

$E = -(1 + 2)^4 \div 27$ — *On calcule dans les parenthèses.*

$E = -3^4 \div 27$ — *On a : $3^4 = 3 \times 3 \times 3 \times 3 = 81$.*

$E = -81 \div 27$ — *On calcule la division.*

$E = \boxed{-3}$

Correction de l'exercice n° 6

$F = (18^2 \div 2^2 \div 3^3)^3$ — *On calcule les puissances des nombres.*

$18^2 = 324 \; ; \; 2^2 = 4 \; ; \; 3^3 = 27$

$F = (324 \div 4 \div 27)^3$

$F = (81 \div 27)^3$ — *On effectue les deux divisions dans l'ordre de l'écriture.*

$F = 3^3$ — *On a : $3^3 = 3 \times 3 \times 3 = 27$.*

$F = \boxed{27}$

Le PPCM et le PGCD

• Le **PPCM** est le **P**lus **P**etit **M**ultiple **C**ommun de nombres entiers positifs. *Les deux dernières lettres C et M sont inversées.*
• Le **PGCD** est le **P**lus **G**rand **D**iviseur **C**ommun de nombres entiers positifs. *Les deux dernières lettres C et D sont inversées.*

Les PPCM et PGCD sont employés dans les calculs des fractions.

Le PPCM de plusieurs nombres entiers

Méthode :
• décomposer chaque nombre entier en un produit de facteurs premiers ;
• effectuer le produit de tous les diviseurs communs ou non communs affectés de la plus grande puissance observée pour chacun eux.

Exemple : calcul du *PPCM* de 12, 15 et 18.

On décompose les nombres entiers en produits de facteurs premiers.

$12 = 4 \times 3 = 2^2 \times 3$

$15 = 3 \times 5$

$18 = 2 \times 9 = 2 \times 3^2$

Ces décompositions font apparaître les diviseurs 2, 3 et 5. On cherche les plus **grandes** puissances de ces diviseurs.

La plus grande puissance qui affecte 2 est 2 ; on a : $2^2 = 4$.
La plus grande puissance qui affecte 3 est 2 ; on a : $3^2 = 9$.
La plus grande puissance qui affecte 5 est 1 ; on a : $5^1 = 5$.

Conclusion : $PPCM = 2^2 \times 3^2 \times 5 = 4 \times 9 \times 5 = \boxed{180}$

Le PGCD de plusieurs nombres entiers

Méthode :

- décomposer chaque nombre entier en un produit de facteurs premiers ;
- effectuer le produit de tous les diviseurs communs affectés de la plus petite puissance observée pour chacun d'entre eux.

Exemple : calcul du *PGCD* de 12, 15 et 18.

$12 = 4 \times 3 = 2^2 \times \mathbf{3}$

$15 = \mathbf{3} \times 5$

$18 = 2 \times 9 = 2 \times \mathbf{3}^2$

Ces décompositions font apparaître le seul diviseur commun : 3. On cherche les plus **petite** puissance de 3, c'est 1.

Conclusion : $PGCD = \boxed{3}$

Exemple : calcul du *PPCM* et du *PGCD* de 21, 28 et 42.

On décompose les nombres entiers en produits de facteurs premiers.

$21 = 3 \times 7$

$28 = 4 \times 7 = 2^2 \times 7$

$42 = 6 \times 7 = 2 \times 3 \times 7$

Pour le calcul du *PPCM* ces décompositions font apparaître les diviseurs 2, 3 et 7. On cherche les plus **grandes** puissances de ces diviseurs.

La plus grande puissance qui affecte 2 est 2 ; on a : $2^2 = 4$.
La plus grande puissance qui affecte 3 est 1 ; on a : $3^1 = 3$.
La plus grande puissance qui affecte 7 est 1 ; on a : $7^1 = 7$.

Conclusion : $PPCM = 2^2 \times 3 \times 7 = 4 \times 3 \times 7 = \boxed{84}$

Pour le calcul du *PGCD* les décompositions font apparaître un seul diviseur commun : 7. On cherche la plus **petite** puissance de 7, c'est 1.

Conclusion : $PGCD = \boxed{7}$

Exercices d'application

1 • Calculer le *PPCM* et le *PGCD* des nombres 60 et 45.

2 • Calculer le *PPCM* des nombres 30 et 75.

3 • Calculer le *PGCD* des nombres 72, 40 et 90.

4 • Calculer les *PGCD* et *PPCM* des nombres 40, 50 et 60.

5 • Calculer les *PGCD* et *PPCM* des nombres 42, 56 et 98.

Corrections

Correction de l'exercice n° 1

On décompose les nombres en produits de nombres premiers.

60	2
30	2
15	3
5	5
1	

45	3
15	3
5	5
1	

Les décompositions font apparaître les diviseurs 2, 3 et 5.

La plus grande puissance qui affecte 2 est 2 ; on a : $2^2 = 4$. La plus grande puissance qui affecte 3 est 2 ; on a : $3^2 = 9$. La plus grande puissance qui affecte 5 est 1 ; on a : $5^1 = 5$. Alors on calcule le *PPCM*.

$60 = 2^2 \times 3 \times 5 \quad ; \quad 45 = 3^2 \times 5$

$PPCM = 2^2 \times 3^2 \times 5 = 4 \times 9 \times 5 = \boxed{180}$

Les décompositions font apparaître les diviseurs 2, 3 et 5.

Cependant, seuls les diviseurs 3 et 5 sont communs.

La plus petite puissance qui affecte 3 et 5 est 1.

Le *PGCD* est alors égal à : $3 \times 5 = \boxed{15}$.

Correction de l'exercice n° 2

On décompose les nombres en produits de nombres premiers.

30	2
15	3
5	5
1	

75	3
25	5
5	5
1	

$30 = 2 \times 3 \times 5 \quad ; \quad 75 = 3 \times 5^2$

$PPCM = 2 \times 3 \times 5^2 = 2 \times 3 \times 25 = \boxed{150}$

Les décompositions font apparaître les diviseurs 2, 3 et 5.

- La plus grande puissance qui affecte 2 est 1 ; on a : $2^1 = 2$.
- La plus grande puissance qui affecte 3 est 1 ; on a : $3^1 = 3$.
- La plus grande puissance qui affecte 5 est 2 ; on a : $5^2 = 25$.

Correction de l'exercice n° 3

72	2
36	2
18	2
9	3
3	3
1	

40	2
20	2
10	2
5	5
1	

90	2
45	3
15	3
5	5
1	

$$\left.\begin{aligned} 72 &= 2^3 \times 3^2 \\ 40 &= 2^3 \times 5 \\ 90 &= 2 \times 3^2 \times 5 \end{aligned}\right\} PGCD = 2^1 = \boxed{2}$$

Les décompositions font apparaître les diviseurs 2, 3 et 5.
Cependant, seul le diviseur 2 est commun.
La plus petite puissance qui affecte 2 est 1 ; on a : $2^1 = 2$.

Correction de l'exercice n° 4

40	2
20	2
10	2
5	5
1	

50	2
25	5
5	5
1	

60	2
30	2
15	3
5	5
1	

$$40 = 2^3 \times 5$$
$$50 = 2 \times 5^2$$
$$60 = 2^2 \times 3 \times 5$$
$$PGCD = 2 \times 5 = \boxed{10}$$
$$PPCM = 2^3 \times 3 \times 5^2$$
$$PPCM = 8 \times 3 \times 25 = \boxed{600}$$

PGCD. Les décompositions font apparaître les diviseurs 2, 3 et 5.
Cependant, seuls les diviseurs 2 et 5 sont communs.
La plus petite puissance qui affecte 2 est 1 ; on a : $2^1 = 2$.
La plus petite puissance qui affecte 5 est 1 ; on a : $5^1 = 5$.

PPCM. Les décompositions font apparaître les diviseurs 2, 3 et 5.
- La plus grande puissance qui affecte 2 est 3 ; on a : $2^3 = 8$.
- La plus grande puissance qui affecte 3 est 1 ; on a : $3^1 = 3$.
- La plus grande puissance qui affecte 5 est 2 ; on a : $5^2 = 25$.

Correction de l'exercice n° 5

On décompose les nombres en produits de nombres premiers.

42	2
21	3
7	7
1	

56	2
28	2
14	2
7	7
1	

98	2
49	7
7	7
1	

$42 = 2 \times 3 \times 7$

$56 = 2^3 \times 7$

$98 = 2 \times 7^2$

PGCD. Les décompositions font apparaître les diviseurs 2, 3 et 7.
Cependant, seuls les diviseurs 2 et 7 sont communs.
La plus petite puissance qui affecte 2 est 1 ; on a : $2^1 = 2$.
La plus petite puissance qui affecte 7 est 1 ; on a : $7^1 = 7$.

Conclusion : $PGCD = 2 \times 7 = \boxed{14}$

PPCM. Les décompositions font apparaître les diviseurs 2, 3 et 7.

- La plus grande puissance qui affecte 2 est 3 ; on a : $2^3 = 8$.
- La plus grande puissance qui affecte 3 est 1 ; on a : $3^1 = 3$.
- La plus grande puissance qui affecte 7 est 2 ; on a : $7^2 = 49$.

Conclusion : $PPCM = 2^3 \times 3 \times 7^2 = 8 \times 3 \times 49 = \boxed{1\,176}$

Le PPCM et le PGCD de deux nombres entiers

1 • Propriété : on considère deux nombres entiers *a* et *b* ainsi que leur *PGCD* et leur *PPCM*. Ces quatre nombres vérifient la relation :

$$\boxed{a \times b = PPCM \times PGCD}$$

Exemple : on reprend l'exercice n° 1. Les deux nombres entiers 60 et 45 ont un *PPCM* égal à 180 et un *PGCD* égal à 15. On a :

$$\left.\begin{array}{l} a \times b = 60 \times 45 = 2\,700 \\ PPCM \times PGCD = 180 \times 15 = 2\,700 \end{array}\right\} \quad a \times b = PPCM \times PGCD$$

2 • Le *PGCD* de deux nombres par l'algorithme d'Euclide

On effectue des divisions entières successives comme le montre l'exemple suivant. Le dernier reste non nul est le *PCGD* des deux nombres.

Exemple : calcul du *PGCD* de 60 et de 45.

a	*b*	reste	Calcul
60	45	15	60 | 45 15 | 1
45	**15**	**0**	45 | 15 **0** | 3

a \| *b* ⟶ 60 \| 45

Le PGCD est le dernier reste non nul.
Le PGCD est alors égal à **15**.

3 • Nombres premiers entre eux

Deux nombres entiers sont premiers entre eux si leur *PGCD* est égal à 1. Les deux nombres ne sont pas obligatoirement premiers.

Exemple : les nombres 23 et 27 sont-ils premiers entre eux ?

a	*b*	reste	Calcul
27	23	4	$\begin{array}{rl} 27 & \vert\,23 \\ 4 & \vert\,1 \end{array}$
23	4	3	$\begin{array}{rl} 23 & \vert\,4 \\ 3 & \vert\,5 \end{array}$
4	3	1	$\begin{array}{rl} 4 & \vert\,3 \\ 1 & \vert\,1 \end{array}$
3	1	**0**	$\begin{array}{rl} 3 & \vert\,1 \\ 0 & \vert\,3 \end{array}$

$PPCM(23\,,27) = 23 \times 27$

Calcul du *PGCD* de 23 et de 27.

$$\begin{array}{c|c} a & b \\ \hline & \end{array} \longrightarrow \begin{array}{c|c} 27 & 23 \\ \hline & \end{array}$$

Le PGCD est le dernier reste non nul. Il est alors égal à **1**.
Les deux nombres entiers 23 et 27 sont premiers entre eux.
Remarque : 23 est premier, mais 27 est divisible par 3.

Remarque : si deux nombres sont premiers entre eux, alors leur *PPCM* est égal au produit des deux nombres.

4 • Liste des diviseurs communs à deux nombres entiers

La liste des diviseurs communs à deux nombres entiers est la liste des diviseurs de leur *PGCD*.

Exemple : chercher la liste des diviseurs communs à 45 et 60 revient à chercher la liste des diviseurs de leur *PGCD*.
Méthode : au lieu de chercher les décompositions en nombres premiers de 45 et de 60, puis de lister les diviseurs communs aux deux nombres, on cherche le *PGCD* de 45 et de 60, puis la liste des diviseurs de ce *PGCD*.
À l'exercice précédent, on a montré que le *PGCD* de 45 et de 60 est égal à 15. On cherche la liste des diviseurs de 15 :

$15 \longrightarrow 1\,;3\,;5\,;15$

Conclusion : la liste des diviseurs de 45 et de 60 est : 1, 3, 5 et 15. Les nombres 45 et 60 ne sont divisibles que par ces nombres.

5 • *PGCD* de deux nombres ayant un diviseur commun

Si deux nombres a et b ont un diviseur commun d, alors :

$$\boxed{PGCD(a\,,b) = d \times PGCD(a \div d\,, b \div d)}$$

Exemple : chercher le *PGCD* de 12 et de 18.

On remarque que 12 et 18 sont divisibles par 6. Alors :

$$PGCD(12\,,18) = 6 \times PGCD(2\,,3) = 6 \times 1 = \boxed{6}$$

Remarque : 2 et 3 sont premiers entre eux.

---

6 • *PPCM* de deux nombres ayant un diviseur commun

Si deux nombres a et b ont un diviseur commun d, alors :

$$\boxed{PPCM(a\,,b) = d \times PPCM(a \div d\,, b \div d)}$$

Exemple : chercher le *PPCM* de 12 et de 18.

On remarque que 12 et 18 sont divisibles par 6. Alors :

$$PPCM(12\,,18) = 6 \times PPCM(2\,,3) = 6 \times 6 = \boxed{36}$$

Remarque : le *PPCM* de 2 et de 3 est égal à 6.

Exercices d'application

6 • Calculer le *PPCM* et le *PGCD* des nombres 45 et 75.

7 • Calculer le *PPCM* et le *PGCD* des nombres 21 et 32.

8 • Déterminer les deux nombres dont le *PPCM* est égal à 84 et leur *PGCD* est égal à 14.

Corrections

Correction de l'exercice n° 6

45 et 75 sont deux nombres multiples de 15, alors :

$$PGCD(45\,,75) = 15 \times PGCD(3\,,5) = 15 \times 1 = \boxed{15}$$

Remarque : 3 et 5 étant des nombres premiers, ils sont aussi premiers entre eux.

On note respectivement a et b les deux nombres 45 et 75.
Comme : $a \times b = PPCM \times PGCD$ alors :
$PPCM = (a \times b) \div PGCD = 45 \times 75 \div 15 = 45 \times 5 = \boxed{225}$.

Correction de l'exercice n° 7

$21 = 3 \times 7 \quad ; \quad 32 = 2^5$

Comme les décompositions de 21 et de 32 n'ont pas de diviseur commun autre que 1, ils sont alors premiers entre eux. Dans ce cas, leur $PGCD$ est égal à 1.

On note respectivement a et b les deux nombres 21 et 32.
$PPCM = (a \times b) \div PGCD = 21 \times 32 \div 1 = 21 \times 32 = \boxed{672}$.

Correction de l'exercice n° 8

Le $PGCD$ est le produit de tous les facteurs premiers communs. Le $PPCM$ est le produit de tous les facteurs premiers communs ou non. Alors, le $PPCM$ est le produit de tous les facteurs premiers non communs par le $PGCD$.

$PGCD = 14 \quad ; \quad PPCM = 84 = 14 \times 6 = PGCD \times 6$

On écrit 6 comme le produit de deux nombres premiers entre eux : $6 = 2 \times 3$. C'est la seule solution possible.

On note a et b les deux nombres cherchés. On a :

$$a = 2 \times PGCD = 2 \times 14 = \boxed{28}$$
$$b = 3 \times PGCD = 3 \times 14 = \boxed{42}$$

Les simplifications de fractions

Une fraction est un quotient où apparaissent le dividende au numérateur et le diviseur au dénominateur.

$$\frac{\text{NUMÉRATEUR}}{\text{DÉNOMINATEUR}}$$

Objectif : *en simplifiant une fraction, on manipule des nombres plus petits au numérateur et au dénominateur.*

Première méthode de simplification

• Rechercher le *PGCD* des nombres au numérateur et au dénominateur.
• Diviser le numérateur et le dénominateur par ce *PGCD.*
On obtient alors la fraction la plus simplifiée possible. Elle porte le nom de fraction irréductible.

Exemple : simplifier la fraction $\frac{12}{18}$.

On décompose les nombres en produits de nombres premiers.

$$12 = 4 \times 3 = 2^2 \times 3$$
$$18 = 2 \times 9 = 2 \times 3^2$$

PGCD. Les décompositions font apparaître les diviseurs communs 2 et 3.
La plus petite puissance qui affecte 2 est 1 ; on a $2^1 = 2$.
La plus petite puissance qui affecte 3 est 1 ; on a $3^1 = 3$.

Alors : $PGCD = 2 \times 3 = \boxed{6}$

On obtient la fraction irréductible en divisant le numérateur et le dénominateur par leur *PGCD* : 6.

$$\frac{12}{18} = \frac{\cancel{6} \times 2}{\cancel{6} \times 3} = \boxed{\frac{2}{3}}$$

Remarque : *cette méthode fonctionne à la perfection, mais elle n'est pas rapide, car le calcul du PDCD demande beaucoup de temps. On préfère souvent utiliser la seconde méthode.*

Seconde méthode de simplification

Diviser le numérateur et le dénominateur par un même nombre premier.

- Si la simplification par 2 est possible, on l'effectue. On essaie de simplifier une nouvelle fois par 2. On recommence tant que cela est possible.
- Si la simplification par 2 n'est pas possible, on essaie par le nombre premier suivant, c'est : 3.
- On continue ainsi le processus jusqu'à l'obtention d'une fraction irréductible.

Exemple n° 1 : simplifier la fraction $\frac{12}{18}$.

$$\frac{12}{18} = \frac{\cancel{2} \times 6}{\cancel{2} \times 9} = \frac{6}{9} = \frac{\cancel{3} \times 2}{\cancel{3} \times 3} = \boxed{\frac{2}{3}}$$

Remarque : *il faut toujours simplifier la fraction par le* ***même*** *nombre au numérateur et au dénominateur.*

Exemple n° 2 : simplifier la fraction $\frac{90}{315}$.

$$\frac{90}{315} = \frac{\cancel{5} \times 18}{\cancel{5} \times 63} = \frac{18}{63} = \frac{\cancel{3} \times 6}{\cancel{3} \times 21} = \frac{6}{21} = \frac{\cancel{3} \times 2}{3 \times 7} = \boxed{\frac{2}{7}}$$

Exemple n° 3 : simplifier la fraction $\frac{108}{72}$.

$$\frac{108}{72} = \frac{\cancel{2} \times 54}{\cancel{2} \times 36} = \frac{54}{36} = \frac{\cancel{2} \times 27}{\cancel{2} \times 18} = \frac{27}{18} = \frac{\cancel{9} \times 3}{\cancel{9} \times 2} = \boxed{\frac{3}{2}}$$

Exercices d'application

1 • Simplifier la fraction suivante :

$$A = \frac{75}{48}$$

2 • Simplifier la fraction suivante :

$$B = \frac{132}{176}$$

3 • Simplifier la fraction suivante :

$$C = \frac{56}{84}$$

4 • Simplifier la fraction suivante :

$$D = \frac{140}{105}$$

5 • Simplifier la fraction suivante :

$$E = \frac{252}{147}$$

Corrections

Correction de l'exercice n° 1

$$A = \frac{75}{48} = \frac{\not{3} \times 25}{\not{3} \times 16} = \boxed{\frac{25}{16}}$$

Correction de l'exercice n° 2

$$B = \frac{132}{176} = \frac{\not{2} \times 66}{\not{2} \times 88} = \frac{\not{2} \times 33}{\not{2} \times 44} = \frac{\not{11} \times 3}{\not{11} \times 4} = \boxed{\frac{3}{4}}$$

Correction de l'exercice n° 3

$$C = \frac{56}{84} = \frac{\not{2} \times 28}{\not{2} \times 42} = \frac{\not{2} \times 14}{\not{2} \times 21} = \frac{\not{7} \times 2}{\not{7} \times 3} = \boxed{\frac{2}{3}}$$

Correction de l'exercice n° 4

$$D = \frac{140}{105} = \frac{\not{5} \times 28}{\not{5} \times 21} = \frac{\not{7} \times 4}{\not{7} \times 3} = \boxed{\frac{4}{3}}$$

Correction de l'exercice n° 5

$$E = \frac{252}{147} = \frac{\not{3} \times 84}{\not{3} \times 49} = \frac{\not{7} \times 12}{\not{7} \times 7} = \boxed{\frac{12}{7}}$$

Multiplications et divisions de fractions

Les multiplications de fractions

Méthode :

- écrire la multiplication des numérateurs ;
- écrire la multiplication des dénominateurs ;
- simplifier la fraction obtenue.

Conseil : *pour les calculs effectués à la main, simplifier avant de calculer les produits des numérateurs et des dénominateurs.*
Rappel : *les simplifications se font toujours avec le même nombre au numérateur et au dénominateur.*

Exemple n° 1

Multiplication des numérateurs — *Simplifications par 6, par 2 et par 3*

$$A = \frac{12}{18} \times \frac{15}{4} = \frac{12 \times 15}{18 \times 4} = \frac{(\cancel{6} \times \cancel{2}) \times (\cancel{3} \times 5)}{(\cancel{6} \times \cancel{3}) \times (\cancel{2} \times 2)} = \boxed{\frac{5}{2}}$$

Multiplication des dénominateurs — *Les nombres identiques sont barrés par des traits différents.*

Exemple n° 2

Multiplication des numérateurs — *Simplifications par 6, par 2 et par 3*

$$B = \frac{49}{25} \times \frac{75}{21} = \frac{49 \times 75}{25 \times 21} = \frac{(\cancel{7} \times 7) \times (\cancel{25} \times \cancel{3})}{\cancel{25} \times (\cancel{7} \times \cancel{3})} = \frac{7}{1} = \boxed{7}$$

Multiplication des dénominateurs — *Les nombres identiques sont barrés par des traits différents.*

Remarque : *quand tous les nombres sont barrés au dénominateur, il faut écrire **1** au dénominateur, car tout nombre est le produit de **1** par lui-même.*
Cette règle peut aussi s'appliquer au numérateur.

Le produit d'un nombre par une fraction

Exemple : $C = 12 \times \frac{5}{8}$ ***Il y a 3 possibilités.***

1re possibilité **a)** $C = \frac{12 \times 5}{8} = \frac{60}{8} = \frac{4 \times 15}{4 \times 2} = \frac{15}{2} = \boxed{7{,}5}$

2e possibilité **b)** $C = \frac{12}{8} \times 5 = 1{,}5 \times 5 = \boxed{7{,}5}$

3e possibilité **c)** $C = 12 \times \frac{5}{8} = 12 \times 0{,}625 = \boxed{7{,}5}$

Remarque : *souvent l'une des trois méthodes donne des calculs plus simples.*

Les divisions de fractions

Méthode :

- inverser la seconde fraction : $\frac{a}{b} \longrightarrow \frac{b}{a}$;
- remplacer le signe ÷ par **×** ;
- effectuer le produit des deux fractions.

Le quotient devient un produit en inversant la 2de fraction.

Exemple n° 1

$$D = \frac{21}{25} \div \frac{14}{15}$$

Inversion de la fraction

$$D = \frac{21}{25} \times \frac{15}{14}$$

$$D = \frac{21 \times 15}{25 \times 14}$$

$$D = \frac{(\cancel{7} \times 3) \times (\cancel{5} \times 3)}{(\cancel{5} \times 5) \times (\cancel{7} \times 2)}$$

$$D = \frac{3 \times 3}{5 \times 2}$$

$$D = \boxed{\frac{9}{10}}$$

Exemple n° 2

$$E = \frac{22}{26} \div \frac{33}{13}$$

Inversion de la fraction

$$E = \frac{22}{26} \times \frac{13}{33}$$

$$E = \frac{22 \times 13}{26 \times 33}$$

$$E = \frac{(\cancel{11} \times \cancel{2}) \times (\cancel{13} \times 1)}{(\cancel{2} \times \cancel{13}) \times (\cancel{11} \times 3)}$$

$$E = \boxed{\frac{1}{3}}$$

Exercices d'application

1 • Calculer :

$$F = \frac{16}{18} \times \frac{27}{8}$$

2 • Calculer :

$$G = 12 \times \frac{5}{3}$$

3 • Calculer :

$$H = \frac{36}{25} \div \frac{48}{15}$$

4 • Calculer :

$$I = \frac{34}{28} \div \frac{51}{14}$$

5 • Calculer :

$$J = \frac{12}{25} \times \frac{15}{8} \div \frac{3}{4}$$

Corrections

Correction de l'exercice n° 1

$$F = \frac{16}{18} \times \frac{27}{8}$$

$$F = \frac{16 \times 27}{18 \times 8}$$

$$F = \frac{(\cancel{8} \times \cancel{2}) \times (\cancel{9} \times 3)}{(\cancel{9} \times \cancel{2}) \times (\cancel{8} \times 1)}$$

$$F = \frac{3}{1} = \boxed{3}$$

On décompose les nombres en produits de 2 ou 3 nombres pour effectuer les simplifications.

Correction de l'exercice n° 2

Parmi les 3 calculs possibles, celui-ci est le plus simple.

$$G = 12 \times \frac{5}{3}$$

$$G = \frac{12}{3} \times 5$$

$$G = 4 \times 5 = \boxed{20}$$

Correction de l'exercice n° 3

$$H = \frac{36}{25} \div \frac{48}{15}$$

Diviser deux fractions, c'est multiplier la première par l'inverse de la seconde.

$$H = \frac{36}{25} \times \frac{15}{48}$$

$$H = \frac{(\cancel{12} \times 3) \times (\cancel{5} \times 3)}{(\cancel{5} \times 5) \times (\cancel{12} \times 4)}$$

$$H = \frac{3 \times 3}{5 \times 4} = \boxed{\frac{9}{20}}$$

Correction de l'exercice n° 4

$$I = \frac{34}{28} \div \frac{51}{14}$$

$$I = \frac{34}{28} \times \frac{14}{51}$$

$$I = \frac{34 \times 14}{28 \times 51}$$

$$I = \frac{(\cancel{17} \times \cancel{2}) \times (\cancel{14} \times 1)}{(\cancel{14} \times \cancel{2}) \times (\cancel{17} \times 3)} = \boxed{\frac{1}{3}}$$

Correction de l'exercice n° 5

$$J = \frac{12}{25} \times \frac{15}{8} \div \frac{3}{4}$$

Méthode : *si une multiplication est suivie d'une division, on effectue alors les opérations dans l'ordre de l'écriture.*

$$J = \left(\frac{12}{25} \times \frac{15}{8}\right) \div \frac{3}{4}$$

$$J = \frac{12 \times 15}{25 \times 8} \div \frac{3}{4}$$

$$J = \frac{(\cancel{4} \times 3) \times (\cancel{5} \times 3)}{(5 \times \cancel{5}) \times (\cancel{4} \times 2)} \div \frac{3}{4}$$

$$J = \frac{3 \times 3}{5 \times 2} \times \frac{4}{3}$$

$$J = \frac{\cancel{3} \times 3 \times (\cancel{2} \times 2)}{5 \times \cancel{2} \times \cancel{3}}$$

$$J = \frac{3 \times 2}{5} = \boxed{\frac{6}{5}}$$

Les sommes algébriques de fractions

Somme de deux fractions

Méthode

- Chercher un multiple commun aux deux dénominateurs.
- Réduire les deux fractions à ce dénominateur commun.
- Calculer la somme des deux numérateurs.
- Simplifier éventuellement la somme obtenue.

Exemple n° 1 : $A = \frac{3}{4} + \frac{5}{12}$

• On cherche un multiple commun aux deux dénominateurs 4 et 12. Ces deux nombres sont dans la table de 12. C'est la plus petite table commune à 4 et à 12. Le dénominateur commun est alors égal à 12.

• On réduit les deux fractions à ce dénominateur commun : 12.

La 1re fraction devient : $\frac{3}{4} = \frac{3 \times 3}{4 \times 3} = \frac{9}{12}$ et la 2de fraction est inchangée.

• On effectue la somme des numérateurs des fractions.

$$A = \frac{3}{4} + \frac{5}{12} = \frac{9}{12} + \frac{5}{12} = \frac{9+5}{12} = \frac{14}{12} = \frac{2 \times 7}{2 \times 6} = \boxed{\frac{7}{6}}$$

• On divise 14 et 12 par 2. On simplifie la fraction par 2.

Exemple n° 2 : $B = \frac{3}{2} + \frac{1}{5}$

• On cherche un multiple commun aux deux dénominateurs 2 et 5. Ces deux nombres sont dans la table de 10. Le dénominateur commun est alors égal à 10.

• On réduit les deux fractions à ce dénominateur commun : 10.

On obtient alors : $\frac{3}{2} = \frac{3 \times 5}{2 \times 5} = \frac{15}{10}$; $\frac{1}{5} = \frac{1 \times 2}{5 \times 2} = \frac{2}{10}$.

• On effectue la somme des numérateurs des fractions.

$$B = \frac{3}{2} + \frac{1}{5} = \frac{15}{10} + \frac{2}{10} = \frac{15 + 2}{10} = \boxed{\frac{17}{10}}$$

• On ne peut pas simplifier cette somme, car les nombres 17 et 10 n'appartiennent pas à une même table de multiplication autre que 1.

Exemple n° 3 : $C = \frac{3}{4} + \frac{7}{10}$

• On cherche un multiple commun à 4 et 10. Ces deux nombres sont dans la table de 20. Le dénominateur commun est alors égal à 20. **On effectue les calculs.**

$$C = \frac{3}{4} + \frac{7}{10} = \frac{3 \times 5}{4 \times 5} + \frac{7 \times 2}{10 \times 2} = \frac{15 + 14}{20} = \boxed{\frac{29}{20}}$$

Exemple n° 4 : $D = 2 + \frac{3}{5}$

• Il faut remplacer 2 par la fraction : $\frac{2}{1}$. **On effectue les calculs.**

$$D = 2 + \frac{3}{5} = \frac{2}{1} + \frac{3}{5} = \frac{2 \times 5}{1 \times 5} + \frac{3}{5} = \frac{10 + 3}{5} = \boxed{\frac{13}{5}}$$

Différence de deux fractions

Méthode

• Chercher un multiple commun aux deux dénominateurs.
• Réduire les deux fractions à ce dénominateur commun.
• Calculer la différence des deux numérateurs.
• Simplifier éventuellement la différence obtenue.

Exemple n° 1 : $A = \frac{5}{6} - \frac{1}{12}$

• On cherche un multiple commun aux deux dénominateurs 6 et 12. Ces deux nombres sont dans la table de 12. Le dénominateur commun est alors égal à 12.

• On réduit les deux fractions à ce dénominateur commun : 12.

La 1re fraction devient : $\frac{5}{6} = \frac{5 \times 2}{6 \times 2} = \frac{10}{12}$ et la 2de fraction est inchangée.

• On effectue la différence des numérateurs des fractions.

$$A = \frac{5}{6} - \frac{1}{12} = \frac{10}{12} - \frac{1}{12} = \frac{10-1}{12} = \frac{9}{12} = \frac{3 \times 3}{3 \times 4} = \boxed{\frac{3}{4}}$$

• On divise 9 et 12 par 3. On simplifie la fraction par 3.

Exemple n° 2 : $B = \frac{3}{8} - \frac{5}{20}$

• On cherche un multiple commun à 8 et 20. Ces deux nombres sont dans la table de 40. Le dénominateur commun est alors égal à 40. **On effectue les calculs et on simplifie.**

$$B = \frac{3}{8} - \frac{5}{20} = \frac{3 \times 5}{8 \times 5} - \frac{5 \times 2}{20 \times 2} = \frac{15-10}{40} = \frac{5}{40} = \boxed{\frac{1}{8}}$$

Exemple n° 3 : $C = 3 - \frac{5}{2}$

• Il faut remplacer 3 par la fraction : $\frac{3}{1}$. **On effectue les calculs.**

$$C = 3 - \frac{5}{2} = \frac{3}{1} - \frac{5}{2} = \frac{3 \times 2}{1 \times 2} - \frac{5}{2} = \frac{6-5}{2} = \boxed{\frac{1}{2}}$$

Sommes algébriques de fractions

Une somme algébrique de fractions est une expression où les fractions sont additionnées et soustraites entre elles.

Méthode

- Réduire les fractions au même dénominateur.
- Calculer la somme algébrique des numérateurs.
- Simplifier éventuellement la fraction obtenue.

Astuce

On obtient le dénominateur commun à toutes les fractions en calculant le *PPCM* de tous les dénominateurs, ou en cherchant intuitivement un multiple commun à tous les dénominateurs.

Exemple n° 1 : $A = \frac{2}{3} - \frac{5}{2} + \frac{1}{6}$

- On cherche un multiple commun aux trois dénominateurs 3, 2 et 6. Ces trois nombres sont dans la table de 6. Le dénominateur commun est alors égal à 6.
- On réduit les fractions à ce dénominateur commun : 6.

La 1re fraction devient : $\frac{2}{3} = \frac{2 \times 2}{3 \times 2} = \frac{4}{6}$, la 2e fraction devient : $\frac{5}{2} = \frac{5 \times 3}{2 \times 3} = \frac{15}{6}$, et la 3e fraction est inchangée.

- On effectue la somme algébrique des numérateurs.

$$A = \frac{4}{6} - \frac{15}{6} + \frac{1}{6} = \frac{4 - 15 + 1}{6} = \boxed{\frac{-10}{6} = \frac{-5}{3}}$$

Exemple n° 2 : $B = \frac{2}{3} - \frac{4}{5} + \frac{1}{6}$

- On cherche un multiple commun aux trois dénominateurs 3, 5 et 6. Ces trois nombres sont dans la table de 30. Le dénominateur commun est alors égal à 30.

• On réduit les fractions à ce dénominateur commun : 30.

On effectue les calculs.

$$B = \frac{2 \times 10}{3 \times 10} - \frac{4 \times 6}{5 \times 6} + \frac{1 \times 5}{6 \times 5}$$

$$B = \frac{20}{30} - \frac{24}{30} + \frac{5}{30} = \frac{20 - 24 + 5}{30} = \boxed{\frac{1}{30}}$$

Exemple n° 3 : $C = \frac{5}{12} - \frac{1}{15} + \frac{3}{18}$

• On cherche un multiple commun aux dénominateurs 12, 15 et 18. C'est difficile de déterminer la plus petite table de multiplication commune aux trois nombres. Dans ce cas, on cherche le dénominateur commun en calculant le *PPCM* des trois nombres 12, 15 et 18.

$12 = 4 \times 3 = 2^2 \times 3$

$15 = 3 \times 5$

$18 = 2 \times 9 = 2 \times 3^2$

Ces décompositions font apparaître les diviseurs 2, 3 et 5. On cherche les plus **grandes** puissances de ces diviseurs.

Conclusion : $PPCM = 2^2 \times 3^2 \times 5 = 4 \times 9 \times 5 = \boxed{180}$

• On réduit les fractions à ce dénominateur commun : 180.

On effectue les calculs.

$$\frac{5}{12} = \frac{5 \times 15}{12 \times 15} = \frac{75}{180}$$

$$\frac{1}{15} = \frac{1 \times 12}{15 \times 12} = \frac{12}{180}$$

$$\frac{3}{18} = \frac{3 \times 10}{18 \times 10} = \frac{30}{180}$$

$$C = \frac{5}{12} - \frac{1}{15} + \frac{3}{18}$$

$$C = \frac{75}{180} - \frac{12}{180} + \frac{30}{180}$$

$$C = \frac{75 - 12 + 30}{180} = \frac{93}{180}$$

$$C = \frac{31 \times 3}{60 \times 3} = \boxed{\frac{31}{60}}$$

Remarque : on a simplifié la fraction par 3.

Exemple n° 4 : $D = \frac{5}{18} - 1 + \frac{25}{24} - \frac{7}{30}$

• Il faut remplacer 1 par la fraction : $\frac{1}{1}$.

• On cherche un multiple commun aux dénominateurs 18, 24 et 30. C'est difficile de déterminer la plus petite table de multiplication commune aux trois nombres. Dans ce cas, on cherche le dénominateur commun en calculant le *PPCM* des trois nombres 18, 24 et 30.

$18 = 2 \times 9 = 2 \times 3^2$

$24 = 8 \times 3 = 2^3 \times 3$

$30 = 2 \times 3 \times 5$

Ces décompositions font apparaître les diviseurs 2, 3 et 5. On cherche les plus **grandes** puissances de ces diviseurs.

Conclusion : $PPCM = 2^3 \times 3^2 \times 5 = 8 \times 9 \times 5 = \boxed{360}$

• On réduit les fractions à ce dénominateur commun : 360. **On effectue les calculs.**

$\frac{5}{18} = \frac{5 \times 20}{18 \times 20} = \frac{100}{360}$

$1 = \frac{1}{1} = \frac{360}{360}$

$\frac{25}{24} = \frac{25 \times 15}{24 \times 15} = \frac{375}{360}$

$\frac{7}{30} = \frac{7 \times 12}{30 \times 12} = \frac{84}{360}$

$D = \frac{5}{18} - 1 + \frac{25}{24} - \frac{7}{30}$

$D = \frac{100}{360} - \frac{360}{360} + \frac{375}{360} - \frac{84}{360}$

$D = \frac{100 - 360 + 375 - 84}{360}$

$D = \frac{100 - 84 + 375 - 360}{360}$

$D = \frac{16 + 15}{360} = \boxed{\frac{31}{360}}$

Remarque : on a calculé astucieusement la somme algébrique au numérateur pour obtenir rapidement le résultat.

Exercices d'application

1 • Calculer :

$$E = 3 - \frac{2}{5}$$

2 • Calculer :

$$F = \frac{3}{4} + \frac{5}{6}$$

3 • Calculer :

$$G = \frac{2}{5} - \frac{4}{3} + \frac{1}{10}$$

4 • Calculer :

$$H = \frac{1}{4} + \frac{5}{12} - 2$$

5 • Calculer :

$$I = 1 + \frac{1}{2} + \frac{1}{4} + \frac{1}{8}$$

Corrections

Correction de l'ex. n° 1

$$E = 3 - \frac{2}{5} = \frac{3}{1} - \frac{2}{5}$$

$$E = \frac{3 \times 5}{1 \times 5} - \frac{2}{5}$$

$$E = \frac{15}{5} - \frac{2}{5}$$

$$E = \frac{15 - 2}{5} = \boxed{\frac{13}{5}}$$

Méthode

- Réduire les fractions au même dénominateur.
- Effectuer la somme algébrique des numérateurs.
- Simplifier la fraction obtenue.

Correction de l'ex. n° 2

$$F = \frac{3}{4} + \frac{5}{6}$$

$$F = \frac{3 \times 3}{4 \times 3} + \frac{5 \times 2}{6 \times 2}$$

$$F = \frac{9}{12} + \frac{10}{12}$$

$$F = \frac{9 + 10}{12} = \boxed{\frac{19}{12}}$$

Correction de l'ex. n° 3

$$G = \frac{2}{5} - \frac{4}{3} + \frac{1}{10}$$

$$G = \frac{12}{30} - \frac{40}{30} + \frac{3}{30}$$

$$G = \frac{12 - 40 + 3}{30}$$

$$G = \frac{-25}{30} = \boxed{\frac{-5}{6}}$$

Correction de l'ex. n° 4

$$H = \frac{1}{4} + \frac{5}{12} - \frac{2}{1} \qquad 2 = \frac{2}{1}$$

$$H = \frac{3}{12} + \frac{5}{12} - \frac{24}{12}$$

$$H = \frac{3 + 5 - 24}{12}$$

$$H = \frac{-16}{12} = \boxed{\frac{-4}{3}}$$

Correction de l'ex. n° 5

$$I = 1 + \frac{1}{2} + \frac{1}{4} + \frac{1}{8}$$

$$I = \frac{8}{8} + \frac{4}{8} + \frac{2}{8} + \frac{1}{8}$$

$$I = \frac{8 + 4 + 2 + 1}{8}$$

$$I = \boxed{\frac{15}{8}}$$

Remarque : *les fractions F et I ne peuvent pas être simplifiées.*

Élévation d'une fraction à une puissance

Méthode :

- simplifier le plus possible la fraction ;
- élever le numérateur et le dénominateur à la puissance demandée. On obtient alors une fraction irréductible.

Exemple : $\left(\frac{12}{15}\right)^2 = \left(\frac{4 \times \cancel{3}}{5 \times \cancel{3}}\right)^2 = \left(\frac{4}{5}\right)^2 = \frac{4^2}{5^2} = \boxed{\frac{16}{25}}$

Si la puissance est négative, il faut :

- inverser la fraction : $\frac{a}{b} \longrightarrow \frac{b}{a}$;
- changer le signe de la puissance ;
- simplifier comme dans l'exemple précédent.

Exemple : $\left(\frac{10}{4}\right)^{-3} = \left(\frac{4}{10}\right)^3 = \left(\frac{2}{5}\right)^3 = \frac{2^3}{5^3} = \boxed{\frac{8}{125}}$

Remarque : *on divise 4 et 10 par 2.*

Exercices d'application

1 • Calculer :

$A = \left(\frac{10}{6}\right)^2$

2 • Calculer :

$B = \left(\frac{6}{9}\right)^{-2}$

3 • Calculer :

$C = \left(\frac{24}{40}\right)^3$

4 • Calculer :

$D = \left(\frac{36}{24}\right)^{-3}$

Corrections

Correction de l'ex. n° 1

$$A = \left(\frac{10}{6}\right)^2$$

$$A = \left(\frac{\cancel{2} \times 5}{\cancel{2} \times 3}\right)^2$$

On simplifie la fraction.

$$A = \left(\frac{5}{3}\right)^2$$

$$A = \frac{5^2}{3^2}$$

On élève au carré les deux nombres.

$$A = \boxed{\frac{25}{9}}$$

Correction de l'ex. n° 2

$$B = \left(\frac{6}{9}\right)^{-2}$$

On inverse la fraction, et on change le signe de l'exposant.

$$B = \left(\frac{9}{6}\right)^2$$

$$B = \left(\frac{\cancel{3} \times 3}{\cancel{3} \times 2}\right)^2$$

On simplifie la fraction.

$$B = \left(\frac{3}{2}\right)^2$$

$$B = \frac{3^2}{2^2}$$

On élève au carré les deux nombres.

$$B = \boxed{\frac{9}{4}}$$

Correction de l'ex. n° 3

$$C = \left(\frac{24}{40}\right)^3$$

$$C = \left(\frac{\cancel{8} \times 3}{\cancel{8} \times 5}\right)^3$$

On simplifie la fraction.

$$C = \left(\frac{3}{5}\right)^3$$

$$C = \frac{3^3}{5^3}$$

On élève au cube les deux nombres.

$$C = \boxed{\frac{27}{125}}$$

Correction de l'ex. n° 4

$$D = \left(\frac{36}{24}\right)^{-3}$$

On inverse la fraction, et on change le signe de l'exposant.

$$D = \left(\frac{24}{36}\right)^3$$

$$D = \left(\frac{\cancel{12} \times 2}{\cancel{12} \times 3}\right)^3$$

On simplifie la fraction.

$$D = \left(\frac{2}{3}\right)^3$$

$$D = \frac{2^3}{3^3}$$

On élève au cube les deux nombres.

$$D = \boxed{\frac{8}{27}}$$

Les opérations sur les fractions

***Objectif :** calculer avec des fractions des expressions possédant les quatre opérations (+, −, × et ÷) et la fonction puissance.*

La priorité des opérations

La priorité des calculs est dans l'ordre décroissant :

1 • les accolades {...} ;
2 • les crochets [...] ;
3 • les parenthèses (...) ;
4 • la fonction puissance ;
5 • la multiplication et la division ;
6 • l'addition et la soustraction.

Les priorités sur les fractions sont identiques à celles sur les nombres entiers.

Exemple n° 1

$$A = 3 - \frac{1}{2} \times \frac{4}{5}$$

La multiplication est prioritaire.

$$A = 3 - \frac{1 \times 4}{2 \times 5}$$

$$A = 3 - \frac{1 \times \cancel{2} \times 2}{\cancel{2} \times 5}$$

On simplifie par 2 la fraction.

$$A = \frac{3}{1} - \frac{2}{5}$$

On réduit au même dénominateur.

$$A = \frac{3 \times 5}{1 \times 5} - \frac{2}{5}$$

$$A = \frac{15 - 2}{5} = \boxed{\frac{13}{5}}$$

Exemple n° 2

$$B = \frac{3}{2} - \left(\frac{1}{2}\right)^2$$

La puissance est prioritaire.

$$B = \frac{3}{2} - \frac{1^2}{2^2}$$

$$B = \frac{3}{2} - \frac{1}{4}$$

On réduit au même dénominateur.

$$B = \frac{3 \times 2}{2 \times 2} - \frac{1}{4}$$

$$B = \frac{6}{4} - \frac{1}{4}$$

$$B = \frac{6 - 1}{4} = \boxed{\frac{5}{4}}$$

Exemple n° 3

$$C = \frac{1}{2} \div \frac{2}{3} + \left(\frac{1}{2}\right)^2$$

La puissance est prioritaire.

$$C = \frac{1}{2} \div \frac{2}{3} + \frac{1}{4}$$

La division est prioritaire.

$$C = \frac{1}{2} \times \frac{3}{2} + \frac{1}{4}$$

La ÷ est transformée en ×.

$$C = \frac{3}{4} + \frac{1}{4}$$

$$C = \frac{3+1}{4} = \frac{4}{4} = \boxed{1}$$

Exemple n° 4

$$D = \left(2 - \frac{1}{2}\right)^2 \times \frac{4}{3}$$

La puissance est prioritaire.

$$D = \left(\frac{2}{1} - \frac{1}{2}\right)^2 \times \frac{4}{3}$$

$$D = \left(\frac{4}{2} - \frac{1}{2}\right)^2 \times \frac{4}{3}$$

$$D = \left(\frac{3}{2}\right)^2 \times \frac{4}{3}$$

$$D = \frac{3^2}{2^2} \times \frac{4}{3}$$

$$D = \frac{9}{4} \times \frac{4}{3} = \boxed{3}$$

On simplifie la fraction.

Exemple n° 5

$$E = \frac{1}{1 + \frac{1}{2}}$$

← *On calcule d'abord le plus petit niveau de fraction.*

$$E = \frac{1}{\frac{1}{1} + \frac{1}{2}}$$

← *On réduit les deux fractions au même dénominateur.*

$$E = \frac{1}{\frac{2}{2} + \frac{1}{2}}$$

$$E = \frac{1}{\frac{3}{2}}$$

← *L'inverse de 3/2 est égal à 2/3.*

$$E = \boxed{\frac{2}{3}}$$

$$\frac{1}{3/2} = \frac{2}{3}$$

Exemple n° 6

$$F = 6 \times \left(\frac{1}{2} - 1\right)^2$$

La puissance est prioritaire.

$$F = 6 \times \left(\frac{1}{2} - \frac{2}{2}\right)^2$$

$$F = 6 \times \left(\frac{-1}{2}\right)^2$$

$(-1)^2 = +1$; $2^2 = 4$

$$F = 6 \times \frac{1}{4}$$

$$F = \frac{6}{4} = \boxed{\frac{3}{2}}$$

On simplifie la fraction.

Exercices d'application

1 • Calculer :

$$G = \frac{8}{3} \times \frac{7}{4} - \frac{2}{3}$$

2 • Calculer :

$$H = \left(\frac{1}{2}\right)^2 - \frac{5}{4}$$

3 • Calculer :

$$I = \frac{5 - 2 \times 3}{2^3 + 2 \div 0{,}5}$$

4 • Calculer :

$$J = 1^4 \div 0{,}5 + 1^3$$

5 • Calculer :

$$K = \left[\left(\frac{2}{3}\right)^2 - 1\right]^2$$

6 • Calculer :

$$L = \frac{1}{3} + \frac{3}{4} \times 8 \div 9 - 1$$

7 • Calculer :

$$M = \frac{2 + \frac{1}{2}}{2 - \frac{1}{2}}$$

8 • Calculer :

$$N = \left(15 \times \frac{2}{25}\right)^2$$

Corrections

Correction de l'ex. n° 1

$G = \frac{8}{3} \times \frac{7}{4} - \frac{2}{3}$

On calcule le produit.

$G = \frac{\cancel{8}^{2}}{3} \times \frac{7}{\cancel{4}_{2}} - \frac{2}{3}$

$G = \frac{14}{3} - \frac{2}{3}$

On calcule la différence.

$G = \frac{14 - 2}{3}$

$G = \frac{12}{3} = \boxed{4}$

On simplifie.

Correction de l'ex. n° 2

$H = \left(\frac{1}{2}\right)^2 - \frac{5}{4}$

On calcule le carré.

$H = \frac{1^2}{2^2} - \frac{5}{4}$

$H = \frac{1}{4} - \frac{5}{4}$

Les deux fractions ont le même dénominateur.

$H = \frac{1}{4} - \frac{5}{4}$

$H = \frac{1 - 5}{4}$

$H = \frac{-4}{4} = \boxed{-1}$

On simplifie.

Correction de l'ex. n° 3

On calcule la puissance.

$I = \frac{5 - 2 \times 3}{2^3 + 2 \div 0,5}$

On calcule d'abord la multiplication et la division.

$I = \frac{5 - 2 \times 3}{8 + 2 \div 0,5}$

$I = \frac{5 - 6}{8 + 4} = \boxed{\frac{-1}{12}}$

Correction de l'ex. n° 4

On calcule les puissances.

$J = 1^4 \div 0,5 + 1^3$

On calcule la division.

$J = 1 \div 0,5 + 1$

On calcule la somme.

$J = 2 + 1 = \boxed{3}$

On ne passe pas par le calcul en fraction pour cette division simple.

Correction de l'ex. n° 5

$$K = \left[\left(\frac{2}{3}\right)^2 - 1\right]^2$$

On calcule d'abord l'intérieur du crochet.

$$K = \left(\frac{2^2}{3^2} - 1\right)^2$$

$$K = \left(\frac{4}{9} - 1\right)^2$$

$$K = \left(\frac{4}{9} - \frac{9}{9}\right)^2$$

$$K = \left(\frac{-5}{9}\right)^2$$

On élève au carré.

$$K = \frac{(-5)^2}{9^2} = \boxed{\frac{25}{81}}$$

Correction de l'ex. n° 7

$$M = \frac{2 + \frac{1}{2}}{2 - \frac{1}{2}}$$

On calcule séparément le numérateur et le dénominateur.

$$M = \frac{\frac{4}{2} + \frac{1}{2}}{\frac{4}{2} - \frac{1}{2}}$$

$$M = \frac{\frac{5}{2}}{\frac{3}{2}} \leftarrow$$

On divise ces deux quotients en multipliant le 1er par l'inverse du 2nd.

On simplifie par 2.

$$M = \frac{5}{\cancel{2}} \times \frac{\cancel{2}}{3} = \boxed{\frac{5}{3}}$$

Correction de l'ex. n° 6

× et ÷ sont prioritaires d'où les parenthèses.

$$L = \frac{1}{3} + \left(\frac{3}{4} \times 8 \div 9\right) - 1$$

On calcule d'abord l'intérieur des parenthèses.

$$L = \frac{1}{3} + \frac{3}{4} \times \frac{8}{9} - 1$$

On calcule le produit.

$$L = \frac{1}{3} + \frac{\cancel{3} \times (\cancel{4} \times 2)}{\cancel{4} \times (\cancel{3} \times 3)} - 1$$

$$L = \frac{1}{3} + \frac{2}{3} - 1$$

On réduit au même dénominateur.

$$L = \frac{1}{3} + \frac{2}{3} - \frac{3}{3}$$

$$L = \frac{1 + 2 - 3}{3} = \frac{0}{3} = \boxed{0}$$

Correction de l'ex. n° 8

On calcule d'abord l'intérieur des parenthèses.

$$N = \left(15 \times \frac{2}{25}\right)^2$$

$$N = \left(\cancel{5} \times 3 \times \frac{2}{\cancel{5} \times 5}\right)^2$$

$$N = \left(\frac{3}{5} \times \frac{2}{1}\right)^2$$

$$N = \left(\frac{6}{5}\right)^2$$

On élève au carré.

$$N = \frac{6^2}{5^2} = \boxed{\frac{36}{25}}$$

Les simplifications de racines carrées

Rappels :
- 2 est la racine carrée de 4, car : $2^2 = 4$.
- 3 est la racine carrée de 9, car : $3^2 = 9$...

4 et 9 sont des carrés parfaits, car leurs racines carrées sont des nombres entiers.

Carrés parfaits usuels : $4 = 2^2$; $9 = 3^2$; $16 = 4^2$; $25 = 5^2$; $49 = 7^2$...

Méthode :
- décomposer le nombre sous la racine en un produit de deux nombres dont un est un carré parfait ;
- déplacer le carré parfait devant le radical en prenant sa racine carrée.

Exemples

$A = \sqrt{12}$
$A = \sqrt{4 \times 3}$
$A = \sqrt{4} \times \sqrt{3}$
$\sqrt{4} = 2$
$A = \boxed{2\sqrt{3}}$

$B = \sqrt{45}$
$B = \sqrt{9 \times 5}$
$B = \sqrt{9} \times \sqrt{5}$
$\sqrt{9} = 3$
$B = \boxed{3\sqrt{5}}$

$C = \sqrt{48}$
$C = \sqrt{16 \times 3}$
$C = \sqrt{16} \times \sqrt{3}$
$\sqrt{16} = 4$
$C = \boxed{4\sqrt{3}}$

$D = \sqrt{72}$
$D = \sqrt{36 \times 2}$
$D = \sqrt{36} \times \sqrt{2}$
$\sqrt{36} = 6$
$D = \boxed{6\sqrt{2}}$

Exercices d'application

1 • Calculer : $E = \sqrt{28}$.

2 • Calculer : $F = \sqrt{128}$.

3 • Calculer : $G = \sqrt{80}$.

4 • Calculer : $H = \sqrt{75}$.

5 • Calculer : $I = \sqrt{250}$.

6 • Calculer : $J = \sqrt{396}$.

Corrections

Correction de l'ex. n° 1

$E = \sqrt{28}$

$E = \sqrt{4 \times 7}$

$E = \sqrt{4} \times \sqrt{7}$

$\sqrt{4} = 2$

$E = \boxed{2\sqrt{7}}$

Correction de l'ex. n° 2

$F = \sqrt{128}$

$F = \sqrt{64 \times 2}$

$F = \sqrt{64} \times \sqrt{2}$

$\sqrt{64} = 8$

$F = \boxed{8\sqrt{2}}$

Correction de l'ex. n° 3

$G = \sqrt{80}$

$G = \sqrt{16 \times 5}$

$G = \sqrt{16} \times \sqrt{5}$

$\sqrt{16} = 4$

$G = \boxed{4\sqrt{5}}$

Correction de l'ex. n° 4

$H = \sqrt{75}$

$H = \sqrt{25 \times 3}$

$H = \sqrt{25} \times \sqrt{3}$

$\sqrt{25} = 5$

$H = \boxed{5\sqrt{3}}$

Correction de l'ex. n° 5

$I = \sqrt{250}$

$I = \sqrt{25 \times 10}$

$I = \sqrt{25} \times \sqrt{10}$

$\sqrt{25} = 5$

$I = \boxed{5\sqrt{10}}$

Correction de l'ex. n° 6

$J = \sqrt{396}$

$J = \sqrt{36 \times 11}$

$J = \sqrt{36} \times \sqrt{11}$

$\sqrt{36} = 6$

$J = \boxed{6\sqrt{11}}$

Les simplifications de racines cubiques

Rappels : • 2 est la racine cubique de 8, car : $2^3 = 8$.
• 3 est la racine cubique de 27, car : $3^3 = 27$...

8 et 27 sont des cubes parfaits, car leurs racines cubiques sont des nombres entiers.

Cubes parfaits usuels : $8 = 2^3$; $27 = 3^3$; $64 = 4^3$; $125 = 5^3$; $1000 = 10^3$...

Méthode :

• décomposer le nombre sous la racine en un produit de deux nombres dont un est un cube parfait ;

• déplacer le cube parfait devant le radical en prenant sa racine cubique.

Exemples

$A = \sqrt[3]{24}$

$A = \sqrt[3]{8 \times 3}$

$A = \sqrt[3]{8} \times \sqrt[3]{3}$

$\sqrt[3]{8} = 2$

$A = \boxed{2 \times \sqrt[3]{3}}$

$B = \sqrt[3]{135}$

$B = \sqrt[3]{27 \times 5}$

$B = \sqrt[3]{27} \times \sqrt[3]{5}$

$\sqrt[3]{27} = 3$

$B = \boxed{3 \times \sqrt[3]{5}}$

$C = \sqrt[3]{192}$

$C = \sqrt[3]{64 \times 3}$

$C = \sqrt[3]{64} \times \sqrt[3]{3}$

$\sqrt[3]{64} = 4$

$C = \boxed{4 \times \sqrt[3]{3}}$

$D = \sqrt[3]{432}$

$D = \sqrt[3]{216 \times 2}$

$D = \sqrt[3]{216} \times \sqrt[3]{2}$

$\sqrt[3]{216} = 6$

$D = \boxed{6 \times \sqrt[3]{2}}$

Exercices d'application

1 • Calculer : $E = \sqrt[3]{40}$.

2 • Calculer : $F = \sqrt[3]{128}$.

3 • Calculer : $G = \sqrt[3]{54}$.

4 • Calculer : $H = \sqrt[3]{250}$.

5 • Calculer : $I = \sqrt[3]{2000}$.

6 • Calculer : $J = \sqrt[3]{875}$.

Corrections

Correction de l'ex. n° 1

$E = \sqrt[3]{40}$

$E = \sqrt[3]{8 \times 5}$

$E = \sqrt[3]{8} \times \sqrt[3]{5}$

$\sqrt[3]{8} = 2$

$E = \boxed{2 \times \sqrt[3]{5}}$

Correction de l'ex. n° 2

$F = \sqrt[3]{128}$

$F = \sqrt[3]{64 \times 2}$

$F = \sqrt[3]{64} \times \sqrt[3]{2}$

$\sqrt[3]{64} = 4$

$F = \boxed{4 \times \sqrt[3]{2}}$

Correction de l'ex. n° 3

$G = \sqrt[3]{54}$

$G = \sqrt[3]{27 \times 2}$

$G = \sqrt[3]{27} \times \sqrt[3]{2}$

$\sqrt[3]{27} = 3$

$G = \boxed{3 \times \sqrt[3]{2}}$

Correction de l'ex. n° 4

$H = \sqrt[3]{250}$

$H = \sqrt[3]{125 \times 2}$

$H = \sqrt[3]{125} \times \sqrt[3]{2}$

$\sqrt[3]{125} = 5$

$H = \boxed{5 \times \sqrt[3]{2}}$

Correction de l'ex. n° 5

$I = \sqrt[3]{2000}$

$I = \sqrt[3]{1000 \times 2}$

$I = \sqrt[3]{1000} \times \sqrt[3]{2}$

$\sqrt[3]{1000} = 10$

$I = \boxed{10 \times \sqrt[3]{2}}$

Correction de l'ex. n° 6

$J = \sqrt[3]{875}$

$J = \sqrt[3]{125 \times 7}$

$J = \sqrt[3]{125} \times \sqrt[3]{7}$

$\sqrt[3]{125} = 5$

$J = \boxed{5 \times \sqrt[3]{7}}$

Les opérations avec les racines carrées

L'addition et la soustraction

En règle générale, il n'est pas possible d'additionner ou de soustraire des racines carrées entre elles.

Exemple : pas de formule pour calculer $\sqrt{3} + \sqrt{5}$.

Au chapitre suivant, on effectuera des simplifications et des factorisations de racines carrées.

Multiplication par un nombre

Méthode :
- élever ce nombre au carré et le déplacer sous la racine ;
- effectuer le produit des nombres sous la racine carrée.

Cette opération n'est rien d'autre que le contraire de la simplification d'une racine (voir le chapitre précédent p. 77).

Exemples

$A = 5\sqrt{2}$

5 rentre sous la racine et devient 5^2.

$A = \sqrt{5^2 \times 2}$

$A = \sqrt{25 \times 2}$

$A = \boxed{\sqrt{50}}$

$B = 7\sqrt{3}$

7 rentre sous la racine et devient 7^2.

$B = \sqrt{7^2 \times 3}$

$B = \sqrt{49 \times 3}$

$B = \boxed{\sqrt{147}}$

Produit de racines carrées

Méthode :

- effectuer le produit des nombres à l'extérieur des racines ;
- effectuer le produit des nombres sous les racines carrées.

Exemple n° 1

$C = 3\sqrt{2} \times 5\sqrt{7}$

$C = 3 \times 5\sqrt{2 \times 7}$

$C = \boxed{15\sqrt{14}}$

Remarque : parfois, on peut effectuer une simplification de la racine carrée à l'issue des multiplications.

Exemple n° 2

On effectue le produit des nombres et le produit des racines.

$D = 4\sqrt{6} \times 2\sqrt{2}$

$D = 4 \times 2\sqrt{6 \times 2}$

$D = 8\sqrt{12}$

$D = 8\sqrt{4 \times 3}$ — $\sqrt{4} = 2$

$D = 8\sqrt{4} \times \sqrt{3}$

$D = 8 \times 2\sqrt{3}$

$D = \boxed{16\sqrt{3}}$

Exemple n° 3

$E = 2\sqrt{5} \times 3\sqrt{10}$

$E = 2 \times 3\sqrt{5 \times 10}$

$E = 6\sqrt{50}$

$E = 6\sqrt{25 \times 2}$

$E = 6\sqrt{25} \times \sqrt{2}$

$E = 6 \times 5\sqrt{2}$ — $\sqrt{25} = 5$

$E = \boxed{30\sqrt{2}}$

Exemple n° 4

$F = \sqrt{2} \times 3\sqrt{12} \times 5\sqrt{3}$

$F = 3 \times 5\sqrt{2 \times 12 \times 3}$

$F = 15\sqrt{72}$

$F = 15\sqrt{36 \times 2}$ — $\sqrt{36} = 6$

$F = 15\sqrt{36} \times \sqrt{2}$

$F = 15 \times 6\sqrt{2}$

$F = \boxed{90\sqrt{2}}$

Quotient de deux racines carrées

Méthode :

- effectuer le quotient des nombres à l'extérieur des racines ;
- effectuer le quotient des nombres sous les racines carrées.

Exemple n° 1

$G = \dfrac{3\sqrt{2}}{5\sqrt{3}}$ *On effectue le quotient des nombres et le quotient des racines.*

$G = \boxed{\dfrac{3}{5}\sqrt{\dfrac{2}{3}}}$

Exemple n° 2

$H = \dfrac{6\sqrt{8}}{2\sqrt{2}}$ *On effectue le quotient des nombres et le quotient des racines.*

$H = \dfrac{6}{2}\sqrt{\dfrac{8}{2}}$ *On simplifie les deux quotients.*

$H = 3\sqrt{4}$ $\sqrt{4} = 2$ *On simplifie la racine carrée.*

$H = 3 \times 2 = \boxed{6}$ ***Remarque :*** *il n'y a plus de racine carrée dans cet exemple.*

Exemple n° 3

$I = \dfrac{12\sqrt{15}}{18\sqrt{3}}$ *On effectue le quotient des nombres et le quotient des racines.*

$I = \dfrac{12}{18}\sqrt{\dfrac{15}{3}}$

$I = \dfrac{\not{6} \times 2}{\not{6} \times 3}\sqrt{5}$ *On simplifie les deux quotients.*

$I = \boxed{\dfrac{2}{3}\sqrt{5}}$

Exemple n° 4

$J = \dfrac{10\sqrt{21}}{2\sqrt{7}}$

$J = \dfrac{10}{2}\sqrt{\dfrac{21}{7}}$

$J = \dfrac{\not{2} \times 5}{\not{2} \times 1}\sqrt{3}$

$J = \boxed{5\sqrt{3}}$

Élévation à une puissance d'une racine

Méthode :

• élever le nombre ou la fraction devant la racine carrée à la puissance demandée ;
• élever le nombre sous le radical à la puissance demandée divisée par 2 et enlever le symbole racine carrée ;
• effectuer toutes les simplifications possibles.

Exemple n° 1

$K = (2\sqrt{3})^2$

$K = 2^2 \times (\sqrt{3})^2$

$K = 2^2 \times 3^{\frac{2}{2}}$

$K = 2^2 \times 3^1$

$K = 4 \times 3 = \boxed{12}$

Tous les facteurs sont élevés à la puissance demandée.

La racine carrée disparaît, et la puissance est divisée par 2.

Exemple n° 2

$L = (2\sqrt{5})^4$

$L = 2^4 \times (\sqrt{5})^4$

$L = 2^4 \times 5^{\frac{4}{2}}$

$L = 2^4 \times 5^2$

$L = 16 \times 25 = \boxed{400}$

Exemple n° 3

$M = \left(\frac{1}{2}\sqrt{2}\right)^6$

$M = \frac{1^6}{2^6} \times (\sqrt{2})^6$

$M = \frac{1}{64} \times 2^{\frac{6}{2}}$

$M = \frac{1 \times 2^3}{64}$

$M = \frac{1 \times 8}{64}$

$M = \frac{8}{64} = \frac{\cancel{8} \times 1}{\cancel{8} \times 8} = \boxed{\frac{1}{8}}$

Tous les facteurs sont élevés à la puissance demandée.

La racine carrée disparaît, et la puissance est divisée par 2.

Exemple n° 4

$N = \left(\frac{2}{3}\sqrt{3}\right)^4$

$N = \frac{2^4}{3^4} \times (\sqrt{3})^4$

$N = \frac{16}{81} \times 3^{\frac{4}{2}}$

$N = \frac{16 \times 3^2}{81}$

$N = \frac{16 \times 9}{81}$

$N = \frac{16 \times 1 \times \cancel{9}}{9 \times \cancel{9}} = \boxed{\frac{16}{9}}$

Exercices d'application

1 • Exprimer P avec seulement une racine carrée :

$$P = 7\sqrt{2}$$

2 • Calculer :

$$Q = 2\sqrt{5} \times 3\sqrt{10}$$

3 • Calculer :

$$R = \frac{3\sqrt{14}}{6\sqrt{21}}$$

4 • Calculer :

$$S = \left(\frac{2}{5}\sqrt{5}\right)^2$$

5 • Calculer :

$$T = \left(\frac{2}{\sqrt{2}}\right)^2$$

Corrections

Correction de l'ex. n° 1

$P = 7\sqrt{2}$

$P = \sqrt{7^2 \times 2}$

$P = \sqrt{49 \times 2}$

$P = \boxed{\sqrt{98}}$

7 passe sous le radical, et est élevé au carré.

Correction de l'ex. n° 2

On effectue le produit des nombres et le produit des racines carrées.

$Q = 2\sqrt{5} \times 3\sqrt{10}$

$Q = 2 \times 3\sqrt{5 \times 10}$

$Q = 6\sqrt{50}$

$Q = 6\sqrt{25 \times 2}$

$Q = 6\sqrt{25} \times \sqrt{2}$

$\sqrt{25} = 5$

$Q = 6 \times 5\sqrt{2}$

$Q = \boxed{30\sqrt{2}}$

Correction de l'ex. n° 3

$R = \dfrac{3\sqrt{14}}{6\sqrt{21}}$

On effectue le quotient des nombres et le quotient des racines.

$R = \dfrac{3}{6}\sqrt{\dfrac{14}{21}}$

On simplifie les fractions.

$R = \dfrac{\cancel{3} \times 1}{\cancel{3} \times 2}\sqrt{\dfrac{\cancel{7} \times 2}{\cancel{7} \times 3}}$

$R = \boxed{\dfrac{1}{2}\sqrt{\dfrac{2}{3}}}$

Correction de l'ex. n° 4

$S = \left(\frac{2}{5}\sqrt{5}\right)^2$

$S = \dfrac{2^2}{5^2}(\sqrt{5})^2$

$S = \dfrac{4}{25}\sqrt{5^2}$

$\sqrt{5^2} = \sqrt{25} = 5$

$S = \dfrac{4 \times 5}{25}$

$S = \dfrac{4 \times \cancel{5}}{5 \times \cancel{5}} = \boxed{\dfrac{4}{5}}$

Correction de l'ex. n° 5

$T = \left(\dfrac{2}{\sqrt{2}}\right)^2$

Tous les facteurs sont élevés au carré.

$T = \dfrac{2^2}{(\sqrt{2})^2}$

$(\sqrt{2})^2 = \sqrt{2^2} = 2$

$T = \dfrac{4}{2} = \boxed{2}$

On simplifie les fractions.

Les expressions avec les racines carrées

Les factorisations d'expressions

Méthode :

- simplifier chaque racine carrée ;
- faire apparaître une racine carrée commune dans chaque terme (bloc) ;
- factoriser l'expression avec la racine carrée commune.

Exemple n° 1 : $A = \sqrt{2} - 3\sqrt{8}$

On simplifie chaque racine carrée pour faire apparaître une racine carrée commune.

$$\sqrt{8} = \sqrt{4 \times 2} = 2\sqrt{2}$$

$\sqrt{4} = 2$

Dans l'énoncé, on remplace la seconde racine carrée par sa simplification. On fait alors apparaître clairement une racine carrée commune. On peut alors simplifier l'expression.

Remarque : $\sqrt{2} = 1\sqrt{2}$. On écrit 1 devant la racine carrée.

$A = \sqrt{2} - 3\sqrt{8}$

$A = \sqrt{2} - 3\sqrt{4 \times 2}$

$A = \sqrt{2} - 3\sqrt{4} \times \sqrt{2}$

$A = 1\sqrt{2} - 3 \times 2\sqrt{2}$

$\sqrt{2}$ est la racine carrée commune.

$A = 1\sqrt{2} - 6\sqrt{2}$

$A = (1 - 6)\sqrt{2}$

On factorise avec la racine commune : $\sqrt{2}$.

$A = \boxed{-5\sqrt{2}}$

Exemple n° 2 : $B = 3\sqrt{12} - 5\sqrt{3}$

On ne peut pas simplifier directement cette expression. On décompose alors la première racine carrée.

$\sqrt{12} = \sqrt{4 \times 3} = \sqrt{4} \times \sqrt{3} = 2\sqrt{3}$

$\sqrt{4} = 2$

Dans l'énoncé, on remplace la première racine carrée par sa simplification. On fait alors apparaître une racine carrée commune, ce qui permet de simplifier l'expression.

$B = 3\sqrt{12} - 5\sqrt{3}$

$B = 3\sqrt{4} \times \sqrt{3} - 5\sqrt{3}$

$B = 3 \times 2\sqrt{3} - 5\sqrt{3}$

$B = 6\sqrt{3} - 5\sqrt{3} = \boxed{\sqrt{3}}$

$\sqrt{3}$ est la racine carrée commune.

On factorise avec la racine commune : $\sqrt{3}$.

Exemple n° 3 : $C = 2\sqrt{50} - 3\sqrt{2}$

On a : $\sqrt{50} = \sqrt{25 \times 2} = \sqrt{25} \times \sqrt{2} = 5\sqrt{2}$.

$\sqrt{25} = 5$

$C = 2\sqrt{50} - 3\sqrt{2}$

$C = 2\sqrt{25} \times \sqrt{2} - 3\sqrt{2}$

$C = 2 \times 5\sqrt{2} - 3\sqrt{2}$

$C = 10\sqrt{2} - 3\sqrt{2} = \boxed{7\sqrt{2}}$

$\sqrt{2}$ est une racine carrée commune.

On factorise avec la racine commune : $\sqrt{2}$.

Exemple n° 4 : $D = 3\sqrt{7} - \sqrt{28}$

On a : $\sqrt{28} = \sqrt{4 \times 7} = \sqrt{4} \times \sqrt{7} = 2\sqrt{7}$.

$\sqrt{4} = 2$

$D = 3\sqrt{7} - \sqrt{28}$

$D = 3\sqrt{7} - 2\sqrt{7} = \boxed{\sqrt{7}}$

$\sqrt{7}$ est une racine carrée commune.

On factorise avec la racine commune : $\sqrt{7}$.

Rendre rationnel un dénominateur

Cas où la fraction possède au dénominateur une racine carrée.

Méthode : multiplier le numérateur et le dénominateur de la fraction par la racine carrée présente au dénominateur. Puis, simplifier (si possible) la fraction.

Exemple n° 1

$$E = \frac{4}{\sqrt{2}}$$

On multiplie numérateur et dénominateur par : $\sqrt{2}$.

$$E = \frac{4}{\sqrt{2}} \times \frac{\sqrt{2}}{\sqrt{2}}$$

$$E = \frac{4\sqrt{2}}{\sqrt{4}}$$

$\sqrt{2} \times \sqrt{2} = \sqrt{4} = 2$

$$E = \frac{4\sqrt{2}}{2}$$

On simplifie la fraction par 2. Il n'y a plus de dénominateur.

$$E = \frac{\cancel{2} \times 2\sqrt{2}}{\cancel{2} \times 1} = \boxed{2\sqrt{2}}$$

Exemple n° 2

$$F = \frac{15}{\sqrt{5}}$$

On multiplie numérateur et dénominateur par : $\sqrt{5}$.

$$F = \frac{15}{\sqrt{5}} \times \frac{\sqrt{5}}{\sqrt{5}}$$

$\sqrt{5} \times \sqrt{5} = \sqrt{25} = 5$

$$F = \frac{15\sqrt{5}}{\sqrt{25}}$$

On simplifie la fraction par 5. Il n'y a plus de dénominateur.

$$F = \frac{15\sqrt{5}}{5} = \frac{\cancel{5} \times 3\sqrt{5}}{\cancel{5} \times 1} = \frac{3\sqrt{5}}{1} = \boxed{3\sqrt{5}}$$

Cas où la fraction possède au dénominateur une somme algébrique.

Méthode : multiplier le numérateur et le dénominateur de la fraction par « l'expression conjuguée » du dénominateur.

Expression conjuguée d'une somme algébrique : $a + b\sqrt{c} \longrightarrow a - b\sqrt{c}$

Remarque : on obtient l'expression conjuguée en changeant le signe devant *b*.

Exemple n° 1

$$G = \frac{1}{\sqrt{2} - 1}$$

On multiplie le numérateur et le dénominateur par l'expression conjuguée du dénominateur.

$$G = \frac{1}{\sqrt{2} - 1} \times \frac{\sqrt{2} + 1}{\sqrt{2} + 1}$$

$\sqrt{2} - 1 \longrightarrow \sqrt{2} + 1$

$$G = \frac{\sqrt{2} + 1}{(\sqrt{2} - 1)(\sqrt{2} + 1)}$$

Le développement du dénominateur se fait par l'identité remarquable :

$$G = \frac{\sqrt{2} + 1}{\sqrt{2^2} - 1^2}$$

$\sqrt{2^2} = 2$

$(a - b)(a + b) = a^2 - b^2$

$$G = \frac{\sqrt{2} + 1}{2 - 1} = \boxed{\sqrt{2} + 1}$$

Exemple n° 2

$$H = \frac{2}{1 + \sqrt{3}}$$

On multiplie le numérateur et le dénominateur par l'expression conjuguée du dénominateur.

$$H = \frac{2}{1 + \sqrt{3}} \times \frac{1 - \sqrt{3}}{1 - \sqrt{3}}$$

$1 + \sqrt{3} \longrightarrow 1 - \sqrt{3}$

$$H = \frac{2(1 - \sqrt{3})}{(1 + \sqrt{3})(1 - \sqrt{3})}$$

Le développement du dénominateur se fait par l'identité remarquable :

$(a - b)(a + b) = a^2 - b^2$

$$H = \frac{2(1 - \sqrt{3})}{1^2 - \sqrt{3^2}} =$$

On divise la fraction par – 2.

$$H = \frac{2(1 - \sqrt{3})}{1 - 3} = \frac{2(1 - \sqrt{3})}{-2} = \boxed{-1 + \sqrt{3}}$$

Exercices d'application

1 • Simplification :

$I = 5\sqrt{12} - \sqrt{3}$

2 • Rendre rationnel le dénominateur de la fraction suivante :

$J = \dfrac{5}{2\sqrt{5}}$

3 • Même question pour l'expression suivante :

$K = \dfrac{3}{1 - \sqrt{2}}$

4 • Simplification :

$L = 5\sqrt{2} - \sqrt{8} + 3\sqrt{18}$

Corrections

Correction de l'ex. n° 1

$I = 5\sqrt{12} - \sqrt{3}$

Racine commune : $\sqrt{3}$.

$I = 5\sqrt{4 \times 3} - \sqrt{3}$

$I = 5\sqrt{4} \times \sqrt{3} - \sqrt{3}$

$I = 5 \times 2\sqrt{3} - 1\sqrt{3}$

$I = 10\sqrt{3} - 1\sqrt{3} = \boxed{9\sqrt{3}}$

Correction de l'ex. n° 2

$J = \dfrac{5}{2\sqrt{5}}$

On multiplie numérateur et dénominateur par : $\sqrt{5}$, puis on simplifie.

$J = \dfrac{5}{2\sqrt{5}} \times \dfrac{\sqrt{5}}{\sqrt{5}}$

$J = \dfrac{5\sqrt{5}}{2\sqrt{25}}$

$J = \dfrac{\cancel{5}\sqrt{5}}{2 \times \cancel{5}} = \boxed{\dfrac{\sqrt{5}}{2}}$

Correction de l'ex. n° 3

$K = \dfrac{3}{1 - \sqrt{2}}$

On multiplie le numérateur et le dénominateur par l'expression conjuguée du dénominateur.

$K = \dfrac{3}{1 - \sqrt{2}} \times \dfrac{1 + \sqrt{2}}{1 + \sqrt{2}}$

On développe le dénominateur :

$(a - b)(a + b) = a^2 - b^2$

$K = \dfrac{3(1 + \sqrt{2})}{(1 - \sqrt{2})(1 + \sqrt{2})}$

$(1 - \sqrt{2})(1 + \sqrt{2}) = 1^2 - \sqrt{2}^2 = 1 - 2 = \boxed{-1}$

$K = \dfrac{3(1 + \sqrt{2})}{-1}$

$K = \boxed{-3(1 + \sqrt{2})}$

Correction de l'ex. n° 4

$L = 5\sqrt{2} - \sqrt{8} + 3\sqrt{18}$

$\sqrt{4} = 2$ $\sqrt{9} = 3$

$L = 5\sqrt{2} - \sqrt{4 \times 2} + 3\sqrt{9 \times 2}$

Racine commune : $\sqrt{2}$.

$L = 5\sqrt{2} - 2\sqrt{2} + 3 \times 3\sqrt{2}$

On factorise par : $\sqrt{2}$.

$L = 5\sqrt{2} - 2\sqrt{2} + 9\sqrt{2}$

On calcule dans les parenthèses.

$L = (5 - 2 + 9)\sqrt{2}$

$L = \boxed{12\sqrt{2}}$

Approximations avec les racines carrées

On peut remplacer certaines racines carrées par des valeurs approchées pour obtenir un « ordre de grandeur » du résultat. Les plus fréquemment utilisées sont les suivantes.

Méthode : remplacer la racine carrée par un nombre entier.

$$\left.\begin{matrix}\sqrt{8}\\ \sqrt{10}\end{matrix}\right\} \approx \sqrt{9} = 3$$

Encadrer le carré parfait 9 par les deux nombres entiers 8 et 10 : $8 < 9 < 10$.

$$\left.\begin{matrix}\sqrt{15}\\ \sqrt{17}\end{matrix}\right\} \approx \sqrt{16} = 4 \quad \left.\begin{matrix}\sqrt{24}\\ \sqrt{26}\end{matrix}\right\} \approx \sqrt{25} = 5 \quad \left.\begin{matrix}\sqrt{35}\\ \sqrt{37}\end{matrix}\right\} \approx \sqrt{36} = 6$$

Exemples : calculer approximativement.

$A = \sqrt{17} - \sqrt{8}$

$\sqrt{17} \approx \sqrt{16}$

$\sqrt{8} \approx \sqrt{9}$

$A \approx \sqrt{16} - \sqrt{9}$

$A \approx 4 - 3$

$A \approx \boxed{1}$

$B = 2\sqrt{26} \times \sqrt{35}$

$\sqrt{26} \approx \sqrt{25}$

$\sqrt{35} \approx \sqrt{36}$

$B \approx 2\sqrt{25} \times \sqrt{36}$

$B \approx 2 \times 5 \times 6$

$B \approx \boxed{60}$

$C = \dfrac{1 + \sqrt{15}}{4 - \sqrt{10}}$

$\sqrt{15} \approx \sqrt{16}$; $\sqrt{10} \approx \sqrt{9}$

$C \approx \dfrac{1 + \sqrt{16}}{4 + \sqrt{9}}$

$C \approx \dfrac{1 + 4}{4 + 3} \approx \boxed{\dfrac{5}{7}}$

Exercices d'application

Calculer approximativement :

$D = 2\sqrt{24} - \sqrt{37}$

$E = 5\sqrt{10} \times \sqrt{8}$

$F = (2\sqrt{15} - 7)\sqrt{48}$

$G = (1 - \sqrt{37})(\sqrt{80} + 1)$

$H = \dfrac{3 + \sqrt{16{,}1}}{\sqrt{24{,}9} + 2}$

$I = 2\sqrt{3{,}9} + \sqrt{9{,}1}$

Corrections

$\sqrt{24} \approx \sqrt{25} = 5$

$\sqrt{37} \approx \sqrt{36} = 6$

$$D = 2\sqrt{24} - \sqrt{37}$$
$$D \approx 2\sqrt{25} - \sqrt{36}$$
$$D \approx 2 \times 5 - 6$$
$$D \approx 10 - 6$$
$$D \approx \boxed{4}$$

$\sqrt{10} \approx \sqrt{9} = 3$

$\sqrt{8} \approx \sqrt{9} = 3$

$$E = 5\sqrt{10} \times \sqrt{8}$$
$$E \approx 5\sqrt{9} \times \sqrt{9}$$
$$E \approx 5 \times 3 \times 3$$
$$E \approx \boxed{45}$$

$\sqrt{48} \approx \sqrt{49} = 7$

$\sqrt{15} \approx \sqrt{16} = 4$

$$F = (2\sqrt{15} - 7)\sqrt{48}$$
$$F \approx (2\sqrt{16} - 7)\sqrt{49}$$
$$F \approx (2 \times 4 - 7) \times 7$$
$$F \approx (8 - 7) \times 7$$
$$F \approx 1 \times 7$$
$$F \approx \boxed{7}$$

$\sqrt{37} \approx \sqrt{36} = 6$

$\sqrt{80} \approx \sqrt{81} = 9$

$$G = (1 - \sqrt{37})(\sqrt{80} + 1)$$
$$G \approx (1 - \sqrt{36})(\sqrt{81} + 1)$$
$$G \approx (1 - 6)(9 + 1)$$
$$G \approx -5 \times 10 \approx \boxed{-50}$$

$\sqrt{16,1} \approx \sqrt{16} = 4$

$\sqrt{24,9} \approx \sqrt{25} = 5$

$$H = \frac{3 + \sqrt{16,1}}{\sqrt{24,9} + 2}$$
$$H \approx \frac{3 + \sqrt{16}}{\sqrt{25} + 2}$$
$$H \approx \frac{3 + 4}{5 + 2}$$
$$H \approx \frac{7}{7} \approx \boxed{1}$$

$\sqrt{3,9} \approx \sqrt{4} = 2$

$\sqrt{9,1} \approx \sqrt{9} = 3$

$$I = 2\sqrt{3,9} + \sqrt{9,1}$$
$$I \approx 2\sqrt{4} + \sqrt{9}$$
$$I \approx 2 \times 2 + 3$$
$$I \approx 4 + 3$$
$$I \approx \boxed{7}$$

Autres approximations

Quand on ajoute, ou quand on retranche au nombre 1 une quantité très petite, le résultat ne change pratiquement pas.

Formules usuelles d'approximations

$\frac{1}{1+a} \approx 1 - a$ $\sqrt{1+a} \approx 1 + \frac{a}{2}$ $(1+a)^n \approx 1 + n \times a$

a est un nombre (positif ou négatif) très petit devant 1, et n est un entier relatif.

Exemples

$A = \frac{1}{1+0{,}01}$

$A \approx 1 - 0{,}01 \approx \boxed{0{,}99}$

$B = \frac{1}{1-0{,}001}$

$B \approx 1 + 0{,}001 \approx \boxed{1{,}001}$

$C = \sqrt{1+0{,}01}$

$C \approx 1 + 0{,}01 \div 2 \approx 1{,}005$

$D = \sqrt{1-0{,}001}$

$D \approx 1 - 0{,}001 \div 2 \approx \boxed{0{,}9995}$

$E = (1+0{,}001)^2$

$E \approx 1 + 2 \times 0{,}001$

$E \approx 1 + 0{,}002 \approx \boxed{1{,}002}$

$F = (1-0{,}01)^4$

$F \approx 1 - 4 \times 0{,}01$

$F \approx 1 - 0{,}04 \approx \boxed{0{,}96}$

Exercices d'application

Donner une valeur approchée des calculs suivants :

$G = \frac{1}{1{,}004}$ $H = \frac{1}{0{,}9995}$ $I = \sqrt{1{,}0008}$

$J = \sqrt{0{,}9996}$ $K = 1{,}0007^3$ $L = 0{,}99975^{10}$

Corrections

$$\frac{1}{1+a} \approx 1 - a$$
$a = 0{,}004$

$G = \dfrac{1}{1{,}004}$ $\quad G \approx \dfrac{1}{1} \approx 1$

$G = \dfrac{1}{1 + 0{,}004}$

$G \approx 1 - 0{,}004$

$G \approx \boxed{0{,}996}$

$$\frac{1}{1-a} \approx 1 + a$$
$a = 0{,}0005$

$H = \dfrac{1}{0{,}9995}$ $\quad H \approx \dfrac{1}{1} \approx 1$

$H = \dfrac{1}{1 - 0{,}0005}$

$H \approx 1 + 0{,}0005$

$H \approx \boxed{1{,}0005}$

$$\sqrt{1+a} \approx 1 + \frac{a}{2}$$
$a = 0{,}0008$

$I = \sqrt{1{,}0008}$ $\quad I \approx \sqrt{1} \approx 1$

$I = \sqrt{1 + 0{,}0008}$

$I \approx 1 + 0{,}0008 \div 2$

$I \approx 1 + 0{,}0004$

$I \approx \boxed{1{,}0004}$

$$\sqrt{1-a} \approx 1 - \frac{a}{2}$$
$a = 0{,}0004$

$J = \sqrt{0{,}9996}$ $\quad J \approx \sqrt{1} \approx 1$

$J = \sqrt{1 - 0{,}0004}$

$J \approx 1 - 0{,}0004 \div 2$

$J \approx 1 - 0{,}0002$

$J \approx \boxed{0{,}9998}$

$$(1+a)^3 \approx 1 + 3 \times a$$
$a = 0{,}0007$

$K = 1{,}0007^3$ $\quad K \approx 1^7 \approx 1$

$K = (1 + 0{,}0007)^3$

$K \approx 1 + 3 \times 0{,}0007$

$K \approx 1 + 0{,}0021$

$K \approx \boxed{1{,}0021}$

$$(1-a)^{10} \approx 1 - 10 \times a$$
$a = 0{,}00025$

$L = 0{,}99975^{10}$ $\quad L \approx 1^{10} \approx 1$

$L = (1 - 0{,}00025)^{10}$

$L \approx 1 - 10 \times 0{,}00025$

$L \approx 1 - 0{,}0025$

$L \approx \boxed{0{,}9975}$

Les développements de polynômes

Présentation : *un polynôme est une expression où figure au moins une inconnue souvent notée par la lettre* x*. Elle est élevée à différentes puissances, et multipliée par des nombres.*
Exemple : $3x^2 - 2x + 5$

Cette expression est une forme développée, car il n'y a pas de produits de facteurs ; c'est-à-dire de parenthèses.
L'exemple suivant est une forme factorisée, car le polynôme s'écrit comme le produit de polynômes simples.
Exemple : $(3x - 2)(7 - x)$

Objectif : *transformer une forme factorisée en une forme développée ; c'est un* ***développement****.*

Remarque : *l'opération inverse qui porte le nom de* ***factorisation*** *sera traitée au chapitre suivant.*

Les développements simples

Quand on multiplie un polynôme par un nombre, il faut multiplier tous les coefficients du polynôme par ce nombre.
Exemple n° 1

$A = 7(3x - 5)$ — *Les développements sont indiqués par des flèches.*

$A = 7 \times 3x - 7 \times 5$ — *On multiplie tous les nombres du second facteur par 7. Les nombres 3 et 5 sont alors multipliés par 7.*

$A = \boxed{21x - 35}$

Exemple n° 2

Les développements sont indiqués par des flèches.

$$B = -3(4x^2 - 3x - 1)$$
$$B = -3 \times 4x^2 + 3 \times 3x + 3 \times 1$$
$$B = \boxed{-12x^2 + 9x + 3}$$

***Remarque :** ne pas oublier d'appliquer la règle des signes à chaque multiplication.*

On multiplie chaque coefficient du polynôme par – 3.

Le produit de deux polynômes

Méthode : effectuer tous les produits possibles.
À chaque produit :
- appliquer la règle des signes ;
- effectuer le produit des nombres ;
- effectuer le produit des x en additionnant les puissances.

Effectuer les sommes algébriques des x élevés à la même puissance (sommes algébriques des grandeurs homogènes).
Ordonner le polynôme dans l'ordre des puissances décroissantes ou dans l'ordre inverse.

Exemple n° 1

Les développements sont indiqués par des flèches.

$$C = (x - 1)(2x - 3)$$

$$C = x \times 2x + x \times (-3) - 1 \times 2x - 1 \times \times (-3)$$

On multiplie les nombres entre eux en appliquant la règle des signes.
Dans le premier terme, on multiplie les lettres entre elles : $x \times x = x^2$.

$$C = 2x^2 - 3x - 2x + 3$$

On effectue la somme des termes comportant l'inconnue x.

$$C = \boxed{2x^2 - 5x + 3}$$

Exemple n° 2

Les développements sont indiqués par des flèches.

$$D = (3x + 4)(2x - 1)$$

$$D = 3x \times 2x - 3x \times 1 + 4 \times 2x - 4 \times 1$$
$$D = 6x^2 - 3x + 8x - 4$$
$$D = \boxed{6x^2 + 5x - 4}$$

Exemple n° 3

Les développements sont indiqués par des flèches.

$$E = (x^2 + 1)(2x - 3)$$

On fait la somme des puissances :

$x^2 \times 2x = 2x^{2+1} = 2x^3$

$$E = x^2 \times 2x - 3x^2 + 1 \times 2x - 1 \times 3$$

$$E = \boxed{2x^3 - 3x^2 + 2x - 3}$$

Les identités remarquables

Formules qui permettent d'obtenir rapidement le développement d'un polynôme élevé à une certaine puissance. On se limitera aux trois premières identités remarquables.

Méthode : pour chaque exercice, il faut reconnaître l'identité remarquable à utiliser, et identifier les valeurs de a et b.

$$(a + b)^2 = a^2 + 2ab + b^2$$
$$(a - b)^2 = a^2 - 2ab + b^2$$
$$(a + b)(a - b) = a^2 - b^2$$

Exemple n° 1 : $F = (3x + 1)^2$

On identifie a et b. $a = 3x \quad ; \quad b = 1$

On reconnaît l'identité remarquable. $(a + b)^2 = a^2 + 2ab + b^2$

On développe. $F = (3x)^2 + 2 \times 3x \times 1 + 1^2$

On ordonne. $F = 9x^2 + 6x + 1$

Exemple n° 2 : $G = (2x - 3)^2$

On identifie a et b. $a = 2x \quad ; \quad b = 3$

On reconnaît l'identité remarquable. $(a - b)^2 = a^2 - 2ab + b^2$

On développe. $G = (2x)^2 - 2 \times 2x \times 3 + 3^2$

On ordonne. $G = 4x^2 - 12x + 9$

Exemple n° 3 : $H = (4x + 5)(4x - 5)$

On identifie a et b. $a = 4x \quad ; \quad b = 5$

On reconnaît l'identité remarquable. $(a + b)(a - b) = a^2 - b^2$

On développe. $H = (4x)^2 - 5^2$

On ordonne. $H = 16x^2 - 25$

Exercices d'application

1 • Développer :

$I = 3(2x - 1)$

2 • Développer :

$J = 2x(3x - 5)$

3 • Développer :

$K = (2x - 7)(6x - 1)$

4 • Développer :

$L = (6x + 7)^2$

5 • Développer :

$M = (5x - 8)^2$

6 • Développer :

$N = (9x + 5)(9x - 5)$

Corrections

Correction de l'ex. n° 1

$I = 3(2x - 1)$

$I = 3 \times 2x - 3 \times 1$

$I = \boxed{6x - 3}$

Correction de l'ex. n° 2

$J = 2x(3x - 5)$

$J = 2x \times 3x - 2x \times 5$

$J = \boxed{6x^2 - 10x}$

Correction de l'ex. n° 3

$K = (2x - 7)(6x - 1)$

$K = 2x \times 6x - 2x \times 1 - 7 \times 6x + 7 \times 1$

$K = 12x^2 - 2x - 42x + 7$

$K = \boxed{12x^2 - 44x + 7}$

Correction de l'ex. n° 4

$L = (6x + 7)^2$

$L = (6x)^2 + 2 \times 6x \times 7 + 7^2$

$L = \boxed{36x^2 + 84x + 49}$

$(a + b)^2 = a^2 + 2ab + b^2$

$a = 6x \;;\; b = 7$

Correction de l'ex. n° 5

$M = (5x - 8)^2$

$(a - b)^2 = a^2 - 2ab + b^2$

$a = 5x \;;\; b = 8$

$M = (5x)^2 - 2 \times 5x \times 8 + 8^2$

$M = \boxed{25x^2 - 80x + 64}$

Correction de l'ex. n° 6

$N = (9x + 5)(9x - 5)$

$(a + b)(a - b) = a^2 - b^2$

$a = 9x \;;\; b = 5$

$N = (9x)^2 - 5^2$

$N = \boxed{81x^2 - 25}$

Les factorisations de polynômes

***Objectif :** transformer une forme développée en une forme factorisée ; c'est une **factorisation**.*

Factoriser par un nombre

Méthode : on cherche dans chaque terme (bloc) du polynôme un diviseur commun à tous les nombres.

Exemple n° 1

$A = 6x - 9$ — *Tous les nombres sont des multiples de 3.*

$A = \mathbf{3} \times 2x - \mathbf{3} \times 3$ — *On peut alors factoriser par 3.*

$A = \boxed{3(2x - 3)}$ — *Le facteur commun 3 est placé devant les parenthèses.*

Exemple n° 2

$B = -5x^2 - 20x - 35$

$B = -\mathbf{5} \times 1x^2 - \mathbf{5} \times 4x - \mathbf{5} \times 7$

$B = \boxed{-5(x^2 + 4x + 7)}$

Quand on met un nombre négatif en facteur (–5), il faut appliquer correctement la règle des signes.

Factoriser par « ax^n »

Le facteur commun est un polynôme.

Exemple

$C = 2x^3 + 8x^2 - 12x$ — *On factorise par $2x$.*

$C = \mathbf{2x} \times x^2 + \mathbf{2x} \times 4x - \mathbf{2x} \times 6$

$C = \boxed{2x(x^2 + 4x - 6)}$

Factoriser avec les identités remarquables

Exemple n° 1 $D = x^2 + 6x + 9$

$D = x^2 + 2 \times 3x + 3^2$

1) On compare D à l'identité remarquable. $a^2 + 2ab + b^2 = (a + b)^2$

2) On identifie a et b. $a = x \; ; \; b = 3$

3) On factorise. $D = \boxed{(x + 3)^2}$

Exemple n° 2 $E = x^2 - 4x + 4$

$E = x^2 - 2 \times 2x + 2^2$

1) On compare E à l'identité remarquable. $a^2 - 2ab + b^2 = (a - b)^2$

2) On identifie a et b. $a = x \; ; \; b = 2$

3) On factorise. $E = \boxed{(x - 2)^2}$

Exemple n° 3 $F = x^2 - 25$

$F = x^2 - 5^2$

1) On compare F à l'identité remarquable. $a^2 - b^2 = (a + b)(a - b)$

2) On identifie a et b. $a = x \; ; \; b = 5$

3) On factorise. $F = \boxed{(x + 5)(x - 5)}$

Exercices d'application

1 • Factoriser :

$G = 21x + 14$

2 • Factoriser :

$H = 5x^2 - 25x$

3 • Factoriser :

$I = 9x^4 - 12x^3$

4 • Factoriser :

$J = 25x^2 + 10x + 1$

5 • Factoriser :

$K = x^2 - 14x + 49$

6 • Factoriser :

$L = 9x^2 - 64$

Corrections

Correction de l'ex. n° 1

$G = 21x + 14$

On factorise par 7.

$G = \mathbf{7} \times 3x + \mathbf{7} \times 2$

$G = \boxed{7(3x + 2)}$

Correction de l'ex. n° 2

$H = 5x^2 - 25x$

On factorise par 5 x.

$H = \mathbf{5}x^2 - \mathbf{5} \times 5x$

$H = \boxed{5x(x - 5)}$

Correction de l'ex. n° 3

$I = 9x^4 - 12x^3$

Tous les termes sont des multiples de $3x^3$.

$I = \mathbf{3x^3} \times 3x - \mathbf{3x^3} \times 4$

On factorise par $3x^3$.

$I = \boxed{3x^3(3x - 4)}$

Correction de l'ex. n° 4

1) On compare J à l'identité remarquable. $a^2 + 2ab + b^2 = (a + b)^2$

2) On identifie a et b. $a = 5x \;;\; b = 1$

$J = 25x^2 + 10x + 1$

$J = (5x)^2 + 2 \times 5x + 1^2$

3) On factorise. $J = \boxed{(5x + 1)^2}$

Correction de l'ex. n° 5

$K = x^2 - 14x + 49$

$K = x^2 - 2 \times 7x + 7^2$

$a^2 - 2ab + b^2 = \boxed{(a - b)^2}$

$a = x \;;\; b = 7$

$K = \boxed{(x - 7)^2}$

Correction de l'ex. n° 6

$L = 9x^2 - 64$

$L = (3x)^2 - 8^2$

$a^2 - b^2 = \boxed{(a + b)(a - b)}$

$a = 3x \;;\; b = 8$

$L = \boxed{(3x + 8)(3x - 8)}$

Les équations du premier degré

Égalité de polynômes du premier degré

Méthode

• Déplacer les x du côté gauche du signe = et les nombres sans x du côté droit du signe =. Quand on change de côté un terme, il faut le changer de signe.
• Effectuer les sommes de part et d'autre du signe =.
• Diviser les deux membres par le coefficient de x.

Exemple n° 1

1 • On déplace + 2 du côté droit, il devient – 2. $x + 2 = 3$

$x = 3 - 2$

2 • On effectue la différence au second membre de l'égalité. $x = \boxed{1}$

Exemple n° 2

1 • On déplace x du côté gauche, il devient $-x$. $3x = x + 6$

$3x - x = 6$

2 • On effectue la différence au second membre de l'égalité. $2x = 6$

3 • On divise par 2 les deux membres de l'égalité. $x = \frac{6}{2} = \boxed{3}$

Exemple n° 3

1 • On déplace $2x$ du côté gauche, il devient $-2x$. $7x - 4 = 2x + 6$

On déplace – 4 du côté droit, il devient + 4. $7x - 2x = 4 + 6$

2 • On calcule dans les deux membres de l'égalité. $5x = 10$

3 • On divise par 5 les deux membres de l'égalité. $x = \frac{10}{5} = \boxed{2}$

Exemple n° 4

1 • On déplace $2x$ du côté gauche, il devient $-2x$.
On déplace + 7 du côté droit, il devient – 7.

$$4x + 7 = 2x + 15$$

2 • On calcule dans les deux membres de l'égalité.

$$4x - 2x = 15 - 7$$

$$2x = 8$$

3 • On divise par 2 les deux membres de l'égalité.

$$x = \frac{8}{2} = \boxed{4}$$

REMARQUE : QUAND ON DIVISE, ON NE CHANGE PAS LES SIGNES.

Exemple n° 5

1 • On développe le 1er membre avec les deux flèches.

$$2(1 - 3x) = x - 5$$

2 • Les deux termes 2 et x changent de côté du signe =. Ils changent aussi de signe.

$$2 - 6x = x - 5$$

3 • Sommes algébriques dans les deux membres.

$$-6x - x = -2 - 5$$

$$-7x = -7$$

4 • On divise les deux membres par – 7. On ne change pas les signes. On calcule le quotient.

$$x = \frac{-7}{-7} = \boxed{1}$$

Exemple n° 6

1 • On développe le 2nd membre avec les flèches.

$$3x + 5 = 4(x + 2)$$

2 • Les deux termes 5 et $4x$ changent de côté du signe =. Ils changent aussi de signe.

$$3x + 5 = 4x + 8$$

3 • Sommes algébriques dans les deux membres.

$$3x - 4x = -5 + 8$$

$$-x = 3$$

4 • On divise les deux membres par – 1. En pratique le 2nd membre change de signe : 3 devient – 3.

$$x = \frac{3}{-1} = \boxed{-3}$$

Expressions se ramenant à une équation

Équations produits

Exemple n° 1

1 • On déplace le 2nd membre.

$$(x-2)(x+5)=2(x-2)$$

2 • On factorise le 1er membre.

$$\boxed{(x-2)}(x+5)-2\boxed{(x-2)}=0$$

Facteur commun : $(x-2)$

On obtient un produit de facteurs.

$$\boxed{(x-2)}(x+5-2)=0$$

$$(x-2)(x+3)=0$$

***Méthode :** un produit de facteurs est nul, si au moins l'un de ses facteurs est nul.*

3 • On obtient deux solutions.

$$\begin{cases}x-2=0\\x+3=0\end{cases}\Leftrightarrow\begin{cases}x=\boxed{2}\\x=\boxed{-3}\end{cases}$$

Exemple n° 2

1 • On déplace le 2nd membre.

$$3(x+1)=(x+1)(x-4)$$

2 • On factorise le 1er membre.

$$3\boxed{(x+1)}-\boxed{(x+1)}(x-4)=0$$

Facteur commun : $(x+1)$

$$\boxed{(x+1)}[3-(x-4)]=0$$

On obtient un produit de facteurs.

$$(x+1)(3-x+4)=0$$

$$(x+1)(-x+7)=0$$

***Méthode :** un produit de facteurs est nul, si au moins l'un de ses facteurs est nul.*

3 • On obtient deux solutions.

$$\begin{cases}x+1=0\\-x+7=0\end{cases}\Leftrightarrow\begin{cases}x=\boxed{-1}\\x=\boxed{7}\end{cases}$$

Exemple n° 3

1 • *On factorise les deux membres.* $x^2 - 9 = 2x - 6$

On factorise le 1er membre par l'identité : $a^2 - b^2 = (a - b)(a + b)$.

$(x - 3)(x + 3) = 2(x - 3)$

2 • *On déplace le 2nd membre.* $(x - 3)(x + 3) - 2(x - 3) = 0$

3 • *On factorise le 1er membre.* $(x - 3)[(x + 3) - 2] = 0$

On obtient un produit de facteurs. $(x - 3)(x + 3 - 2) = 0$

Méthode : *un produit de facteurs est nul, si au moins l'un de ses facteurs est nul.* $(x - 3)(x + 1) = 0$

4 • *On obtient deux solutions.*

$$\begin{cases} x - 3 = 0 \\ x + 1 = 0 \end{cases} \Longleftrightarrow \begin{cases} x = \boxed{3} \\ x = \boxed{-1} \end{cases}$$

Exemple n° 4

1 • *On factorise les deux membres.* $x^2 + 2x + 1 = 3x + 3$

On factorise le 1er membre par l'identité : $a^2 + 2ab + b^2 = (a + b)^2$.

$(x + 1)^2 = 3(x + 1)$

2 • *On déplace le 2nd membre.* $(x + 1)^2 - 3(x + 1) = 0$

3 • *On factorise le 1er membre.* $(x + 1)[(x + 1) - 3] = 0$

On obtient un produit de facteurs. $(x + 1)(x + 1 - 3) = 0$

Méthode : *un produit de facteurs est nul, si au moins l'un de ses facteurs est nul.* $(x + 1)(x - 2) = 0$

4 • *On obtient deux solutions.*

$$\begin{cases} x + 1 = 0 \\ x - 2 = 0 \end{cases} \Longleftrightarrow \begin{cases} x = \boxed{-1} \\ x = \boxed{2} \end{cases}$$

Équation se réduisant à une simple équation par développement

Exemple

$x^2 + 3x - 1 = x^2 + 2x + 3$

$\cancel{x^2} + 3x - \cancel{x^2} - 2x = 1 + 3$

$x = \boxed{4}$

Comme il n'y a pas de factorisation évidente, on procède comme pour une simple équation.

Les x^2 disparaissent. On obtient immédiatement la solution.

Équation avec des fractions

Remarque : *quand l'inconnue est au dénominateur, il faut vérifier que les solutions trouvées ne sont pas celles qui annulent ces dénominateurs.*

Exemple n° 1

$\frac{2}{x-1} = \frac{1}{3}$

1 • *On recherche le nombre qui annule le dénominateur.*

$x - 1 = 0$

$x = 1$

La solution doit être différente de 1.

$\frac{2}{x-1} \times \frac{1}{3}$

2 • *On écrit l'égalité des produits en croix.*

$1(x - 1) = 2 \times 3$

3 • *On développe les deux membres.*

$x - 1 = 6$

$x = 6 + 1$

4 • *On résout l'équation obtenue.*

$x = \boxed{7}$

5 • *On vérifie que la solution obtenue est différente de 1.*

Exemple n° 2

$\frac{-3}{x+2} = 2$

1 • On recherche le nombre qui annule le dénominateur.

$x + 2 = 0 \ ; \ x = -2$

La solution doit être différente de – 2.

$\frac{-3}{x+2} \times \frac{2}{1}$

2 • On écrit l'égalité des produits en croix.

$2(x+2) = -3 \times 1$

3 • On développe les deux membres.

$2x + 4 = -3$

4 • On résout l'équation obtenue.

$2x = -3 - 4$

$2x = -7$

$x = \boxed{\frac{-7}{2}}$

5 • On vérifie que la solution obtenue est différente de – 2.

Exemple n° 3

$\frac{2}{x+1} = \frac{3}{2-x}$

1 • On recherche les nombres qui annulent les dénominateurs.

$\begin{cases} x + 1 = 0 \\ 2 - x = 0 \end{cases} ; \begin{cases} x = -1 \\ x = 2 \end{cases}$

La solution doit être différente de – 1 et de 2.

$\frac{2}{x+1} \times \frac{3}{2-x}$

2 • On écrit l'égalité des produits en croix.

$2(2-x) = 3(x+1)$

3 • On développe les deux membres.

$4 - 2x = 3x + 3$

4 • On résout l'équation obtenue.

$-2x - 3x = 3 - 4$

$-5x = -1$

$x = \frac{-1}{-5} = \boxed{\frac{1}{5}}$

5 • On vérifie que la solution obtenue est effectivement différente de – 1 et de 2.

Exercices d'application

1 • Résoudre l'équation :

$$3x - 5 = 2x + 3$$

2 • Résoudre l'équation :

$$3(x - 1) + 2 = -x + 7$$

3 • Résoudre l'équation :

$$(x - 2)^2 = 5(x - 2)$$

4 • Résoudre l'équation :

$$\frac{2}{x - 3} = 5$$

5 • Résoudre l'équation :

$$(x - 1)^2 + 3x = x^2 + 5$$

6 • Résoudre l'équation :

$$\frac{2}{x + 1} = \frac{3}{x - 4}$$

Corrections

Correction de l'ex. n° 1

$3x - 5 = 2x + 3$

$3x - 2x = 3 + 5$

$x = \boxed{8}$

Correction de l'ex. n° 3

$(x - 2)^2 = 5(x - 2)$

$(x - 2)^2 - 5(x - 2) = 0$

$(x - 2)[(x - 2) - 5] = 0$

$(x - 2)(x - 2 - 5) = 0$

$\begin{cases} x - 2 = 0 \\ x - 7 = 0 \end{cases} ; \begin{cases} x = \boxed{2} \\ x = \boxed{7} \end{cases}$

Correction de l'ex. n° 4

$\frac{2}{x - 3} = 5$

$x - 3 \neq 0 \ ; \ x \neq 3$

$\frac{2}{x - 3} \;\; \frac{5}{1}$

$5(x - 3) = 2 \times 1$

$5x - 15 = 2$

$5x = 2 + 15$

$5x = 17$

$x = \boxed{\frac{17}{5}}$

La solution est différente de 3.

Correction de l'ex. n° 2

$3(x - 1) + 2 = -x + 7$

$3x - 3 + 2 = -x + 7$

$3x + x = 3 - 2 + 7$

$4x = 8$

$x = \frac{8}{4} = \boxed{2}$

Correction de l'ex. n° 5

$(x - 1)^2 + 3x = x^2 + 5$

$\cancel{x^2} - 2x + 1 + 3x = \cancel{x^2} + 5$

$-2x + 3x = -1 + 5$

$\boxed{x = 4}$

Correction de l'ex. n° 6

$\frac{2}{x + 1} = \frac{3}{x - 4}$

$\begin{cases} x + 1 \neq 0 \\ x - 4 \neq 0 \end{cases} ; \begin{cases} x \neq -1 \\ x \neq 4 \end{cases}$

$\frac{2}{x + 1} \;\; \frac{3}{x - 4}$

$3(x + 1) = 2(x - 4)$

$3x + 3 = 2x - 8$

$3x - 2x = -8 - 3$

$\boxed{x = -11}$

La solution est différente de – 1 et de 4.

Les inéquations du premier degré

Méthode

Procéder comme pour une équation, sauf à la dernière ligne, quand on divise les deux membres par le coefficient de x.

• Si le coefficient de x est positif, alors le sens de l'inéquation est conservé.

• Si le coefficient de x est négatif, alors le sens de l'inéquation doit être inversé.

Exemples n° 1

$2x < 4$

$x < \frac{4}{2}$

$\boxed{x < 2}$

$2x \geqslant -4$

$x \geqslant \frac{-4}{2}$

$\boxed{x \geqslant -2}$

Remarque : le coefficient de x est égal à 2 qui est positif. Alors, on ne change pas le sens de l'inéquation.

$-3x > 9$

$x < \frac{9}{-3}$

$\boxed{x < -3}$

$-3x \leqslant -9$

$x \geqslant \frac{-9}{-3}$

$\boxed{x \geqslant 3}$

Remarque : le coefficient de x est égal à – 3. Ce nombre est négatif. Alors, on change le sens de l'inéquation.

Exemple n° 2

1 • On déplace x du côté gauche, il devient $-x$.

On déplace + 5 du côté droit, il devient – 5.

$3x + 5 > x + 7$

2 • On calcule dans les deux membres de l'inégalité.

$3x - x > -5 + 7$

3 • On divise par 2 les deux membres de l'inégalité.

$2x > 2$

4 • Le sens est inchangé car le coefficient de x est positif.

$x > \frac{2}{2}$

5 • On calcule la fraction.

$\boxed{x > 1}$

Exemple n° 3

1 • On développe le 1er membre. $3(x+1)+2 \leqslant -x-3$

2 • On déplace trois termes. $3x+3+2 \leqslant -x-3$

3 • On calcule dans les deux membres. $3x+x \leqslant -3-2-3$

4 • On divise par 4 les deux membres. $4x \leqslant -8$

5 • Le sens est inchangé, car 4 est positif.

6 • On calcule la fraction. $x \leqslant \frac{-8}{4}$; $\boxed{x \leqslant -2}$

Exemple n° 4

1 • On développe le 2nd membre. $5-2x > 4(2x-3)$

2 • On déplace deux termes. $5-2x > 8x-12$

3 • On calcule dans les deux membres. $-2x-8x > -5-12$

4 • On divise par – 10 les deux membres. $-10x > -17$

5 • Le sens est changé, car – 10 est négatif.

6 • On calcule la fraction. $x < \frac{-17}{-10}$; $\boxed{x < 1{,}7}$

Exemple n° 5

1 • On développe le 1er membre. $(x-1)^2 > x^2+3x+11$

On développe le 1er membre par l'identité : $(a-b)^2 = a^2 - 2ab + b^2$.

Les x^2 s'annulent. $\cancel{x^2} - 2x + 1 > \cancel{x^2} + 3x + 11$

2 • On déplace deux termes.

3 • On calcule dans les deux membres. $-2x-3x > -1+11$

4 • On divise par – 5 les deux membres. $-5x > 10$

5 • Le sens est changé, car – 5 est négatif.

6 • On calcule la fraction. $x < \frac{10}{-5}$; $\boxed{x < -2}$

Exercices d'application

1 • Résoudre l'inéquation :

$$4x - 5 \leqslant 2x + 3$$

2 • Résoudre l'inéquation :

$$5(x - 1) + 4 > 14x + 8$$

3 • Résoudre l'inéquation :

$$(x - 2)^2 < (x - 1)(x - 4)$$

4 • Résoudre l'inéquation :

$$4x^2 - 3 \geqslant (2x + 1)^2$$

5 • Résoudre l'inéquation :

$$x^2 - 4 > (x + 1)^2 + 1$$

6 • Résoudre l'inéquation :

$$9x^2 + 7 \leqslant (3x + 2)^2 + 9$$

Corrections

Correction de l'ex. n° 1

$4x - 5 \leqslant 2x + 3$

$4x - 2x \leqslant +5 + 3$

$2x \leqslant 8$

$x \leqslant \frac{8}{2}$; $\boxed{x \leqslant 4}$

Le sens est inchangé, car 2 est positif.

Correction de l'ex. n° 2

$5(x-1) + 4 > 14x + 8$

$5x - 5 + 4 > 14x + 8$

$5x - 14x > 5 - 4 + 8$

$-9x > 9$

$x < \frac{9}{-9}$; $\boxed{x < -1}$

Le sens est changé, car – 9 est négatif.

Correction de l'ex. n° 3

$(x-2)^2 < (x-1)(x-4)$

$(a-b)^2 = a^2 - 2ab + b^2$

$\cancel{x^2} - 4x + \cancel{4} < \cancel{x^2} - 5x + \cancel{4}$

$-4x + 5x < 0$

$1x < 0$; $\boxed{x < 0}$

Le sens est inchangé, car 1 est positif.

Correction de l'ex. n° 4

$4x^2 - 3 \geqslant (2x+1)^2$

$(a+b)^2 = a^2 + 2ab + b^2$

$\cancel{4x^2} - 3 \geqslant \cancel{4x^2} + 4x + 1$

$-4x \geqslant 3 + 1$; $-4x \geqslant 4$

$x \leqslant \frac{4}{-4}$; $\boxed{x \leqslant -1}$

Le sens est changé, car – 4 est négatif.

Correction de l'ex. n° 5

$x^2 - 4 > (x+1)^2 + 1$

$(a+b)^2 = a^2 + 2ab + b^2$

$\cancel{x^2} - 4 > \cancel{x^2} + 2x + 1 + 1$

$-2x > 4 + 1 + 1$

$-2x > 6$

$x < \frac{6}{-2}$; $\boxed{x < -3}$

Le sens est changé, car – 2 est négatif.

Correction de l'ex. n° 6

$9x^2 + 7 \leqslant (3x+2)^2 + 9$

$(a+b)^2 = a^2 + 2ab + b^2$

$\cancel{9x^2} + 7 \leqslant \cancel{9x^2} + 12x + 4 + 9$

$-12x \leqslant -7 + 4 + 9$

$-12x \leqslant 6$

$x \geqslant \frac{6}{-12}$; $\boxed{x \geqslant \frac{-1}{2}}$

Le sens est changé, car – 12 est négatif.

Les systèmes de 2 équations à 2 inconnues

Méthode de substitution

Isoler une inconnue dans une équation, puis reporter ce résultat dans l'autre équation. On obtient alors une équation à une seule inconnue que l'on résout. En reprenant la première équation, on détermine alors la seconde inconnue.

Exemple n° 1

1 • On note a et b les deux équations.

$$\begin{cases} a : 3x + y = 7 \\ b : x - 5y = -3 \end{cases}$$

2 • À partir de la 1re équation : a, on isole y.

$$a \longrightarrow 3x + y = 7$$

$$\boxed{y = 7 - 3x}$$

3 • On reporte cette expression dans l'équation b.

$$b \longrightarrow x - 5y = -3$$

4 • On résout cette équation pour obtenir x.

$$x - 5(7 - 3x) = -3$$

$$x - 35 + 15x = -3$$

$$16x = -3 + 35$$

$$16x = 32$$

$$x = \frac{32}{16} \; ; \; \boxed{x = 2}$$

5 • On remplace x par 2 dans l'équation a.

$$a \longrightarrow 3x + y = 7$$

6 • On résout cette équation pour obtenir y.

$$y = 7 - 3x$$

$$y = 7 - 3 \times 2$$

$$\boxed{y = 1}$$

7 • On écrit la solution du système.

$$\begin{cases} x = 2 \\ y = 1 \end{cases}$$

Exemple n° 2

1 • *On note a et b les deux équations.*

$$\begin{cases} a : 2x + y = -4 \\ b : 3x + 4y = -1 \end{cases}$$

2 • *À partir de la 1re équation : a, on isole y.*

$$a \longrightarrow 2x + y = -4$$

$$\boxed{y = -4 - 2x}$$

3 • *On reporte cette expression dans l'équation b.*

$$b \longrightarrow 3x + 4y = -1$$

$$3x + 4 \times (-4 - 2x) = -1$$

4 • *On résout cette équation pour obtenir x.*

$$3x - 16 - 8x = -1$$

$$3x - 8x = -1 + 16$$

$$-5x = +15$$

$$x = \frac{+15}{-5}$$

$$\boxed{x = -3}$$

5 • *On remplace x par – 3 dans l'équation a.*

$$a \longrightarrow y = -4 - 2x$$

6 • *On résout cette équation pour obtenir y.*

$$y = -4 - 2 \times (-3)$$

$$y = -4 + 6$$

$$\boxed{y = 2}$$

7 • *On écrit la solution du système.*

$$\begin{cases} x = -3 \\ y = 2 \end{cases}$$

Conclusion

On applique la méthode de **substitution** dans le cas où une équation possède une inconnue avec un coefficient égal à 1 ou – 1. Dans le cas contraire, les calculs sont longs et compliqués. Il est préférable d'appliquer une autre méthode.

Méthode d'addition (combinaison linéaire)

Multiplier tous les nombres d'une équation par un nombre entier. On obtient alors le même coefficient d'une inconnue sur les deux équations. En combinant les deux équations, il ne reste plus qu'une seule inconnue à résoudre.

Remarque : suivant les signes des coefficients, il faudra soustraire ou additionner les équations.

Les différentes méthodes seront appliquées parfois sur les mêmes systèmes d'équations. Vous découvrirez ainsi les avantages et les inconvénients de chaque méthode.

Exemple n° 1

1 • On note a et b les deux équations.

$$\begin{cases} a : 3x + y = 7 \\ b : x - 5y = -3 \end{cases}$$

2 • On multiplie par 3 les termes de la 2de équation.

$$\begin{cases} a : 3x + y = 7 \\ 3b : 3x - 15y = -9 \end{cases}$$

3 • On soustrait membre à membre les deux équations.

$$\begin{array}{rlll} & 3x & +y & = 7 \\ - & 3x & -15y & = -9 \\ \hline & \cancel{3x - 3x} & +y + 15y & = 7 + 9 \end{array}$$

On obtient une équation à une seule inconnue : y.

4 • On résout cette équation.

$$y + 15y = 7 + 9$$

$$16y = 16$$

5 • On obtient la valeur de y.

$$y = \frac{16}{16} \quad ; \quad \boxed{y = 1}$$

6 • *On multiplie par 3 les termes de la 2de équation.*

$$\begin{cases} 5a : 15x + 5y = 35 \\ b : x - 5y = -3 \end{cases}$$

7 • *On additionne membre à membre les deux équations.*

On obtient une équation à une seule inconnue : x.

$$\begin{array}{llll} & 15x & +5y & = 35 \\ + & x & -5y & = -3 \\ \hline & 15x + x & \cancel{+5y - 5y} & = 35 - 3 \end{array}$$

8 • *On résout cette équation.*

$$15x + x = 35 - 3$$

$$16x = 32$$

9 • *On obtient la valeur de x.*

$$x = \frac{32}{16} \; ; \; \boxed{x = 2}$$

10 • *On écrit la solution du système.*

$$\begin{cases} x = 2 \\ y = 1 \end{cases}$$

Exemple n° 2

1 • *On note a et b les deux équations.*

$$\begin{cases} a : 2x + 3y = -4 \\ b : 5x + 2y = 1 \end{cases}$$

2 • *On multiplie par 5 les termes de la 1re équation, et par 2 les termes de la 2de équation.*

$$\begin{cases} 5a : 10x + 15y = -20 \\ 2b : 10x + 4y = 2 \end{cases}$$

3 • *On soustrait membre à membre les deux équations.*

$$\begin{array}{llll} & 10x & +15y & = -20 \\ - & 10x & +4y & = 2 \\ \hline & \cancel{10x - 10x} & +15y - (+4y) & = -20 - 2 \end{array}$$

On obtient une équation à une seule inconnue : y.

4 • *On résout cette équation.*

$$15y - 4y = -20 - 2$$

$$11y = -22$$

5 • *On obtient la valeur de y.*

$$y = \frac{-22}{11} \; ; \; \boxed{y = -2}$$

6 • On multiplie par 2 les termes de la 1re équation, et par 3 les termes de la 2de équation.

$$\begin{cases} 2a : 4x + 6y = -8 \\ 3b : 15x + 6y = 3 \end{cases}$$

7 • On soustrait membre à membre les deux équations.

$$\begin{array}{rlll} & 4x & +6y & = -8 \\ - & 15x & +6y & = 3 \\ \hline & 4x - 15x & \cancel{+6y - 6y} & = -8 - 3 \end{array}$$

On obtient une équation à une seule inconnue : x.

8 • On résout cette équation.

$$4x - 15x = -8 - 3$$
$$-11x = -11$$

9 • On obtient la valeur de x.

$$x = \frac{-11}{-11} \ ; \ \boxed{x = 1}$$

10 • On écrit la solution du système.

$$\begin{cases} x = 1 \\ y = -2 \end{cases}$$

Conclusion

On applique la méthode de **combinaison linéaire** dans le cas où une équation ne possède pas une inconnue avec un coefficient égal à 1 ou – 1.
Dans le premier exemple, la méthode de substitution semble plus rapide. Au second exemple, tous les coefficients des inconnues sont des nombres différents de 1 et – 1. La méthode d'addition évite des longs calculs de fractions.

Remarque

La principale difficulté est la recherche de la première inconnue. On peut rechercher au choix, soit la valeur de x soit la valeur de y. Dès qu'une des deux inconnues est déterminée, il est plus rapide de substituer cette valeur dans l'une des deux équations pour déterminer la seconde inconnue.

Méthode de substitution + addition

Commencer par la méthode d'addition pour déterminer la première inconnue, puis utiliser la méthode de substitution pour déterminer la seconde inconnue.

Exemple

1 • On note a et b les deux équations.

$$\begin{cases} a : 3x + y = 7 \\ b : x - 5y = -3 \end{cases}$$

Méthode d'addition

2 • On multiplie par 3 les termes de la 2de équation.

$$\begin{cases} a \\ 3b \end{cases} = \begin{cases} 3x + y = 7 \\ 3x - 15y = -9 \end{cases}$$

3 • On soustrait membre à membre les deux équations.

$$\begin{array}{rllr} & 3x & +y & = 7 \\ - & 3x & -15y & = -9 \\ \hline & \cancel{3x - 3x} & +y - (-15y) & = 7 - (-9) \end{array}$$

On obtient une équation à une seule inconnue : y. $\quad y + 15y = 7 + 9$

4 • On résout cette équation. $\quad 16y = 16$

5 • On obtient la valeur de y. $\quad y = \dfrac{16}{16}$; $\boxed{y = 1}$

Méthode de substitution

6 • On remplace y par 1 dans l'équation b. $\quad b \longrightarrow x - 5y = -3$

7 • On résout cette équation pour obtenir x.

$$x = -3 + 5y$$
$$x = -3 + 5 \times 1$$
$$x = -3 + 5$$
$$\boxed{x = 2}$$

8 • On écrit la solution du système.

$$\begin{cases} x = 2 \\ y = 1 \end{cases}$$

Méthode des déterminants

Utiliser des déterminants pour déterminer les solutions d'un système à 2 équations et 2 inconnues.

Calcul (très simple) d'un déterminant

Dans notre application, un déterminant est composé de quatre nombres que l'on écrit entre deux barres.

$$\begin{vmatrix} a & b \\ c & d \end{vmatrix} = a \times d - b \times c$$

On calcule un déterminant en faisant un produit en croix. Le résultat est un nombre.

Application

$$D = \begin{vmatrix} 3 & 2 \\ 5 & 4 \end{vmatrix} = 3 \times 4 - 2 \times 5 = 12 - 10 = 2$$

Appliquons ces calculs à la résolution de systèmes.

À partir d'un système, on calcule trois déterminants : le déterminant général, les déterminants de x et de y.

Exemple

On note *Dg* le déterminant général formé par les coefficients de x et de y.

$$\begin{cases} 3x + y = 7 \\ x - 5y = -3 \end{cases} = \begin{cases} \boxed{3}\,x \; \boxed{+1}\,y = 7 \\ \boxed{1}\,x \; \boxed{-5}\,y = -3 \end{cases}$$

$$Dg = \begin{vmatrix} 3 & 1 \\ 1 & -5 \end{vmatrix} = 3 \times (-5) - 1 \times 1 = -15 - 1 = \boxed{-16}$$

On note Dx le déterminant de x obtenu à partir du déterminant général en remplaçant les coefficients de x par les coefficients du second membre du système. Ces coefficients sont ceux écrits à droite du signe =.

Coefficients du second membre ↓ ; *Coefficients de y* ↓

$$Dx = \begin{vmatrix} 7 & 1 \\ -3 & -5 \end{vmatrix} = 7 \times (-5) - 1 \times (-3)$$

$$Dx = -35 + 3$$

$$Dx = \boxed{-32}$$

On obtient la valeur de x en divisant Dx par Dg.

$$x = \frac{Dx}{Dg}$$

$$x = \frac{-32}{-16} \quad ; \quad \boxed{x = 2}$$

On note Dy le déterminant de y obtenu à partir du déterminant général en remplaçant les coefficients de y par les coefficients du second membre du système. Ces coefficients sont ceux écrits à droite du signe =.

Coefficients de x ↓ ; *Coefficients du second membre* ↓

$$Dy = \begin{vmatrix} 3 & 7 \\ 1 & -3 \end{vmatrix} = 3 \times (-3) - 7 \times 1$$

$$Dy = -9 - 7$$

$$Dy = \boxed{-16}$$

On obtient la valeur de y en divisant Dy par Dg.

$$y = \frac{Dy}{Dg}$$

$$y = \frac{-16}{-16} \quad ; \quad \boxed{y = 1}$$

Exercices d'application

1 • Résoudre le système suivant par la méthode de substitution :

$$\begin{cases} x + 2y = -2 \\ 2x + y = 5 \end{cases}$$

2 • Résoudre le système suivant par la méthode d'addition :

$$\begin{cases} 3x + 2y = 4 \\ 2x + y = 1 \end{cases}$$

3 • Résoudre le système suivant par la méthode mixte :

$$\begin{cases} x + 2y = -1 \\ -2x - 3y = -2 \end{cases}$$

4 • Résoudre le système suivant par la méthode des déterminants :

$$\begin{cases} 9x + 2y = 3 \\ 8x + y = -2 \end{cases}$$

Corrections

Correction de l'exercice n° 1

$$\begin{cases} x + 2y = -2 \\ 2x + y = 5 \end{cases} = \begin{cases} a \\ b \end{cases}$$

Méthode de substitution

$a \longrightarrow x + 2y = -2$

$\boxed{x = -2 - 2y}$

1 • Recherche de y

$b \longrightarrow 2x + y = 5$

$2(-2 - 2y) + y = 5$

$-4 - 4y + y = 5$

$-4y + y = 5 + 4$

$-3y = 9$

$y = \dfrac{9}{-3}$

$\boxed{y = -3}$

2 • Recherche de x

$a \longrightarrow x = -2 - 2y$

$x = -2 - 2 \times (-3)$

$x = -2 + 6$

$\boxed{x = 4}$

3 • Solutions : $\begin{cases} x = 4 \\ y = -3 \end{cases}$

Correction de l'exercice n° 2

$$\begin{cases} 3x + 2y = 4 \\ 2x + y = 1 \end{cases} = \begin{cases} a \\ b \end{cases}$$

Méthode de combinaison linéaire

$$\begin{cases} 2a \\ 3b \end{cases} = \begin{cases} 6x + 4y = 8 \\ 6x + 3y = 3 \end{cases}$$

1 • Recherche de y

$$\begin{array}{rllr} & 6x & +4y & = 8 \\ - & 6x & +3y & = 3 \\ \hline & \cancel{6x - 6x} & +4y - (+3y) & = 8 - 3 \end{array}$$

$4y - 3y = 8 - 3$

$\boxed{y = 5}$

Méthode de combinaison linéaire

$$\begin{cases} a \\ 2b \end{cases} = \begin{cases} 3x + 2y = 4 \\ 4x + 2y = 2 \end{cases}$$

2 • Recherche de x

$$\begin{array}{rlll} & 3x & +2y & = 4 \\ - & 4x & +2y & = 2 \\ \hline & 3x - 4x & \cancel{+2y - (+2y)} & = 4 - 2 \end{array}$$

$3x - 4x = 4 - 2$

$-x = 2$

$\boxed{x = -2}$

3 • Solutions : $\begin{cases} x = -2 \\ y = 5 \end{cases}$

Correction de l'exercice n° 3

$$\begin{cases} x + 2y = -1 \\ -2x - 3y = -2 \end{cases} = \begin{cases} a \\ b \end{cases}$$

Méthode de combinaison linéaire

$$\begin{cases} 2a \\ b \end{cases} = \begin{cases} 2x + 4y = -2 \\ -2x - 3y = -2 \end{cases}$$

1 • Recherche de y

$$\begin{array}{rlll} & 2x & +4y & = -2 \\ + & -2x & -3y & = -2 \\ \hline & \cancel{2x - 2x} & +4y + (-3y) & = -2 + (-2) \end{array}$$

$4y - 3y = -2 - 2$

$\boxed{y = -4}$

Méthode de substitution

$$\begin{cases} x + 2y = -1 \\ -2x - 3y = -2 \end{cases} = \begin{cases} a \\ b \end{cases}$$

2 • Recherche de x

$a \longrightarrow x + 2y = -1$

$x = -1 - 2y$

$x = -1 - 2 \times (-4)$

$x = -1 + 8$

$\boxed{x = 7}$

3 • Solutions : $\begin{cases} x = 7 \\ y = -4 \end{cases}$

Correction de l'exercice n° 4

Méthode des déterminants

$$\begin{cases} 9x + 2y = 3 \\ 8x + y = -2 \end{cases}$$

1 • Calcul des trois déterminants

$$Dg = \begin{vmatrix} 9 & 2 \\ 8 & 1 \end{vmatrix} = 9 \times 1 - 2 \times 8 = 9 - 16 = \boxed{-7}$$

$$Dx = \begin{vmatrix} 3 & 2 \\ -2 & 1 \end{vmatrix} = 3 \times 1 - 2 \times (-2) = 3 + 4 = \boxed{7}$$

$$Dy = \begin{vmatrix} 9 & 3 \\ 8 & -2 \end{vmatrix} = 9 \times (-2) - 3 \times 8 = -18 - 24 = \boxed{-42}$$

2 • Recherche de x et de y

$x = \dfrac{Dx}{Dg}$ $\qquad$ $y = \dfrac{Dy}{Dg}$

$x = \dfrac{7}{-7}$ $\qquad$ $y = \dfrac{-42}{-7}$

$\boxed{x = -1}$ $\qquad$ $\boxed{y = 6}$

3 • Solutions : $\begin{cases} x = -1 \\ y = 6 \end{cases}$

Les systèmes de 3 équations à 3 inconnues

Méthode de substitution

Isoler une inconnue dans une équation, puis reporter ce résultat dans les deux autres équations. On obtient alors un système de deux équations à deux inconnues que l'on résout. En reprenant la première équation, on détermine enfin la troisième inconnue.

Exemple n° 1

1 • On note a, b et c les trois équations.

$$\begin{cases} a \\ b \\ c \end{cases} = \begin{cases} x + 2y + z = 3 \\ -2x + y + z = -2 \\ 3x + 4y + 2z = 8 \end{cases}$$

2 • À partir de l'équation a, on isole l'inconnue x.

$$a \longrightarrow x + 2y + z = 3$$

$$\boxed{x = -2y - z + 3}$$

3 • On reporte l'expression de x dans l'équation b.

$$b \longrightarrow -2(-2y - z + 3) + y + z = -2$$

$$4y + 2z - 6 + y + z = -2$$

$$\boxed{5y + 3z = 4}$$

4 • On reporte l'expression de x dans l'équation c.

$$c \longrightarrow 3(-2y - z + 3) + 4y + 2z = 8$$

$$-6y - 3z + 9 + 4y + 2z = 8$$

$$-2y - z = -1$$

$$\boxed{2y + z = 1}$$

5 • On résout le système formé par ces deux équations par la même méthode.

$$\begin{cases}5y+3z=4\\2y+z=1\end{cases}\Leftrightarrow\begin{cases}5y+3z=4\\z=1-2y\end{cases}\Leftrightarrow\begin{cases}5y+3(1-2y)=4\\z=1-2y\end{cases}$$

$$\Leftrightarrow\begin{cases}5y+3-6y=4\\z=1-2y\end{cases}\Leftrightarrow\begin{cases}-y=4-3\\z=1-2y\end{cases}\Leftrightarrow\begin{cases}-y=1\\z=1-2y\end{cases}$$

$$\Leftrightarrow\begin{cases}y=-1\\z=1-2\times(-1)\end{cases}\Leftrightarrow\begin{cases}y=-1\\z=1+2\end{cases}\Leftrightarrow\begin{cases}y=-1\\z=3\end{cases}$$

6 • On reporte ces valeurs dans la 1re équation pour obtenir la valeur de x.

$x=-2y-z+3$

$x=-2\times(-1)-3+3$

$\boxed{x=2}$

7 • Solutions. $\begin{cases}x=2\\y=-1\\z=3\end{cases}$

Exemple n° 2

1 • On note a, b et c les trois équations.

$$\begin{cases}a\\b\\c\end{cases}=\begin{cases}x+2y+2z=8\\3x+4y+2z=10\\2x+3y+z=4\end{cases}$$

2 • À partir de l'équation a, on isole l'inconnue x.

$a\longrightarrow x+2y+2z=8$

$\boxed{x=-2y-2z+8}$

3 • On reporte l'expression de x dans l'équation b.

$b\longrightarrow 3(-2y-2z+8)+4y+2z=10$

$-6y-6z+24+4y+2z=10$

$-2y-4z=10-24=-14$

$\boxed{y+2z=7}$

4 • On reporte l'expression de x dans l'équation c.

$$c \longrightarrow 2(-2y-2z+8)+3y+z=4$$
$$-4y-4z+16+3y+z=4$$
$$-y-3z=4-16=-12$$
$$\boxed{y+3z=12}$$

5 • On résout le système formé par ces deux équations par la même méthode.

$$\begin{cases} y+2z=7 \\ y+3z=12 \end{cases} \Leftrightarrow \begin{cases} y=7-2z \\ 7-2z+3z=12 \end{cases} \Leftrightarrow \begin{cases} y=7-2z \\ z=12-7 \end{cases}$$
$$\Leftrightarrow \begin{cases} y=7-2\times 5 \\ z=5 \end{cases} \Leftrightarrow \begin{cases} y=7-10 \\ z=5 \end{cases} \Leftrightarrow \begin{cases} y=-3 \\ z=5 \end{cases}$$

6 • On reporte ces valeurs dans la 1re équation pour obtenir la valeur de x.

$$a \longrightarrow x=-2y-2z+8$$
$$x=-2\times(-3)-2\times 5+8$$
$$x=+6-10+8$$
$$x=4$$

7 • Solutions. $\begin{cases} x=4 \\ y=-3 \\ z=5 \end{cases}$

Conclusion

On applique la méthode de **substitution** dans le cas où une équation possède une inconnue avec un coefficient égal à 1 ou – 1.

Méthode d'addition (combinaison linéaire)

Multiplier tous les nombres d'une équation par un nombre entier non nul. On obtient alors le même coefficient (au signe près) d'une inconnue sur deux équations.
En faisant la somme ou la différence des deux équations, cette inconnue disparaît.
On recommence avec l'équation non utilisée et une des deux autres équations. On obtient alors un système de deux équations à deux inconnues que l'on résout.
En reprenant l'une des trois équations de départ, on déterminera la valeur de la dernière inconnue.

Exemple

1 • On note a, b et c les trois équations.

$$\begin{cases} a \\ b \\ c \end{cases} = \begin{cases} x + 2y + z = 3 \\ -2x + y + z = -2 \\ 3x + 4y + 2z = 8 \end{cases}$$

On élimine les x en réduisant ce système.

2 • On multiplie la 1re équation par 2, et on fait la somme en colonne avec la 2e équation.

$$\begin{array}{c c l l l l} 2a & & 2x & +4y & +2z & =6 \\ b & = & -2x & +y & +z & =-2 \\ \hline 2a+b & & \cancel{2x-2x} & +4y+y & +2z+z & =6-2 \end{array}$$

On obtient alors l'équation suivante :

$$4y + y + 2z + z = 6 - 2$$

$$\boxed{5y + 3z = 4}$$

3 • On multiplie la 1re équation par 3, et on fait la somme en colonne avec la 3e équation.

$$\begin{array}{rcllll} 3a & & 3x & +6y & +3z & =9 \\ c & = & 3x & +4y & +2z & =8 \\ \hline 2a-b & & \cancel{3x-3x} & +6y-4y & +3z-2z & =9-8 \end{array}$$

On obtient alors l'équation suivante : $6y - 4y + 3z - 2z = 9 - 8$

$$\boxed{2y + z = 1}$$

4 • On résout le système formé par les deux équations obtenues.

On multiplie la 2de équation par 3, et on fait la différence en colonne avec la 1re équation.

$$\begin{array}{lll} 5y & +3z & =4 \\ 6y & +3z & =3 \\ \hline 5y-6y & \cancel{+3z-3z} & =4-3 \end{array}$$

On obtient alors l'équation suivante : $5y - 6y = 4 - 3$

$$-y = 1$$

$$\boxed{y = -1}$$

On multiplie la 1re équation par 2 et la 2de équation par 5. On fait la différence en colonne des équations.

$$\begin{array}{lll} 10y & +6z & =8 \\ 10y & +5z & =5 \\ \hline \cancel{10y-10y} & +6z-5z & =8-5 \end{array}$$

On résout alors l'équation suivante : $6z - 5z = 8 - 5$

$$\boxed{z = 3}$$

5 • On reprend la toute première équation (a) pour obtenir la valeur de x.

$a \longrightarrow x + 2y + z = 3$

$x = -2y - z + 3$

$x = -2 \times (-1) - 3 + 3$

$x = 2 \cancel{-3} \cancel{+3}$

$\boxed{x = 2}$

6 • Solutions. $\begin{cases} x = 2 \\ y = -1 \\ z = 3 \end{cases}$

Méthode des déterminants

Utiliser des déterminants pour déterminer les solutions d'un système à 3 équations et 3 inconnues.

Calcul d'un déterminant par la règle de Sarrus

Dans notre application, un déterminant est composé de neuf nombres que l'on écrit entre deux barres.

$$\begin{vmatrix} a & d & g \\ b & e & h \\ c & f & i \end{vmatrix}$$

On calcule un déterminant en recopiant les deux premières colonnes après la troisième colonne. On effectue des sommes et des différences de produits.

$$\begin{matrix} a & d & g & a & d \\ b & e & h & b & e \\ c & f & i & c & f \end{matrix}$$

On indique par des traits orange les produits qui sont additionnés, et par des traits gris ceux qui sont soustraits.

$$D = aei + dhc + gbf - gec - ahf - dbi$$

Application à la résolution du système précédent

$$\begin{cases} x + 2y + z = 3 \\ -2x + y + z = -2 \\ 3x + 4y + 2z = 8 \end{cases}$$

1. On note Dg le déterminant général formé par les coefficients de x, de y et de z.

$$Dg = \begin{vmatrix} 1 & 2 & 1 \\ -2 & 1 & 1 \\ 3 & 4 & 2 \end{vmatrix}$$

$$\begin{matrix} 1 & 2 & 1 & 1 & 2 \\ -2 & 1 & 1 & -2 & 1 \\ 3 & 4 & 2 & 3 & 4 \end{matrix}$$

On applique la règle précédente.

$$Dg = 1 \times 1 \times 2 + 2 \times 1 \times 3 + 1 \times (-2) \times 4 - 1 \times 1 \times 3 - 1 \times 1 \times 4 - 2 \times (-2) \times 2$$

$$Dg = 2 + 6 - 8 - 3 - 4 + 8 = 1$$

2. On note Dx le déterminant de x obtenu à partir du déterminant général en remplaçant les coefficients de x par les coefficients du second membre du système.

$$Dx = \begin{vmatrix} 3 & 2 & 1 \\ -2 & 1 & 1 \\ 8 & 4 & 2 \end{vmatrix}$$

On applique la règle précédente.

$$\begin{pmatrix} 3 & 2 & 1 & 3 & 2 \\ -2 & 1 & 1 & -2 & 1 \\ 8 & 4 & 2 & 8 & 4 \end{pmatrix}$$

$$Dx = 3\times1\times2 + 2\times1\times8 + 1\times(-2)\times4 - 1\times1\times8 - 3\times1\times4 - 2\times(-2)\times2$$

$$Dx = 6 + 16 - 8 - 8 - 12 + 8 = 2 \qquad x = \frac{Dx}{Dg} = \frac{2}{1} = 2$$

3. On note Dy le déterminant de y obtenu à partir du déterminant général en remplaçant les coefficients de y par les coefficients du second membre du système.

$$Dy = \begin{vmatrix} 1 & 3 & 1 \\ -2 & -2 & 1 \\ 3 & 8 & 2 \end{vmatrix}$$

On applique la règle précédente.

$$\begin{pmatrix} 1 & 3 & 1 & 1 & 3 \\ -2 & -2 & 1 & -2 & -2 \\ 3 & 8 & 2 & 3 & 8 \end{pmatrix}$$

$$Dy = 1\times(-2)\times2 + 3\times1\times3 + 1\times(-2)\times8 - 1\times(-2)\times3 - 1\times1\times8 - 3\times(-2)\times2$$

$$Dy = -4 + 9 - 16 + 6 - 8 + 12 = -1 \qquad y = \frac{Dy}{Dg} = \frac{-1}{1} = -1$$

4. On procède de même pour Dz.

$$Dz = \begin{vmatrix} 1 & 2 & 3 \\ -2 & 1 & -2 \\ 3 & 4 & 8 \end{vmatrix}$$

$$\begin{pmatrix} 1 & 2 & 3 & 1 & 2 \\ -2 & 1 & -2 & -2 & 1 \\ 3 & 4 & 8 & 3 & 4 \end{pmatrix}$$

On applique la règle précédente.

$$Dz = 1\times1\times8 + 2\times(-2)\times3 + 3\times(-2)\times4 - 3\times1\times3 - 1\times(-2)\times4 - 2\times(-2)\times8$$

$$Dz = 8 - 12 - 24 - 9 + 8 + 32 = 3 \qquad z = \frac{Dz}{Dg} = \frac{3}{1} = 3$$

Remarque : on retrouve bien les mêmes solutions.

Exercices d'application

1 • Résoudre le système suivant :

$$\begin{cases} x + y + z = 3 \\ x - y + 4z = 0 \\ 3x + y + z = 1 \end{cases}$$

2 • Résoudre le système suivant :

$$\begin{cases} x - y + z = 1 \\ x - 3y - z = 5 \\ x - 2y + z = -2 \end{cases}$$

Corrections

Correction de l'exercice n° 1

$$\begin{cases} a \\ b \\ c \end{cases} = \begin{cases} x + y + z = 3 \\ x - y + 4z = 0 \\ 3x + y + z = 1 \end{cases}$$

1 • *On note a, b et c les trois équations.*

2 • *On isole z dans la 1re équation.*

$$a \longrightarrow \boxed{z = 3 - x - y}$$

3 • *On substitue z dans la 2e équation.*

$$b \longrightarrow x - y + 4z = 0$$
$$x - y + 4(3 - x - y) = 0$$
$$x - y + 12 - 4x - 4y = 0$$
$$-3x - 5y = -12$$
$$\boxed{3x + 5y = 12}$$

4 • *On substitue z dans la 3e équation.*

$$c \longrightarrow 3x + y + z = 1$$
$$3x + y + (3 - x - y) = 1$$
$$3x + y + 3 - x - y = 1$$
$$2x = 1 - 3 = -2$$
$$x = \frac{-2}{2} = -1$$
$$\boxed{x = -1}$$

5 • *On résout le système formé par ces deux équations.*

$$\begin{cases} 3x + 5y = 12 \\ x = -1 \end{cases}$$
$$3 \times (-1) + 5y = 12$$
$$-3 + 5y = 12$$
$$5y = 12 + 3$$
$$y = \frac{15}{5}$$
$$\boxed{y = 3}$$

6 • *On détermine z dans la 1re équation.*

$$a \longrightarrow z = 3 - x - y$$
$$z = 3 - (-1) - 3$$
$$\boxed{z = 1}$$

7 • *Solutions.*

$$\begin{cases} x = -1 \\ y = 3 \\ z = 1 \end{cases}$$

Correction de l'exercice n° 2

$$\begin{cases} a \\ b \\ c \end{cases} = \begin{cases} x - y + z = 1 \\ x - 3y - z = 5 \\ x - 2y + z = -2 \end{cases}$$

1 • On note a, b et c les trois équations.

2 • On fait la somme en colonne des deux premières équations.

$$\begin{array}{llll} x & -y & +z & = 1 \\ x & -3y & -z & = 5 \\ \hline x + x & -y - 3y & \cancel{+z} \cancel{-z} & = 1 + 5 \end{array}$$

On résout alors cette équation : $x + x - y - 3y = 1 + 5$

$2x - 4y = 6$

$\boxed{x - 2y = 3}$

3 • On fait la somme en colonne des deux dernières équations.

$$\begin{array}{llll} x & -3y & -z & = 5 \\ x & -2y & +z & = -2 \\ \hline x + x & -3y - 2y & \cancel{-z} \cancel{+z} & = 5 - 2 \end{array}$$

On résout alors cette équation : $x + x - 3y - 2y = 5 - 2$

$\boxed{2x - 5y = 3}$

4 • On résout le système.

$$\begin{cases} x - 2y = 3 \\ 2x - 5y = 3 \end{cases} \Leftrightarrow \begin{cases} x = 3 + 2y \\ 2(3 + 2y) - 5y = 3 \end{cases}$$

$$\Leftrightarrow \begin{cases} x = 3 + 2y \\ 6 + 4y - 5y = 3 \end{cases} \Leftrightarrow \begin{cases} x = 3 + 2y \\ -y = 3 - 6 \end{cases}$$

$$\Leftrightarrow \begin{cases} x = 3 + 2y \\ -y = -3 \end{cases} \Leftrightarrow \begin{cases} x = 3 + 2 \times 3 \\ y = 3 \end{cases} \Leftrightarrow \begin{cases} x = 9 \\ y = 3 \end{cases}$$

5 • On reprend la 1re équation.

$a \longrightarrow x - y + z = 1$

$z = 1 - x + y$

$z = 1 - 9 + 3 = -5$

6 • Solutions.

$$\begin{cases} x = 9 \\ y = 3 \\ z = -5 \end{cases}$$

Les statistiques

La moyenne arithmétique simple

Méthode

Pour calculer la moyenne arithmétique simple d'un certain nombre de valeurs, il suffit de faire la somme de ces valeurs, et de diviser cette somme par le nombre de ces valeurs.

Exemple n° 1

Calcul de la moyenne des trois nombres 5, 12 et 4.

$$M = \frac{5 + 12 + 4}{3} = \frac{21}{3} = \boxed{7}$$

La moyenne des trois nombres 5, 12 et 4 est égale à 7.

Exemple n° 2

Calcul de la moyenne des nombres entiers compris entre 8 et 13 inclus.

$$M = \frac{8 + 9 + 10 + 11 + 12 + 13}{6} = \frac{63}{6} = \boxed{10{,}5}$$

Exemple n° 3

Calcul de la moyenne des quatre premiers nombres pairs.

$$M = \frac{2 + 4 + 6 + 8}{4} = \frac{20}{4} = \boxed{5}$$

La moyenne arithmétique pondérée

Méthode

Calculer la somme des produits de chaque nombre par son coefficient, puis de diviser le résultat par la somme des coefficients.

Exemple n° 1

Calcul de la moyenne des nombres 8 et 12 affectés respectivement des coefficients 1 et 3.

$$M = \frac{(8 \times 1) + (12 \times 3)}{1 + 3} = \frac{8 + 36}{4} = \frac{44}{4} = \boxed{11}$$

Exemple n° 2

Dans un centre de formation, une personne a obtenu 12 en français (coefficient 2) et 16 en mathématiques (coefficient 3). Calculer la moyenne obtenue.

$$M = \frac{(12 \times 2) + (16 \times 3)}{2 + 3} = \frac{24 + 48}{5} = \frac{72}{5} = \boxed{14{,}4}$$

Exemple n° 3

Calculer la moyenne à partir du tableau suivant :

Notes obtenues aux devoirs	8	11	17	9
Coefficients respectifs	2	3	1	2

$$M = \frac{8 \times 2 + 11 \times 3 + 17 \times 1 + 9 \times 2}{2 + 3 + 1 + 2} = \frac{84}{8} = \boxed{10{,}5}$$

La médiane d'une série statistique

Définition : la médiane d'une série statistique est un caractère qui sépare la série en deux groupes de même effectif. La médiane n'est pas obligatoirement un caractère de la série.

Méthode

• Classer les nombres de la série statistique dans l'ordre croissant.

• Si le nombre de caractères est un nombre impair, la médiane est le caractère de la série laissant le même nombre de caractères avant et après elle.

Exemple : si la série statistique classée dans l'ordre croissant possède 11 données, la médiane est la 6e donnée. C'est alors une valeur de la série.

• Si le nombre de caractères est un nombre pair, la médiane est le caractère de la série laissant la moitié des caractères avant et après elle.

Exemple : si la série statistique classée dans l'ordre croissant possède 10 données, la médiane est une donnée entre la 5e et la 6e donnée. Dans ce cas elle n'est pas une valeur de la série.

Exemple n° 1

Calculer la médiane de la série suivante : 12, 8, 15, 17, 5.

On classe dans l'ordre croissant les nombres de cette série : 5, 8, 12, 15, 17.

Cette série possède un nombre impair de données (5). La médiane est alors le 3e caractère, c'est-à-dire : **12**.

$$\underbrace{5\ ;\ 8}_{\textit{2 nombres}}\ ;\ \underset{\textit{Médiane}}{\boxed{12}}\ ;\ \underbrace{15\ ;\ 17}_{\textit{2 nombres}}$$

Exemple n° 2

Calculer la médiane de la série suivante : 12, 8, 15, 17, 5, 20.
On classe dans l'ordre croissant les nombres de cette série : 5, 8, 12, 15, 17, 20. Cette série possède un nombre pair de données (6). La médiane est alors un nombre entre le 3e et le 4e caractère, c'est-à-dire un nombre entre **12** et **15**.

$$\underbrace{5\ ;\ 8\ ;\ 12}_{3\,nombres}\ ;\ Médiane\ ;\ \underbrace{15\ ;\ 17\ ;\ 20}_{3\,nombres}$$

$$12 < Médiane < 15$$

Exemple n° 3

Calculer la médiane de la série suivante : 12, 8, 15, 17, 5, 12.
On classe dans l'ordre croissant les nombres de cette série : 5, 8, 12, 12, 15, 17. Cette série possède un nombre pair de données (6). La médiane est alors une nombre entre le 3e et le 4e caractère, c'est-à-dire un nombre entre **12** et **12**. Donc la médiane est égale à **12**.

$$\underbrace{5\ ;\ 8\ ;\ 12}_{3\,nombres}\ ;\ Médiane\ ;\ \underbrace{12\ ;\ 15\ ;\ 17}_{3\,nombres}$$

$$Médiane = 12$$

L'étendue d'une série statistique

Définition : l'étendue d'une série statistique classée dans l'ordre croissant est la différence entre le dernier et le premier caractère.

Exemple : calculer l'étendue de la série : 12, 8, 15, 17, 5.
On classe dans l'ordre croissant les nombres de cette série : 5, 8, 12, 15, 17. Le plus grand nombre est 17, le plus petit est 5.
L'étendue est égale à : $17 - 5 = \boxed{12}$.

Les premier et troisième quartiles

Définitions

• Dans une série statistique classée dans l'ordre croissant, le premier quartile est le premier caractère de cette série correspondant à au moins 25 % de l'effectif total.

• Dans une série statistique classée dans l'ordre croissant, le troisième quartile est le premier caractère de cette série correspondant à au moins 75 % de l'effectif total.

Exemple n° 1

Calculer les premier et troisième quartiles de la série suivante : 18, 13, 12, 8, 15, 20, 10, 12, 17, 5.
On classe d'abord les nombres de cette série dans l'ordre croissant : 5, 8, 10, 12, 12, 13, 15, 17, 18, 20.

Premier quartile

L'effectif de cette série est égal à 10. On calcule 25 % de cet effectif : $25\,\% \times 10 = \frac{25}{100} \times 10 = 2{,}5 < 3$. Le premier quartile est alors égal au 3e nombre, c'est-à-dire : **10**.

Troisième quartile

L'effectif de cette série est égal à 10. On calcule 75 % de cet effectif : $75\,\% \times 10 = \frac{75}{100} \times 10 = 7{,}5 < 8$. Le troisième quartile est alors égal au 8e nombre, c'est-à-dire : **17**.

5 ; 8 ; [10] ; 12 ; 12 ; 13 ; 15 ; [17] ; 18 ; 20
(10 : 1er *quartile* ; 17 : 3e *quartile*)

Remarque : les quartiles sont toujours des caractères de la série statistique.

Exemple n° 2

Calculer les premier et troisième quartiles de la série suivante : 18, 5, 13, 12, 8, 15, 20, 10, 12, 17, 5, 18.
On classe d'abord les nombres de cette série dans l'ordre croissant : 5, 5, 8, 10, 12, 12, 13, 15, 17, 18, 18, 20.

Premier quartile
L'effectif de cette série est égal à 12. On calcule 25 % de cet effectif : $25\,\% \times 12 = \frac{1}{4} \times 12 = 3$. Le premier quartile est alors égal au 3e nombre, c'est-à-dire : **8.**

Troisième quartile
L'effectif de cette série est égal à 12. On calcule 75 % de cet effectif : $75\,\% \times 12 = \frac{3}{4} \times 12 = 9$. Le troisième quartile est alors égal au 9e nombre, c'est-à-dire : **17.**

5 ; 5 ; $\boxed{8}$; 10 ; 12 ; 12 ; 13 ; 15 ; $\boxed{17}$; 18 ; 18 ; 20
1er quartile *3e quartile*

Le mode d'une série statistique

Définition : dans une série statistique le mode est le caractère de plus grand effectif.

Exemple : donner le mode de la série suivante : 18, 12, 12, 8, 15, 20, 10, 12, 17, 10.
On remarque que le nombre 12 se répète 3 fois dans la série. C'est le nombre le plus fréquent. Le mode est alors égal à **12.**

Remarque : parfois une série statistique a plusieurs modes.

La variance et l'écart type

L'écart type mesure la dispersion des caractères par rapport à la moyenne.
C'est un nombre positif (ou nul). Plus l'écart type est proche de 0, plus les caractères sont proches de la moyenne.

Méthode : pour calculer la variance et l'écart type d'une série, on dresse un tableau de statistique.

Exemple : calculer la variance et l'écart type de la série des quatre nombres suivants : 16, 4, 12, 8.

On calcule d'abord la moyenne :

$$M = \frac{16 + 4 + 12 + 8}{4} = \frac{40}{4} \ ; \ M = \boxed{10}$$

Il faut calculer la somme des carrés des nombres dans le tableau.

					Totaux
Nombres	16	4	12	8	**40**
$(\text{Nombres})^2$	256	16	144	64	**480**

Dans cette série, il y a 4 nombres. La somme des carrés des nombres est égale à 480. On calcule la variance.

On divise cette somme par 4, car il y a 4 nombres.

Formule :

$$V = \frac{\textit{Somme des carrés}}{\textit{Effectif total}} - (\textit{Moyenne})^2$$

$$V = \frac{480}{4} - M^2 = 120 - 10^2 = 120 - 100 = \boxed{20}$$

L'écart type est la racine carrée de la variance : $e = \sqrt{V}$.

$$e = \sqrt{20} = \sqrt{4 \times 5} = \sqrt{4} \times \sqrt{5} = \boxed{2\sqrt{5}} \approx 4{,}5$$

Exercices d'application

1 • Calculer la moyenne suivante :

Calculer la moyenne des cinq premiers nombres impairs.

2 • Calculer la moyenne suivante :

Calculer la moyenne des nombres premiers entre 2 et 10 inclus.

3 • Calculer la moyenne des températures suivantes :

Température (°C)	16	18	20	22	24	25	28
Nombre de jours	3	4	5	2	8	4	4

4 • Calculer le revenu moyen par personne :

Revenus perçus (€)	800	1 100	2 500	3 500
Nombre de personnes	3	4	1	5

5 • Calculer la médiane et les 1er et 3e quartiles de la série suivante : 10, 12, 15, 14, 18, 20, 13, 12, 12.

6 • Calculer la médiane et les 1er et 3e quartiles de la série suivante : 10, 12, 15, 14, 18, 20, 13, 12, 12, 20.

7 • Calculer la médiane, les 1er et 3e quartiles, l'étendue et le mode de la série suivante : 10, 12, 15, 14, 13, 12, 12, 20.

8 • Calculer la moyenne et l'écart type de la série suivante : 5, 0, 10, 15, 20.

Corrections

Correction de l'exercice n° 1

$$M = \frac{1+3+5+7+9}{5} = \frac{25}{5} = \boxed{5}$$

Correction de l'exercice n° 2

Liste des nombres premiers entre 2 et 10 inclus : 2 ; 3 ; 5 et 7.

$$M = \frac{2+3+5+7}{4} = \frac{17}{4} = \boxed{4{,}25}$$

Correction de l'exercice n° 3

$$M = \frac{16 \times 3 + 18 \times 4 + 20 \times 5 + 22 \times 2 + 24 \times 8 + 25 \times 4 + 28 \times 4}{3+4+5+2+8+4+4}$$

$$M = \frac{668}{30} \approx \boxed{22{,}3}$$

La température moyenne est environ égale à 22,3 °C.

Correction de l'exercice n° 4

$$M = \frac{800 \times 3 + 1\,100 \times 4 + 2\,500 \times 1 + 3\,500 \times 5}{3+4+1+5}$$

$$M = \frac{26\,800}{13} \approx \boxed{2\,061{,}5}$$

Le revenu moyen est environ égal à 2 061,5 €.

Correction de l'exercice n° 5

On range les neuf nombres dans l'ordre croissant :
10, 12, 12, 12, 13, 14, 15, 18, 20.

$$\underbrace{10\ ;\ 12\ ;\ 12\ ;\ 12}_{4\,nombres}\ ;\ \underbrace{\boxed{13}}_{Médiane}\ ;\ \underbrace{14\ ;\ 5\ ;\ 18\ ;\ 20}_{4\,nombres}$$

$$Médiane = 13$$

L'effectif de cette série est égal à 9.

On calcule 25 % de cet effectif :
$25\,\% \times 9 = 0{,}25 \times 9 = 2{,}25 < 3$. Le premier quartile est alors égal au 3e nombre, c'est-à-dire : **12**.

On calcule 75 % de cet effectif :
$75\,\% \times 9 = 0{,}75 \times 9 = 6{,}75 < 7$. Le troisième quartile est alors égal au 7e nombre, c'est-à-dire : **15**.

10 ; 12 ; [12] ; 12 ; (13) ; 14 ; [15] ; 18 ; 20
1er quartile — *Médiane* — *3e quartile*

Correction de l'exercice n° 6

On range les dix nombres dans l'ordre croissant :
10, 12, 12, 12, 13, 14, 15, 18, 20, 20.

$$\underbrace{10\ ;\ 12\ ;\ 12\ ;\ 12\ ;\ 13}_{5\,nombres}\ ;\ \underbrace{14\ ;\ 15\ ;\ 18\ ;\ 20\ ;\ 20}_{5\,nombres}$$

$$13 < Médiane < 14$$

L'effectif de cette série est égal à 10.

$25\,\% \times 10 = 0{,}25 \times 10 = 2{,}5 < 3$. Le premier quartile est alors égal au 3e nombre, c'est-à-dire : **12**.

$75\,\% \times 10 = 0{,}75 \times 10 = 7{,}5 < 8$. Le troisième quartile est alors égal au 8e nombre, c'est-à-dire : **18**.

Correction de l'exercice n° 7

On range les huit nombres dans l'ordre croissant :
10, 12, 12, 12, 13, 14, 15, 20.

$\underbrace{10 \; ; 12 \; ; 12 \; ; 12}_{4\,nombres} \; ; \underbrace{13 \; ; 14 \; ; 15 \; ; 20}_{4\,nombres}$ $12 < Médiane < 13$

L'effectif de cette série est égal à 8.
On calcule : $25\,\% \times 8 = 0{,}25 \times 8 = 2$.
Le 1er quartile est alors égal au 2e nombre, c'est-à-dire : **12.**
On calcule : $75\,\% \times 8 = 0{,}75 \times 8 = 6$.
Le 3e quartile est alors égal au 6e nombre, c'est-à-dire : **14.**

L'étendue est égale à : $20 - 10 = \mathbf{10}$.

Mode : le nombre 12 est le plus fréquent dans cette série, car il est présent 3 fois alors que les autres nombres ne se répètent pas. Le mode est alors égal à **12.**

Correction de l'exercice n° 8

Moyenne : $M = \dfrac{5 + 0 + 10 + 15 + 20}{5} = \dfrac{50}{5} = \boxed{10}$

Il faut calculer la somme des carrés des nombres dans le tableau.

						Totaux
Nombres	5	0	10	15	20	**50**
$(\text{Nombres})^2$	25	0	100	225	400	**750**

Dans cette série, il y a 5 nombres. La somme des carrés des nombres est égale à 750. On calcule la ***variance*** :

$$V = \frac{750}{5} - 10^2 = 150 - 100 = \boxed{50}$$

L'***écart type*** est la racine carrée de la variance :

$$e = \sqrt{V} \quad ; \quad e = \sqrt{50} \approx \sqrt{49} \quad ; \quad e \approx \boxed{7}$$

La proportionnalité

Les différentes méthodes de calcul

Exemple : *en 4 jours les cheveux poussent de 1 mm. De quelle longueur s'allonge la chevelure en 20 jours ?*

On place les données dans un tableau de proportionnalité.

Méthode n° 1 : produit ou quotient par colonne

(× 5 de la 2e à la 3e colonne, sur chaque ligne)

Nombre de jours	4	20
Allongement des cheveux (mm)	1	a

Les nombres de la 2e colonne sont multipliés par 5 pour obtenir les nombres de la 3e colonne. Alors : $a = 1 \times 5 = \boxed{5}$.

Méthode n° 2 : quotient ou produit par ligne

(÷ 4 de la 1re à la 2de ligne, dans chaque colonne)

Nombre de jours	4	20
Allongement des cheveux (mm)	1	a

Les nombres de la 1re ligne sont divisés par 4 pour obtenir les nombres de la 2de ligne. Alors : $a = 20 \div 4 = \boxed{5}$.

Méthode n° 3 : produit en croix

Nombre de jours	4	20
Allongement des cheveux (mm)	1	a

On écrit l'égalité des produits en croix : $4 \times a = 1 \times 20$.

On en déduit la valeur de : $a = \dfrac{1 \times 20}{4} = \boxed{5}$.

Méthode n° 4 : règle de trois

Nombre de jours	4	20
Allongement des cheveux (mm)	1	a

On détermine la valeur de a en appliquant la règle de trois.

$$a = \frac{1 \times 20}{4} = \boxed{5}$$

Méthode n° 5 : retour à l'unité

	÷ 4 →	× 20 →	
Nombre de jours	4	1	20
Allongement des cheveux (mm)	1	0,25	a
	÷ 4 →	× 20 →	

*On divise par 4 les nombres de la 2e colonne pour que le nombre de jours soit égal à **1** (l'unité).*

On passe de 1 à 20 en multipliant par 20.
On a alors : $a = 0{,}25 \times 20 = \boxed{5}$.

Synthèse
Suivant le problème, au moins une des méthodes donne des résultats plus rapides qu'avec les autres méthodes.

Exemple n° 1 : *en 3 jours, le niveau d'eau de cette mare baisse de 16 cm. De combien baisse le niveau d'eau en 5 semaines ?*

Remarque : 5 semaines est égal à : 5×7 j $= 35$ j.

Nombre de jours	3	35
Baisse du niveau d'eau (cm)	16	b

On détermine la valeur de a en appliquant la règle de trois.

$$a = \frac{16 \times 35}{3} \approx \boxed{187}$$

Conclusion : le niveau d'eau baisse d'environ 187 cm.

Exemple n° 2 : *en deux mois, 8 maçons bâtissent 4 pavillons. En 2 mois, combien faut-il de maçons pour bâtir 20 pavillons ?*

On place les données dans un tableau de proportionnalité.

(×5 de la 2e à la 3e colonne)

Nombre de maçons	8	c
Nombre de pavillons bâtis	4	20

(×5 de la 2e à la 3e colonne)

Les nombres de la 2ᵉ colonne sont multipliés par 5 pour obtenir les nombres de la 3ᵉ colonne. Alors : $c = 8 \times 5 = \boxed{40}$.

Conclusion : il faut **40** maçons pour bâtir 20 pavillons.

Les valeurs inversement proportionnelles

Exemple n° 1 : *en 4 heures de travail, 6 infirmières font tous les soins dans un service hospitalier. Pour faire ces mêmes soins en 2 heures, combien faut-il d'infirmières ?*

Pour faire le même travail, si on dispose de moins de temps, il faut un plus grand nombre d'infirmières. Donc, la durée et le nombre d'infirmières ne varient pas dans le même sens. Ces deux grandeurs sont inversement proportionnelles.

On place les données dans un tableau.

(÷2 de la 2e à la 3e colonne)

Temps de travail (h)	4	2
Nombre d'infirmières	6	d

(×2 de la 2e à la 3e colonne)

1re méthode : les coefficients multiplicateurs

- Sur la 1re ligne du tableau, le temps de travail passe de 4 h à 2 h. On **divise par 2**.
- Sur la 2e ligne du tableau, le nombre d'infirmières passe de 6 à *d*. On **multiplie par 2**. Alors : $d = 12$.

2de méthode : les produits en colonne

On effectue les produits des nombres pointés par les flèches orange :

$$2 \times d = 4 \times 6$$

$$d = \frac{4 \times 6}{2} = \boxed{12}$$

Conclusion : il faut 12 infirmières.

Exemple n° 2 : *on donne une prime de rendement inversement proportionnelle au temps de travail passé. Le montant de la prime est égal à 150 € pour un travail effectué en 6 jours. Que devient cette prime, pour le même travail effectué en 4 jours ?*

On place les données dans un tableau :

Montant de la prime (€)	150	e
Nombre de jours de travail	6	4

Remarque : la méthode des coefficients fait intervenir des fractions. Il est donc plus simple d'utiliser la 2de méthode.

Les produits en colonne

On effectue les produits des nombres pointés par les flèches orange :

$$4 \times e = 150 \times 6$$

$$e = \frac{150 \times 6}{4} = \boxed{225}$$

Conclusion : le montant de la prime est de 225 €.

Exercices d'application

1 • Pour un achat de 300 €, on bénéficie de 40 € en bons d'achat. Quel est le montant de l'achat à réaliser pour bénéficier de 100 € en bons d'achat ?

2 • En trois jours, les algues ont envahi 20 % de la surface du plan d'eau. Combien de jours supplémentaires faudra-t-il aux algues pour envahir 60 % de la surface du plan d'eau ?

3 • En trois jours, 12 personnes nettoient une plage. Combien de jours faut-il à 9 personnes pour dépolluer la même plage ?

Corrections

Correction de l'exercice n° 1

Les grandeurs sont proportionnelles.

Montant de l'achat (€)	300	f
Montant des bons d'achat (€)	40	100

Égalité des produits en croix

$$40 \times f = 300 \times 100$$

$$f = \frac{300 \times 100}{40} = \boxed{750}$$

Conclusion : le montant de l'achat est de 750 €.

Correction de l'exercice n° 2

Les grandeurs sont proportionnelles.

Nombre de jours	3	g
Proportion de la superficie (%)	20	60

Règle de trois

$$g = \frac{3 \times 60}{20} = \boxed{9}$$

Conclusion : il faut 9 jours, soit **6** jours supplémentaires.

Correction de l'exercice n° 3

Les grandeurs sont inversement proportionnelles.

Égalité des produits en colonne

Nombre de jours	3	h
Nombre personnes	12	9

$$9 \times h = 3 \times 12$$

$$h = \frac{3 \times 12}{9} = \boxed{4}$$

Conclusion : il faut 4 jours.

Les opérations sexagésimales

Rappels : **1 j = 24 h** **1 h = 60 min** **1 min = 60 s**

Les additions de durées

Méthode

• On dispose en colonne les heures, les minutes et les secondes. On additionne chaque grandeur séparément.
• Quand le nombre de secondes dépasse 60, on ajoute 1 minute au résultat, et on diminue le nombre de secondes de 60.
• Quand le nombre de minutes dépasse 60, on ajoute 1 heure au résultat, et on diminue le nombre de minutes de 60.
• Quand le nombre d'heures dépasse 24, on ajoute 1 jour au résultat, et on diminue le nombre d'heures de 24.

Exemple n° 1 : calculer 1 h 50 min + 4 h 15 min.

1 h	50 min
+ 4 h	15 min
5 h	65 min
+ 1 h	− 60 min
6 h	5 min

Exemple n° 2 : calculer 12 h 35 min 45 s + 13 h 40 min 40 s.

	12 h	35 min	45 s
	+ 13 h	40 min	40 s
	25 h	75 min	85 s
		+ 1 min	− 60 s
	25 h	76 min	25 s
	+ 1 h	− 60 min	
	26 h	16 min	25 s
+ 1 j	− 24 h		
1 j	2 h	16 min	25 s

Les soustractions de durées

Méthode

- On dispose en colonne les j, h, min et s.
- On soustrait chaque grandeur séparément.
- Si la soustraction des secondes n'est pas possible, on ajoute **60** secondes au premier nombre, et on diminue de **1** le nombre de minutes au premier nombre.
- Si la soustraction des minutes n'est pas possible, on ajoute **60** minutes au premier nombre, et on diminue de **1** le nombre d'heures au premier nombre.
- Si la soustraction des heures n'est pas possible, on ajoute **24** heures au premier nombre, et on diminue de **1** le nombre de jours au premier nombre.

Exemple n° 1 : calculer
4 h 30 min 25 s – 2 h 40 min 15 s.

4 h	30 min	25 s
– 1 h	+ 60 min	
3 h	90 min	25 s
– 2 h	40 min	15 s
1 h	50 min	10 s

Exemple n° 2 : calculer
3 j 10 h 10 min 15 s – 20 h 40 min 45 s.

	3 j	10 h	10 min	15 s
	– 1 j	+ 24 h		
	2 j	34 h	10 min	15 s
		– 1 h	+ 60 min	
	2 j	33 h	70 min	15 s
			– 1 min	+ 60 s
	2 j	33 h	69 min	75 s
–		20 h	40 min	45 s
	2 j	13 h	29 min	30 s

Les multiplications par un nombre

Méthode

- On dispose en colonne les j, h, min et s.
- On multiplie chaque grandeur par le nombre demandé.
- On effectue les conversions si le nombre d'heures est supérieur à 24, ou si les nombres de minutes ou de secondes sont supérieurs à 60.

Exemple n° 1 : calculer (4 h 40 min 35 s) × 3.

	4 h	40 min	35 s
×			3
	12 h	120 min	105 s
		+ 1 min	− 60 s
	12 h	121 min	45 s
	+ 2 h	− 120 min	
	14 h	1 min	45 s

Exemple n° 2 : calculer (3 h 50 min 40 s) × 2,5.

0,5 h = 30 min

	3 h	50 min	40 s
×			2,5
	7,5 h	125 min	100 s
	− 0,5 h	+ 30 min	
	7 h	155 min	100 s
		+ 1 min	− 60 s
	7 h	156 min	40 s
	+ 2 h	− 120 min	
	9 h	36 min	40 s

Les divisions par un nombre

Méthode

- On convertit la durée en secondes.
- On divise la durée convertie en secondes par le nombre demandé.
- On convertit le résultat obtenu en j, h, min et s.

Exemple n° 1 : calculer (4 h 30 min 50 s) ÷ 5.

$$\begin{cases} 4\text{ h} = 4 \times 60\text{ min} = 240\text{ min} = 240 \times 60\text{ s} = 14\,400\text{ s} \\ 30\text{ min} = 30 \times 60\text{ s} = 1800\text{ s} \end{cases}$$

1 • Conversion

$$4\text{ h }30\text{ min }50\text{ s} = 14\,400\text{ s} + 1800\text{ s} + 50\text{ s} = 16\,250\text{ s}$$

$$(4\text{ h }30\text{ min }50\text{ s}) \div 5 = 16\,250\text{ s} \div 5 = 3\,250\text{ s}$$ ← *2 • Division*

3 250 s	60
10 s	54 min

← *3 • Conversion inverse*

$$(4\text{ h }30\text{ min }50\text{ s}) \div 5 = \boxed{54\text{ min }10\text{ s}}$$

Exemple n° 2 : calculer (3 h 56 min 30 s) ÷ 5,5.

$$3\text{ h }56\text{ min }30\text{ s} = 3 \times 3\,600\text{ s} + 56 \times 60\text{ s} + 30\text{ s} = 14\,190\text{ s}$$ ← *1 • Conversion*

$$14\,190\text{ s} \div 5{,}5 = 2\,580\text{ s}$$ ← *2 • Division*

2 580 s	60
0 s	43 min

← *3 • Conversion inverse*

$$(3\text{ h }56\text{ min }30\text{ s}) \div 5{,}5 = \boxed{43\text{ min}}$$

Exercices d'application

1 • Effectuer l'opération suivante :

17 h 55 min 25 s + 21 h 30 min 50 s

2 • Effectuer l'opération suivante :

5 j 8 h 30 min 45 s − 1 j 21 h 41 min 55 s

3 • Effectuer l'opération suivante :

(2 h 40 min 30 s) × 3,2

4 • Effectuer l'opération suivante :

(3 h 32 min 6 s) ÷ 4,2

Corrections

Correction de l'ex. n° 1

	17 h	55 min	25 s
	+ 21h	30 min	50 s
	38 h	85 min	75 s
		+ 1min	− 60 s
	38 h	86 min	15 s
	+ 1h	− 60 min	
	39 h	26 min	15 s
+ 1 j	− 24 h		
1 j	15 h	26 min	15 s

Correction de l'ex. n° 2

	5 j	8 h	30 min	45 s
	− 1 j	+ 24 h		
	4 j	32 h	30 min	45 s
		− 1h	+ 60 min	
	4 j	31h	90 min	45 s
			− 1min	+ 60 s
	4 j	31h	89 min	105 s
−	1 j	21h	41min	55 s
	3 j	10 h	48 min	50 s

Correction de l'ex. n° 3

	2 h	40 min	30 s
×			3,2
	6,4 h	128 min	96 s
	− 0,4 h	+ 24 min	
	6 h	152 min	96 s
		+ 1min	− 60 s
	6 h	153 min	36 s
	+ 2 h	− 120 min	
	8 h	33 min	36 s

Correction de l'ex. n° 4

On convertit d'abord la durée en s, puis on effectue la division par 4,2. Enfin, on convertit le résultat en min et s.

$3\text{ h }32\text{ min }6\text{ s} = 3 \times 3\,600\text{ s} + 32 \times 60\text{ s} + 6\text{ s}$

$3\text{ h }32\text{ min }6\text{ s} = 12\,726\text{ s}$

$12\,726\text{ s} \div 4{,}2 = 3\,030\text{ s}$

3 030 s	60
30 s	50 min

$(3\text{ h }32\text{ min }6\text{ s}) \div 4{,}2 = \boxed{50\text{ min }30\text{ s}}$

Les conversions d'unités

Méthode

Utiliser de préférence un tableau de conversion.

L'utilisation du tableau est simple. On place la grandeur à convertir en positionnant correctement les chiffres dans les différentes colonnes. Pour cela, il faut placer sur la même colonne, le chiffre des unités du nombre à convertir et l'unité indiquée.

Les conversions de longueur

Exemple n° 1 : convertir 34,2 dm en mm.

	km	hm	dam	m	dm	cm	mm
				3	**4,**	2	
				3	4	2	**0**

34,2 dm = 3 420 mm

Exemple n° 2 : convertir 95,3 dam en km.

	km	hm	dam	m	dm	cm	mm
		9	**5,**	3			
	0,	9	5	3			

95,3 dam = 0,953 km

Les conversions d'aire

Dans le tableau, il y a **deux colonnes pour chaque unité**. Pour les unités agraires, on utilise les ares (a) et les hectares (ha).

1 a = 100 m² = 1 dam²
1 ha = 10 000 m² = 1 hm²

Exemple n° 1 : convertir 87,9 dm² en cm².

	km²		hm²		dam²		m²		**dm²**		**cm²**		mm²
								8	**7,**	9			
								8	7	9	**0**		

87,9 dm² = 8 790 cm²

Exemple n° 2 : convertir 8,35 ha en m².

	km²		**hm² = ha**		dam² = a		**m²**		dm²		cm²		mm²
			8,	3	5								
			8	3	5	0	**0**						

8,35 ha = 8,35 hm² = 83 500 m²

Les conversions de volume

Dans le tableau, il y a **trois colonnes pour chaque unité**.

1 litre (L) = 1 dm³

Exemple n° 1 : convertir 67,25 cm³ en mm³.

	dam³			m³			dm³ = L	dL	cL	**cm³= mL**			**mm³**
									6	**7,**	2	5	
									6	7	2	5	**0**

67,25 cm³ = 67 250 mm³

Exemple n° 2 : convertir 7 325 mL en dm³.

	dam³			m³			**dm³ = L**	dL	cL	**cm³= mL**			mm³
							7	3	2	**5**			
							7,	3	2	5			

7 325 mL = 7,325 dm³

Les conversions de masse

Dans le tableau, il y a une colonne pour chaque unité.

1 tonne = 1 000 kg

Exemple n° 1 : convertir 1,25 kg en g.

	t			kg			g	dg	cg	mg
				1,	2	5				
				1	2	5	**0**			

1,25 kg = 1 250 g

Exemple n° 2 : convertir 96 325 mg en kg.

	t			kg			g	dg	cg	mg
						9	6	3	2	**5**
				0,	0	9	6	3	2	5

96 325 mg = 0,096325 kg

Les conversions de durée

1 millénaire = 1 000 ans ; 1 siècle = 100 ans ; 1 décennie = 10 ans
1 an = 365 ou 366 jours pour les années bissextiles*
1 mois = 28 ou 29* ou 30 ou 31 jours
1 jour = 24 heures ; 1 h = 60 min = 3 600 s ; 1 min = 60 s

Exemple n° 1 : convertir 3 h 15 min 20 s en secondes.

3 h 15 min 20 s = 3 × 3 600 s + 15 × 60 s + 20 s = 11720 s

Exemple n° 2 : convertir 3 850 s en h, min et s.

Méthode : on utilise deux divisions entières successives.

3 850	60	
secondes → 10	64	60
	minutes → 4	1 ← heures

3 850 s = 1 h 4 min 10 s

Les conversions de vitesse

Pour convertir en km/h une vitesse exprimée en m/s, il suffit de multiplier la vitesse par 3,6.

Exemple : $15 \times 3{,}6 = 54$; 15 m/s = 54 km/h

Pour convertir en m/s une vitesse exprimée en km/h, il suffit de diviser la vitesse par 3,6.

Exemple : $90 \div 3{,}6 = 25$; 90 km/h = 25 m/s

Exercices d'application

1 • Convertir 15 mL en dm^3.

2 • Convertir 485 mg en kg.

3 • Convertir 4 230 s en h, min et s.

4 • Convertir 144 km/h en m/s.

Corrections

Correction de l'exercice n° 1

	dam³			**m³**			**dm³ = L**	dL	cL	**cm³= mL**			**mm³**
									1	**5**			
							0,	0	1	5			

15 mL = 0,015 dm³

Correction de l'exercice n° 2

	t			**kg**			**g**	dg	cg	mg
								4	8	**5**
				0,	0	0	0	4	8	5

485 mg = 0,000485 kg

Correction de l'exercice n° 3

	4 230	60	
secondes →	30	70	60
minutes →		10	1 ← heures

4 230 s = 1h 10 min 30 s

Correction de l'exercice n° 4

144 ÷ 3,6 = 40 ; 144 km/h = 40 m/s

Les ensembles et les dénombrements

Les ensembles

Exemple : *dans une école de 100 enfants, il y en a 70 qui étudient au moins l'anglais, 40 qui étudient au moins l'espagnol et 20 qui étudient les deux langues.*

Méthode : on commence par ceux qui étudient les deux langues.

- **20** élèves étudient les deux langues. **70** élèves étudient au moins l'anglais. Il y a donc **70** − **20** = **50** élèves qui étudient uniquement l'anglais.
- **20** élèves étudient les deux langues. **40** élèves étudient au moins l'espagnol. Il y a donc **40** − **20** = **20** élèves qui étudient uniquement l'espagnol.
- **50** élèves étudient uniquement l'anglais, **20** étudient uniquement l'espagnol, et **20** étudient les deux langues. Sur **100** élèves, il en reste donc **10** qui n'étudient pas de langue.

Schéma

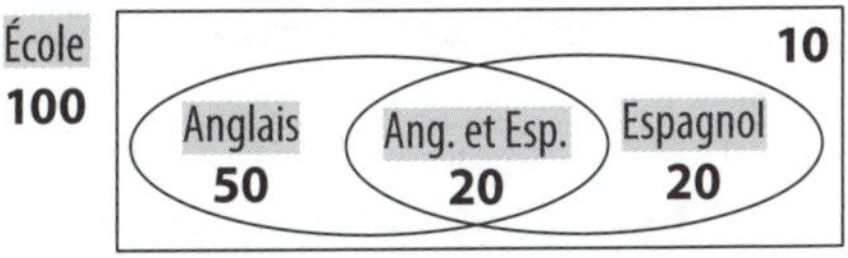

- **L'union** des groupes d'élèves qui étudient une langue (anglais **ou** espagnol) possède **50** + **20** + **20** = **90** élèves.
- **L'intersection** des groupes d'élèves qui étudient deux langues (anglais **et** espagnol) possède **20** élèves.
- **Le complément** du groupe d'élèves qui étudient au moins une langue, c'est-à-dire ceux qui n'étudient pas de langue possède **10** élèves.

Les dénombrements

Définition : on note la « factorielle » d'un nombre entier n, le produit de tous les nombres entiers de 1 à n.

$$\boxed{n! = 1 \times 2 \times ... \times n}$$

Exemple : $4! = 1 \times 2 \times 3 \times 4 = \boxed{24}$

Les permutations sans répétition

Exemple : on dispose des trois lettres **A**, **B** et **C**. On veut placer ces trois lettres dans tous les ordres possibles.
Voici les différentes possibilités :
ABC ; ACB ; BAC ; BCA ; CAB ; CBA.

Il y a : $3! = 1 \times 2 \times 3 = \boxed{6}$ possibilités.

On obtient le nombre de possibilités en multipliant tous les entiers entre eux à partir de 1 et jusqu'au nombre d'éléments.

Les permutations avec répétitions

Exemple : on dispose des trois lettres **A**, **A** et **B**. On veut placer ces trois lettres dans tous les ordres possibles.
Voici les différentes possibilités :
AAB ; ABA ; BAA.

Il y a : $\frac{3!}{2!} = \frac{3 \times 2 \times 1}{2 \times 1} = \frac{6}{2} = \boxed{3}$ possibilités.

On obtient le nombre de possibilités en divisant le calcul précédent par le nombre de permutations des lettres identiques.

Les arrangements sans répétition et avec ordre

Exemple : on dispose des quatre lettres **A**, **B**, **C** et **D**. On veut placer uniquement deux lettres différentes.
Voici les différentes possibilités :
AB; AC ; AD ; BA ; BC ; BD ; CA ; CB ; CD ; DA ; DB ; DC.

Nombre de possibilités :

Nombre de lettres (désigne le 4 du numérateur)

$$\frac{4\,!}{(4-2)\,!} = \frac{4!}{2!} = \frac{1\times2\times3\times4}{1\times2} = 3\times4 = \boxed{12}$$

Différence entre le nombre total de lettres et le nombre de lettres placées (désigne le (4 − 2) du dénominateur)

Les combinaisons sans répétition et sans ordre

Exemple : on dispose des quatre lettres **A**, **B**, **C** et **D**. On veut placer deux lettres différentes, mais sans tenir compte de l'ordre des lettres. Voici les différentes possibilités :
AB = BA ; AC = CA ; AD = DA ; BC = CB ; BD = DB ; CD = DC.

Nombre de possibilités :

Nombre de lettres (désigne le 4 du numérateur)

$$\frac{4\,!}{2\,!\times(4-2)\,!} = \frac{4\,!}{2\,!\times2\,!} = \frac{1\times2\times3\times4}{1\times2\times1\times2} = \boxed{6}$$

Nombre de lettres placées (désigne le 2! du dénominateur)

Différence entre le nombre total de lettres et le nombre de lettres placées (désigne le (4 − 2) du dénominateur)

Les arrangements avec répétition et avec ordre

Exemple : on dispose des deux lettres **A** et **B**. On veut former des « mots » de trois lettres. Pour chaque lettre du « mot » on a deux choix **A** ou **B**. Voici les différentes possibilités :
AAA ; AAB ; ABA ; ABB ; BAA ; BAB ; BBA ; BBB.

Nombre de possibilités :

Nombre de lettres dans chaque mot (exposant)

Nombre de lettres → $2^3 = \boxed{8}$

Exercices d'application

1 • Dans une préparation à différents concours, il y a 40 personnes ; 30 présentent au moins le concours d'orthophoniste ; 20 au moins le concours IFSI, et 10 personnes passent les deux concours. Quelle est la répartition des candidats ?

2 • On dispose des 4 chiffres **0**, **1**, **2** et **3**. Quel est le nombre de possibilités de placer ces quatre chiffres sans répétition dans tous les ordres possibles ?

3 • On dispose des quatre lettres **A**, **A**, **A** et **B**. Quel est le nombre de possibilités de placer ces quatre lettres dans tous les ordres possibles ?

4 • On dispose des chiffres **1**, **2**, **3** et **4**. Quel est le nombre de possibilités de placer deux chiffres différents dans tous les ordres possibles ?

5 • On dispose de 4 couleurs **R**, **V**, **B** et **J**. Quel est le nombre de possibilités de placer deux couleurs différentes dans le cas où l'ordre n'intervient pas ?

6 • Un cadenas à code possède quatre molettes de dix chiffres. Quel est le nombre de codes possibles ?

Corrections

Correction de l'exercice n° 1

On calcule d'abord le nombre de candidats préparant les deux concours.

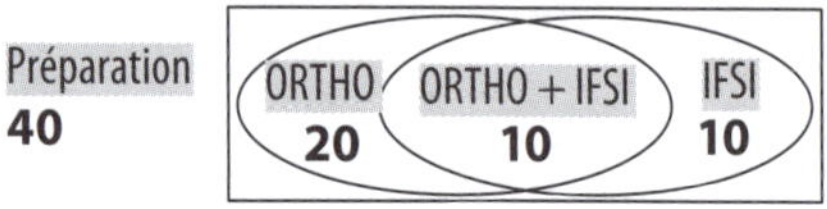

Correction de l'exercice n° 2

$$4! = 1 \times 2 \times 3 \times 4 = \boxed{24}$$

Il y a **24** choix : 0123, 0132, 0213, 0231, 0312, 0321, 1023, 1032, 1203, 1230, 1302, 1320, 2013, 2031, 2103, 2130, 2301, 2310, 3012, 3021, 3102, 3120, 3201 et 3210.

Correction de l'exercice n° 3

$$\frac{4!}{3!} = \frac{1 \times 2 \times 3 \times 4}{1 \times 2 \times 3} = \boxed{4}$$

Il y a **4** choix : **AAAB**, **AABA**, **ABAA** et **BAAA**.

Correction de l'exercice n° 4

$$\frac{4!}{(4-2)!} = \frac{4!}{2!} = \frac{1 \times 2 \times 3 \times 4}{1 \times 2} = \boxed{12}$$

Il y a **12** choix : **12**, **13**, **14**, **21**, **23**, **24**, **31**, **32**, **34**, **41**, **42** et **43**.

Correction de l'exercice n° 5

$$\frac{4!}{2! \times (4-2)!} = \frac{4!}{2! \times 2!} = \frac{1 \times 2 \times 3 \times 4}{(1 \times 2) \times (1 \times 2)} = \boxed{6}$$

Il y a **6** choix : **RB**, **RV**, **RJ**, **VB**, **VJ** et **BJ**.

Correction de l'exercice n° 6

Il y a : $10^4 = 10\,000$ codes possibles.

Les calculs de pourcentage

Notations : ***A*** : la valeur de l'acompte, ***P*** : le prix et ***t*** : le taux.

Rappel : $15\,\% = \frac{15}{100}$; $0{,}2\,\% = \frac{0{,}2}{100}$; $1000\,\% = \frac{1000}{100}$...

Le calcul direct d'un pourcentage

Exemple : pour la réservation d'une location, il faut verser un acompte de 20 % du prix du séjour égal à 240 €. Quel est le montant de cet acompte ?

Méthode avec une formule

$\boxed{A = P \times t}$ $A = 240 \times \frac{20}{100} = \boxed{48}$ Le montant de l'acompte est de 48 €.

Méthode avec un tableau de proportionnalité

Acompte en €	20	A
Prix du séjour en €	100	240

Règle de 3 : $A = \frac{20 \times 240}{100} = \boxed{48}$ Le montant de l'acompte est de 48 €.

Le calcul du prix

Exemple : pour la réservation d'une location, il faut verser un acompte de 68 €, correspondant à 25 % du prix de la location. Quel est le prix de cette location ?

MÉTHODE AVEC UNE FORMULE

$\boxed{P = \frac{A}{t}}$ $P = \frac{68}{\frac{25}{100}} = 68 \times \frac{100}{25} = \boxed{272}$ Le prix de la location est de 272 €.

MÉTHODE AVEC UN TABLEAU DE PROPORTIONNALITÉ

Acompte en €	25	68
Prix du séjour en €	100	P

Règle de 3 : $P = \frac{100 \times 68}{25} = \boxed{272}$ Le prix de la location est de 272 €.

Le calcul du taux

Exemple : pour la réservation d'une location à 240 €, il faut verser un acompte de 72 €. Quel est le taux de l'acompte ?

MÉTHODE AVEC UNE FORMULE

$\boxed{t = \frac{A}{P}}$ $t = \frac{72}{240} = 0{,}3 = \frac{30}{100} = \boxed{30\,\%}$ Le taux est de 30 %.

MÉTHODE AVEC UN TABLEAU DE PROPORTIONNALITÉ

Acompte en €	t	72
Prix du séjour en €	100	240

Règle de 3 : $t = \frac{100 \times 72}{240} = \boxed{30}$ Le taux est de 30 %.

Le calcul de la valeur finale

Notations : ***Pf*** : le prix final, ***Pi*** : le prix initial et ***t*** : le taux.

Exemple n° 1 : une location de 240 € augmente de 10 %. Quel est alors le montant à acquitter ?

Méthode avec une formule

$$\boxed{Pf = Pi \times (1 + t)}$$

$$Pf = 240(1 + 10\,\%) = 240(1 + 0{,}1) = 240 \times 1{,}1 = \boxed{264}$$

Le montant à acquitter est de 264 €.

Méthode avec un tableau de proportionnalité

Augmentation en €	10	a
Prix de la location en €	100	240

Règle de 3 : $a = \dfrac{10 \times 240}{100} = 24$; $Pf = 240 + 24 = \boxed{264}$

Le montant à acquitter est de 264 €.

Exemple n° 2 : une location de 240 € baisse de 20 %. Quel est alors le montant à acquitter ?

Méthode avec une formule

$$\boxed{Pf = Pi \times (1 - t)}$$

$$Pf = 240(1 - 20\,\%) = 240(1 - 0{,}2) = 240 \times 0{,}8 = \boxed{192}$$

Le montant à acquitter est de 192 €.

Méthode avec un tableau de proportionnalité

Réduction en €	20	b
Prix de la location en €	100	240

Règle de 3 : $b = \dfrac{20 \times 240}{100} = 48$; $Pf = 240 - 48 = \boxed{192}$

Le montant à acquitter est de 192 €.

Le calcul du taux de variation

Exemple n° 1 : une location de 180 € l'année dernière vaut maintenant 234 €. Quel est alors le taux de variation ?

MÉTHODE AVEC UNE FORMULE

$$\boxed{t = \frac{Pf - Pi}{Pi}} \quad t = \frac{234 - 180}{180} = \frac{54}{180} = 0,3$$

$$t = \frac{30}{100} = \boxed{30\ \%}$$

Le taux d'augmentation est de 30 %.

MÉTHODE AVEC UN TABLEAU DE PROPORTIONNALITÉ

Augmentation en €	234 − 180 = 54	*a*
Prix de la location en €	180	100

Règle de 3 : $a = \frac{54 \times 100}{180} = \boxed{30}$

Le taux d'augmentation est de 30 %.

Exemple n° 2 : une location de 225 € en juillet vaut maintenant 180 € en d'août. Quel est alors le taux de variation ?

MÉTHODE AVEC UNE FORMULE

$$\boxed{t = \frac{Pf - Pi}{Pi}} \quad t = \frac{180 - 225}{225} = \frac{-45}{225} = -0,2$$

$$t = \frac{-20}{100} = \boxed{-20\ \%}$$

Le taux de réduction est de 20 %.

MÉTHODE AVEC UN TABLEAU DE PROPORTIONNALITÉ

Réduction en €	225 − 180 = 45	*b*
Prix de la location en €	225	100

Règle de 3 : $b = \frac{45 \times 100}{225} = \boxed{20}$

Le taux de réduction est de 20 %.

Le calcul de la valeur initiale

Exemple n° 1 : une location augmente de 30 %. Elle vaut maintenant 325 €. Quel était le prix avant l'augmentation ?

MÉTHODE AVEC UNE FORMULE

$$\boxed{Pi = \frac{Pf}{1+t}} \quad Pi = \frac{325}{1+30\,\%} = \frac{325}{1+0{,}3} = \frac{325}{1{,}3} = \boxed{250}$$

Le prix initial était de 250 €.

MÉTHODE AVEC UN TABLEAU DE PROPORTIONNALITÉ

Prix majoré de la location en €	325	100 + 30 = 130
Prix initial de la location en €	p	100

Règle de 3 : $p = \frac{325 \times 100}{130} = \boxed{250}$

Le prix initial était de 250 €.

Exemple n° 2 : une location baisse de 40 %. Elle vaut maintenant 420 €. Quel était le prix avant la réduction ?

MÉTHODE AVEC UNE FORMULE

$$\boxed{Pi = \frac{Pf}{1-t}} \quad Pi = \frac{420}{1-40\,\%} = \frac{420}{1-0{,}4} = \frac{420}{0{,}6} = \boxed{700}$$

Le prix initial était de 700 €.

MÉTHODE AVEC UN TABLEAU DE PROPORTIONNALITÉ

Prix réduit de la location en €	420	100 − 40 = 60
Prix initial de la location en €	p	100

Règle de 3 : $p = \frac{42 \times 100}{60} = \boxed{700}$

Le prix initial était de 700 €.

Exercices d'application

1 • Le taux de glucose d'un patient a diminué de 20 %. Il est actuellement de 2 g/L. Quel était ce taux de glucose avant la baisse ?

2 • Le prix d'un superbe collier passe de 280 € à 210 €. Quel est le taux de réduction ?

3 • Le montant de la taxe appliquée à des travaux de rénovation s'élève à 525 €. Le montant des travaux est de 7 000 €. Quel est le taux de taxe ?

4 • On verse un acompte de 1 200 €, soit 30 % du prix à acquitter. Quel est alors ce prix ?

Corrections

Correction de l'exercice n° 1

Méthode avec une formule

$\boxed{Pi = \dfrac{Pf}{1 - t}}$ $Pi = \dfrac{2}{1 - 20\,\%}$

$$Pi = \frac{2}{1 - 0{,}2} = \frac{2}{0{,}8} = \frac{20}{8} = \frac{5}{2} = \boxed{2{,}5}$$

Le taux de glucose était initialement de 2,5 g/L.

Méthode avec un tableau de proportionnalité

Taux réduit en g/L	$100 - 20 = 80$	2
Taux initial en g/L	100	t

Règle de 3 : $t = \dfrac{100 \times 2}{80} = \boxed{2{,}5}$ Le taux de glucose était initialement de 2,5 g/L.

Correction de l'exercice n° 2

Méthode avec une formule

$\boxed{t = \dfrac{Pf - Pi}{Pi}}$ $t = \dfrac{210 - 280}{280}$

$$t = \frac{-70}{280} = -0{,}25 = \frac{-25}{100} = \boxed{-25\,\%}$$

Le prix baisse de 25 %.

Méthode avec un tableau de proportionnalité

Réduction en €	$280 - 210 = 70$	t
Prix initial en €	280	100

Règle de 3 : $t = \dfrac{70 \times 100}{280} = \boxed{25}$ Le prix baisse de 25 %.

Correction de l'exercice n° 3

Méthode avec une formule

$\boxed{t = \frac{T}{P}}$ $t = \frac{525}{7\,000} = 0{,}075 = \frac{7{,}5}{100} = \boxed{7{,}5\ \%}$

Le taux de taxe est de 7,5 %.

Méthode avec un tableau de proportionnalité

Montant de la taxe en €	525	t
Montant des travaux en €	7 000	100

Règle de 3 : $t = \frac{525 \times 100}{7\,000} = \boxed{7{,}5}$ Le taux de taxe est de 7,5 %.

Correction de l'exercice n° 4

Méthode avec une formule

$\boxed{P = \frac{A}{t}}$ $P = \frac{1200}{\frac{30}{100}} = \frac{1200 \times 100}{30}$

$P = \frac{\cancel{30} \times 40 \times 100}{\cancel{30} \times 1} = 40 \times 100 = \boxed{4\,000}$

Le prix est de 4 000 €.

Méthode avec un tableau de proportionnalité

Acompte en €	30	1 200
Prix en €	100	P

Règle de 3 : $P = \frac{100 \times 1200}{30} = \boxed{4\,000}$ Le prix est de 4 000 €.

Les périmètres, aires et volumes

Notations

$\mathcal{P}$: le périmètre
a, b, B, c, l, L : les côtés
$\mathcal{A}$: l'aire
r : le rayon
h : la hauteur
$\mathcal{V}$: le volume.

$$\pi \approx 3{,}14$$

Le cercle et le disque

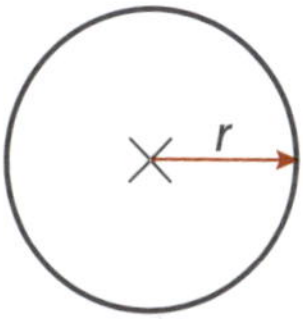

$$\mathcal{P} = 2\pi r$$
$$\mathcal{A} = \pi r^2$$

L'ellipse

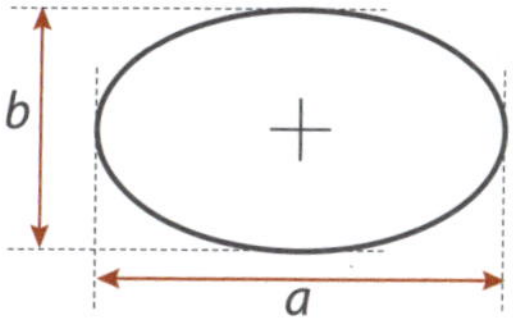

$$\mathcal{A} = \pi \frac{a\,b}{4}$$

Le carré

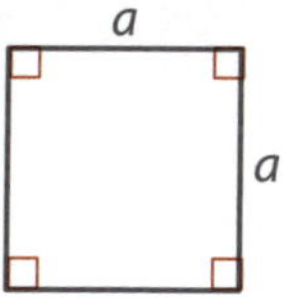

$$\mathcal{P} = 4a$$
$$\mathcal{A} = a^2$$

Le rectangle

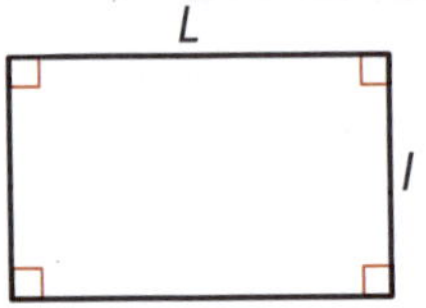

Parfois les signes × sont visibles pour donner plus de lisibilité aux formules.

$$\mathcal{P} = 2(l + L)$$
$$\mathcal{A} = l \times L$$

Le losange

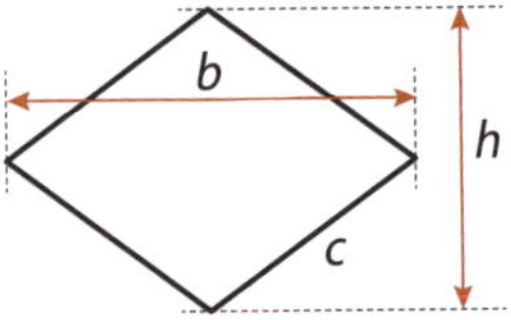

$$\mathcal{P} = 4c$$
$$\mathcal{A} = \frac{b \times h}{2}$$

Le triangle

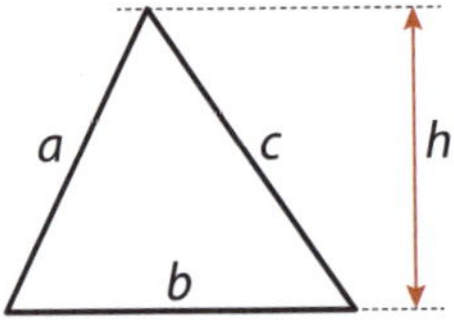

$$\mathcal{P} = a + b + c$$
$$\mathcal{A} = \frac{b \times h}{2}$$

Le triangle rectangle

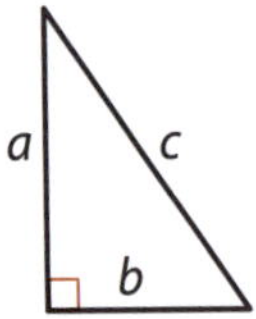

$$\mathcal{P} = a + b + c$$
$$\mathcal{A} = \frac{a \times b}{2}$$

Le parallélogramme

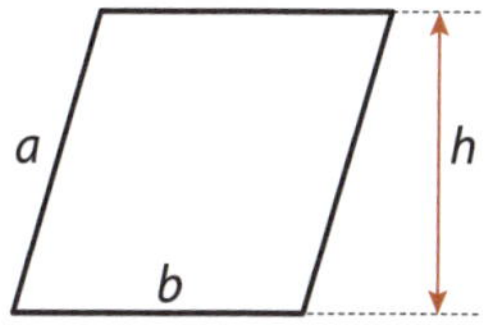

$$\mathcal{P} = 2(a + b)$$
$$\mathcal{A} = b \times h$$

Le trapèze

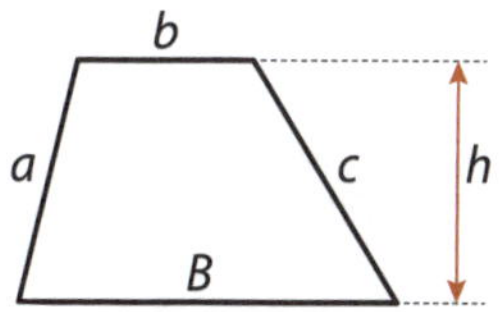

$$\mathcal{P} = a + b + c + B$$
$$\mathcal{A} = \frac{b + B}{2} \times h$$

Le cube

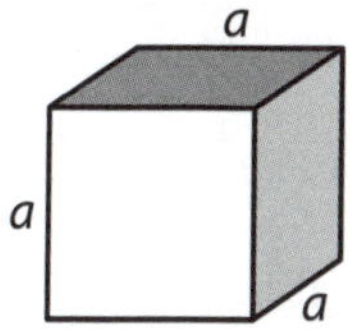

$$\mathcal{A}_{totale} = 6a^2$$
$$\mathcal{V} = a^3$$

Le parallélépipède rectangle (pavé)

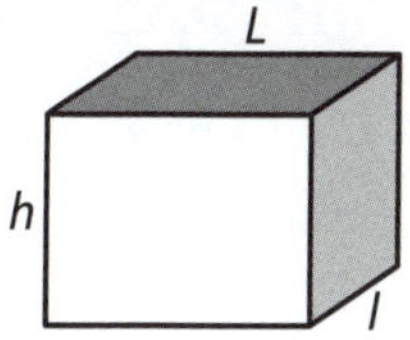

$$\mathcal{A}_{totale} = 2(lL + lh + Lh)$$
$$\mathcal{V} = l \times L \times h$$

Le cylindre

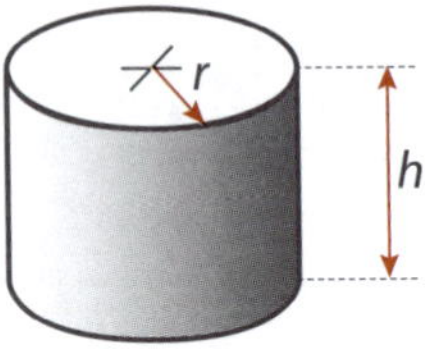

$$\mathcal{A}_{totale} = 2\pi r(r + h)$$
$$\mathcal{V} = \pi r^2 h$$

Le cône

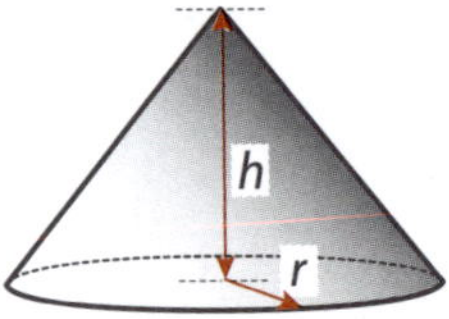

$$\mathcal{A}_{totale} = \pi r\left(\sqrt{r^2 + h^2} + r\right)$$
$$\mathcal{V} = \frac{1}{3}\pi r^2 h$$

La sphère et la boule

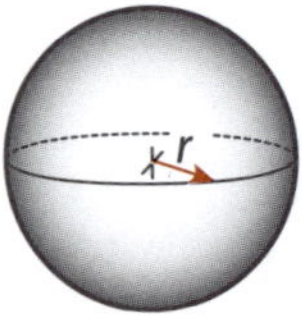

$$\mathcal{A} = 4\pi r^2$$
$$\mathcal{V} = \frac{4}{3}\pi r^3$$

Exercices d'application

1 • Calculer le périmètre et l'aire d'un disque de diamètre 4 cm.

2 • Calculer le périmètre et l'aire d'un rectangle de 10 cm de long et 3 cm de large.

3 • Calculer l'aire d'un triangle rectangle donc les côtés de l'angle droit mesurent respectivement 3 cm et 8 cm.

4 • Calculer le volume d'un cylindre de 6 cm de diamètre et de 1 cm de hauteur.

5 • Calculer l'aire et le volume d'une boule de 6 cm de diamètre.

Corrections

Correction de l'exercice n° 1

Remarque : le diamètre est de 4 cm, le rayon est alors de 2 cm.

$\mathcal{P} = 2\pi r = 2\pi \times 2 = 4\pi \approx 4 \times 3,14 \approx 12,56$

$\boxed{\mathcal{P} \approx 12,56 \text{ cm}}$

$\mathcal{A} = \pi r^2 = \pi \times 2^2 = \pi \times 4 = 4\pi \approx 12,56$

$\boxed{\mathcal{A} \approx 12,56 \text{ cm}^2}$

Correction de l'exercice n° 2

$\mathcal{P} = 2(l + L) = 2 \times (3 + 10) = 2 \times 13 = 26$

$\boxed{\mathcal{P} = 26 \text{ cm}}$

$\mathcal{A} = l \times L = 3 \times 10 = 30$; $\boxed{\mathcal{A} = 30 \text{ cm}^2}$

Correction de l'exercice n° 3

$\mathcal{A} = \dfrac{a \times b}{2} = \dfrac{3 \times 8}{2} = 3 \times 4 = 12$; $\boxed{\mathcal{A} = 12 \text{ cm}^2}$

Correction de l'exercice n° 4

Remarque : le diamètre est de 6 cm, le rayon est alors de 3 cm.

$\mathcal{V} = \pi r^2 h = \pi \times 3^2 \times 1 = \pi \times 9 \times 1 = 9\pi$

$\mathcal{V} \approx 9 \times 3,14 \approx 28,26$; $\boxed{\mathcal{V} \approx 28,26 \text{ cm}^2}$

Correction de l'exercice n° 5

Remarque : le diamètre est de 6 cm, le rayon est alors de 3 cm.

$\mathcal{A} = 4\pi r^2 = 4\pi \times 3^2 = 4\pi \times 9 = 36\pi$

$\mathcal{A} \approx 36 \times 3,14 \approx 113,04$; $\boxed{\mathcal{A} \approx 113,04 \text{ cm}^2}$

$\mathcal{V} = \dfrac{4}{3}\pi r^3 = \dfrac{4}{3}\pi \times 3^3 = \dfrac{4}{3}\pi \times 27 = 4\pi \times 9 = 36\pi$

$\mathcal{V} \approx 36 \times 3,14 \approx 113,04$; $\boxed{\mathcal{V} \approx 113,04 \text{ cm}^3}$

Problèmes sur la proportionnalité

Exemple n° 1

Pour faire de la confiture, il faut ajouter 600 g de sucre à chaque kilogramme de fruit.
Quelle est la masse de sucre à ajouter à 3,5 kg de fruit ?

Solution

Comme les masses de fruit et de sucre sont proportionnelles, on dresse un tableau de proportionnalité.

× 3,5

Masse de sucre en kg	0,6	m
Masse de fruit en kg	1	3,5

× 3,5

Méthode : on multiplie les nombres de la 2e colonne par 3,5.

$m = 0{,}6 \times 3{,}5 = \boxed{2{,}1}$

Conclusion : il faut ajouter 2,1 kg de sucre.

Exemple n° 2

Pour faire la toilette à 12 bébés, il faut 1,5 h à 2 auxiliaires de puériculture.

A) Combien de temps faut-il à 3 AP pour faire ces toilettes ?

B) Combien d'heures de travail faut-il à 5 AP pour faire la toilette à 30 bébés ?

Solution

A) Pour un même travail, si le nombre d'AP augmente alors la durée du travail diminue. Le nombre d'AP et la durée du travail sont inversement proportionnels.

Temps de travail (h)	1,5	t
Nombre d'auxiliaires de puériculture	2	3

On écrit l'égalité des produits en colonne.

$3 \times t = 1,5 \times 2$

$3t = 3$; $\boxed{t = 1}$ Il faut 1 h.

B) On dresse un tableau.

Nb de BB	Durée (h)	Nb d'AP
12	1,5	2
30	t	5

Comme les nombres d'AP et de bébés sont modifiés, on fait alors le calcul en deux étapes en gardant chaque fois une grandeur constante.

On conserve le nombre d'auxiliaires de puériculture (2).

Nb de BB	Durée (h)	Nb d'AP
12	1,5	2
30	t	2

Le nombre de bébés et la durée sont **proportionnels**.

Règle de trois : $t = \dfrac{1,5 \times 2}{2} = \boxed{1,5}$

On conserve le nombre de bébés (30).

Nb de BB	Durée (h)	Nb d'AP
30	3,75	2
30	t	5

(Durée : × 2/5 ; Nb d'AP : × 5/2)

La durée et le nombre d'AP sont **inversement proportionnels**.

Si deux grandeurs sont inversement proportionnelles, quand on multiplie l'une par un nombre non nul, alors on multiplie l'autre par l'inverse de ce nombre.

$t = 3,75 \times \dfrac{2}{5} = \dfrac{7}{5} = 1,5$

Le nombre d'AP est multiplié par 5/2, alors la durée est multipliée par 2/5.

On convertit la durée en h et min.

$$t = 1\text{h} + 0,5\,\text{h} = 1\text{h} + 0,5 \times 60\text{ min} = \boxed{1\text{h }30\text{ min}}$$

Il faut 1 h 30 min à 5 AP pour faire la toilette à 30 bébés.

Problèmes d'application

Problème n° 1

Pour cueillir le raisin, il faut en moyenne 5 ouvriers qui travaillent pendant 2 h sur une superficie de 3 ares.

A) Combien de temps faut-il à 4 ouvriers pour cueillir le raisin sur une superficie de 5 ares ?

B) Si 4 ouvriers cueillent le raisin pendant 6 heures, quelle est alors la superficie de la vigne qui est cueillie ?

Problème n° 2

Pour préparer 6 plats cuisinés, il faut 5 heures de travail à 4 personnes.

A) Combien de plats cuisinés peuvent être préparés en 6 heures de travail à 10 personnes ?

B) Combien de personnes faut-il pour préparer 12 plats cuisinés en 4 heures de travail ?

Corrections

Correction du problème n° 1

A) On dresse un tableau avec les données du problème.

Nb d'ouvriers	Durée (h)	Superficie (a)
5	2	3
4	t	5

On calcule en deux étapes.

On conserve le nombre d'ouvriers (5).

Nb d'ouvriers	Durée (h)	Superficie (a)
5	2	3
5	t	5

La durée et la superficie sont **proportionnelles.**

Règle de trois : $t = \frac{2 \times 5}{3} = \frac{10}{3}$

On conserve la superficie (5 a).

Nb d'ouvriers	Durée (h)	Superficie (a)
5 ↘ × 4/5	10/3 ↘ × 5/4	5
4	t	5

La durée et le nombre d'ouvriers sont **inversement proportionnels.**

Le nombre d'ouvriers est multiplié par 4/5, on multiplie alors la durée par l'inverse de 4/5 ; c'est-à-dire : 5/4.

$$t = \frac{10}{3} \times \frac{5}{4} = \frac{25}{6} \quad ; \quad t = \frac{25}{6}\,\text{h}$$

On convertit la durée.

$$t = \frac{25}{6}\,\text{h} = \frac{24+1}{6}\,\text{h} = \frac{24}{6}\,\text{h} + \frac{1}{6}\,\text{h}$$

$$t = 4\,\text{h} + \frac{1}{6}\,\text{h} = 4\,\text{h} + \frac{1}{6} \times 60\,\text{min} = \boxed{4\,\text{h} + 10\,\text{min}}$$

Il faut 4 h 10 min à 4 ouvriers pour cueillir le raisin sur une vigne de 5 a.

B) On dresse un tableau avec les données du problème.

Nb d'ouvriers	Durée (h)	Superficie (a)
5	2	3
4	6	S

On conserve le nombre d'ouvriers (5).

Nb d'ouvriers	Durée (h)	Superficie (a)
5	2	3
5	6	S

(× 3 de 2 à 6 ; × 3 de 3 à S)

La durée et la superficie sont **proportionnelles**.

On multiplie par 3 :

$S = 3 \times 3 = 9$

On conserve la durée (6 h).

Nb d'ouvriers	Durée (h)	Superficie (a)
5	6	9
4	6	S

Le nombre d'ouvriers et la superficie sont **proportionnels**.

Règle de trois : $S = \frac{4 \times 9}{5} = \frac{36}{5} = \boxed{7{,}2}$

4 ouvriers travaillant pendant 6 heures cueillent le raisin sur 7,2 a.

Correction du problème n° 2

A) On dresse un tableau avec les données du problème.

Nb de plats	Durée (h)	Nb de personnes
6	5	4
n	3	4

On fait le calcul en deux étapes.

On conserve le nombre de personnes (4).

Nb de plats	Durée (h)	Nb de personnes
6	5	4
n	6	4

*Le nombre de plats et la durée sont **proportionnels**.*

$$n = \frac{6 \times 6}{5} = \frac{36}{5} = 7{,}2$$

On conserve la durée (6 h).

Nb de plats	Durée (h)	Nb de personnes
7,2	6	4
n	6	10

*Les nombres de plats et de personnes sont **proportionnels**.*

Règle de trois :

$$n = \frac{7{,}2 \times 10}{4} = \boxed{18}$$

18 plats sont préparés en 6 h par 10 personnes.

B) On dresse un tableau avec les données du problème.

Nb de plats	Durée (h)	Nb de personnes
6	5	4
12	4	p

On fait le calcul en deux étapes.

On conserve le nombre de plats (12).

Durée (h)	Nb de pers.
5	4
4	p

(5 → 4 : × 4/5 ; 4 → p : × 5/4)

*La durée et le nombre de personnes sont inversement **proportionnels**.*

$$p = 4 \times \frac{5}{4} = 5$$

On conserve la durée (4 h).

Nb de plats	Nb de p.
6	5
12	p

(6 → 12 : × 2 ; 5 → p : × 2)

*Les nombres de plats et de personnes sont **proportionnels**.*

$$p = 2 \times 5 = \boxed{10}$$

Il faut 10 personnes pour préparer 12 plats en 4 heures de travail.

Problèmes sur les dosages

Exemple n° 1

Quelle est la masse de sucre contenue dans une solution de 125 g dosée à 15 % ?

Réponse

C'est un calcul de pourcentage.

***Méthode :** prendre t % d'une quantité, c'est multiplier cette quantité par t/100.*

$$M = 15\,\% \times 125$$

$$M = \frac{15}{100} \times 125$$

$$M = 18{,}75$$

$$\boxed{M = 18{,}75\text{ g}}$$

Il y a 18,75 g de sucre dans cette solution.

Exemple n° 2

Il y a 25 mL de sirop dans une solution dosée à 20 %. Quel est le volume de la solution ?

Réponse

Méthode

- On note V le volume de la solution. On dit que 20 % de la solution égalent 25 mL.
- On écrit : $20\,\% \times V = 25$.
- On calcule alors V.

$$20\,\% \times V = 25$$

$$V = 25 \div 20\,\%$$

$$V = 25 \div \frac{20}{100}$$

$$V = 25 \times \frac{100}{20}$$

$$V = 25 \times 5$$

$$V = 125$$

$$\boxed{V = 125\text{ mL}}$$

Le volume de la solution est de 125 mL.

Exemple n° 3

On dissout 15 g de sucre dans un verre contenant 300 mL d'eau. Quelle est la concentration de cette solution ?

Réponse

La concentration est égale au quotient de la masse de sucre par le volume d'eau.

$$C = \frac{m}{V}$$

300 mL = 0,3 L

$$C = \frac{15}{0,3} = 50$$

La concentration est de 50 g/L.

$$\boxed{C = 50 \text{ g/L}}$$

Exemple n° 4

Dans 300 mL d'une solution dosée à 25 % on ajoute 100 mL d'eau. Quelle est la nouvelle concentration de la solution ?

Réponse

On calcule d'abord la masse de soluté dans la solution de 300 mL dosée à 25 %.

$$m = C \times V$$

$$m = 25\,\% \times 0,3$$

La masse s'exprime en g.
La concentration s'exprime en g/L.
Le volume s'exprime en L.

$$m = \frac{25}{100} \times 0,3$$

$$m = 0,075$$

$$m = 0,075 \text{ g}$$

On calcule ensuite la nouvelle concentration après avoir ajouté 100 mL d'eau.

$$C' = \frac{m}{V'}$$

En ajoutant de l'eau, on dilue la solution, et donc sa concentration diminue.

$$C' = \frac{0,075}{0,3 + 0,1}$$

$$C' = \frac{0,075}{0,4}$$

$$C' = 0,1875$$

La nouvelle concentration est de 18,75 %.

$$\boxed{C' = 18,75\,\%}$$

Problèmes d'application

Problème n° 1

Dans 200 mL d'une solution dosée à 5 % on ajoute 30 g de soluté. Calculer la nouvelle concentration de cette solution.

Problème n° 2

Dans 250 mL d'une solution dosée à 4 % on ajoute 150 mL d'eau. Calculer la nouvelle concentration de cette solution.

Problème n° 3

On mélange 50 mL d'une solution dosée à 10 % avec 50 mL d'une même solution dosée à 20 %. Calculer la nouvelle concentration de cette solution.

Problème n° 4

On mélange 15 mL d'une solution dosée à 20 % avec 25 mL d'une même solution dosée à 60 %. Calculer la masse totale de soluté dans le mélange et la nouvelle concentration de cette solution.

Problème n° 5

On porte à ébullition une solution de 150 mL d'eau salée dosée à 20 g/L. 50 mL d'eau s'évaporent. Calculer la nouvelle concentration de cette solution.

Problème n° 6

Une solution de 25 mL dosée à 80 % est diluée pour obtenir une nouvelle concentration de 50 %. Calculer le volume d'eau à ajouter.

Corrections

Dans ces calculs, on exprime la masse en kg, et le volume en L. La concentration ne s'exprime pas en kg/L mais en g/L, ce qui oblige à convertir le résultat.

Relations liant la masse *m*, le volume *V* et la concentration *C*.

$$C = \frac{m}{V} \quad ; \quad m = C \times V \quad ; \quad V = \frac{m}{C}$$

Correction du problème n° 1

1) Calcul de la masse de soluté

$$m = 5\,\% \times 0{,}2$$

Prendre t % d'une quantité, c'est multiplier cette quantité par t/100.

$$m = \frac{5}{100} \times 0{,}2 = 0{,}01$$

$$m = 0{,}01\,\text{kg} = 10\,\text{g}$$

2) Masse totale de soluté : $M = 10 + 30 = 40 \quad ; \quad M = 0{,}04\,\text{kg}$

3) Calcul de la nouvelle concentration

$$C = \frac{m}{V}$$

La concentration est égale au quotient de la masse de soluté par le volume de la solution.

$$C = \frac{0{,}04}{0{,}2} = 0{,}2$$

$$C = 0{,}2\,\text{kg/L}$$

La nouvelle concentration est de 200 g/L.

$$\boxed{C = 200\,\text{g/L}}$$

Correction du problème n° 2

1) Calcul de la masse de soluté

$$m = 4\,\% \times 0{,}25$$

$$m = \frac{4}{100} \times 0{,}25$$

$$m = 0{,}01\,\text{kg}$$

2) Volume total : $V = 250 + 150 = 400 \quad ; \quad V = 0{,}4\,\text{L}$

3) Calcul de la nouvelle concentration

$$C = \frac{m}{V} \quad ; \quad C = \frac{0{,}01}{0{,}4}$$

$$C = 0{,}025\,\text{kg/L}$$

La nouvelle concentration est de 25 g/L.

$$\boxed{C = 25\,\text{g/L}}$$

Correction du problème n° 3

Comme on mélange deux solutions du même produit dans des volumes identiques, alors la concentration du mélange est la moyenne des concentrations.

$$C = \frac{10\,\% + 20\,\%}{2} = \frac{30\,\%}{2} = \boxed{15\,\%}$$

Correction du problème n° 4

1) Masse de soluté de la 1re solution : $m_1 = 20\,\% \times 0{,}015$

Prendre t % d'une quantité, c'est multiplier cette quantité par t/100.

$$m_1 = \frac{20}{100} \times 0{,}015$$

$$m_1 = 0{,}003\,\text{kg} = 3\,\text{g}$$

2) Masse de soluté de la 2e solution : $m_2 = 60\,\% \times 0{,}025$

$$m_2 = \frac{60}{100} \times 0{,}025$$

$$m_2 = 0{,}015\,\text{kg} = 15\,\text{g}$$

3) Masse totale de soluté $M = m_1 + m_2$

$$M = 3\,\text{g} + 15\,\text{g} = \boxed{18\,\text{g}}$$

4) Calcul de la nouvelle concentration

La concentration est égale au quotient de la masse de soluté par le volume total de la solution.

$$C = \frac{m}{V} \;;\; C = \frac{0{,}018}{0{,}015 + 0{,}025} = \frac{0{,}018}{0{,}04}$$

$$C = 0{,}450\,\text{kg/L}$$

$$\boxed{C = 450\,\text{g/L}} \quad \boxed{C = 45\,\%}$$

1 L d'eau a une masse de 1 kg.

La nouvelle concentration est de 45 %.

Correction du problème n° 5

1) Calcul de la masse de soluté

La masse (g) est égale au produit de la concentration (g/L) par le volume de la solution (L).

$$m = 20\,\text{g/L} \times 0{,}15\,\text{L}$$
$$m = 20 \times 0{,}15\,\text{g}$$
$$m = 3\,\text{g}$$

2) Volume de la solution après évaporation

$$V = 150\,\text{mL} - 50\,\text{mL} = 100\,\text{mL} = 0{,}1\,\text{L}$$

On fait apparaître les unités dans ces calculs pour éviter les conversions.

3) Calcul de la nouvelle concentration

La nouvelle concentration est de 30 g/L.

$$C = \frac{m}{V} \; ; \; C = \frac{3\,\text{g}}{0{,}1\,\text{L}}$$
$$C = \boxed{30\,\text{g/L}}$$

Correction du problème n° 6

1) Calcul de la masse de soluté

$$m = 80\,\% \times 0{,}025$$
$$m = \frac{80}{100} \times 0{,}025$$
$$m = 0{,}02\,\text{kg}$$

2) Calcul du volume total de la solution après dilution

Pour diluer la solution, on ajoute un volume V (L) d'eau. Alors la concentration diminue.

$$V' = 25\,\text{mL} + V$$
$$V' = 0{,}025\,\text{L} + V$$

3) Calcul du volume d'eau ajouté (*V*)

$$V' = \frac{m}{C}$$
$$0{,}025 + V = \frac{0{,}02}{50\,\%}$$

$$0{,}025 + V = \frac{0{,}02}{0{,}5}$$
$$0{,}025 + V = 0{,}04$$
$$V = 0{,}04 - 0{,}025 = 0{,}015$$
$$V = 0{,}015\,\text{L} = \boxed{15\,\text{mL}}$$

Le volume d'eau à ajouter est de 15 mL.

Les équations du second degré

L'expression générale d'une équation de second degré d'inconnue x est : $a\,x^2 + b\,x + c = 0$. Les nombres a, b et c sont des réels non nuls.

Cas particulier où seul $a = 0$

L'équation est alors de la forme : $b\,x + c = 0$. C'est une équation du premier degré. La solution est : $x = \frac{-c}{b}$.

Exemple : $2x + 5 = 0$; $x = \boxed{\frac{-5}{2}}$.

Cas particulier où seul $b = 0$

L'équation est alors de la forme : $a\,x^2 + c = 0$.
On peut alors écrire que : $x^2 = \frac{-c}{a}$.
• Si $\frac{-c}{a} < 0$, l'équation n'a pas de solution, car un carré (x^2) est toujours positif ou nul.
• Si $\frac{-c}{a} > 0$, l'équation a deux solutions qui sont : $x = \pm\sqrt{\frac{-c}{a}}$.

Exemple n° 1

$$3x^2 + 6 = 0 \;\; ; \;\; x^2 = \frac{-6}{3} = -2 < 0 \;\; ; \;\; \textit{pas de solution}$$

Exemple n° 2

$$2x^2 - 8 = 0 \;\; ; \;\; x^2 = \frac{8}{2} = 4 = 2^2 \;\; ; \;\; x = +2 \; ou -2$$

Cas particulier où seul $c = 0$

L'équation est alors de la forme : $a\,x^2 + b\,x = 0$.
On peut alors factoriser le premier membre, puis résoudre l'équation produit. On obtient deux solutions.

$$a\,x^2 + b\,x = 0 \quad ; \quad x\,(a\,x + b) = 0 \quad ; \quad \begin{cases} x = 0 \\ x = \dfrac{-b}{a} \end{cases}$$

Exemple

$$5x^2 - 2x = 0 \quad ; \quad x\,(5x - 2) = 0 \quad ; \quad \begin{cases} x = 0 \\ x = \frac{2}{5} \end{cases}$$

Cas général où *a*, *b* et *c* sont différents de 0

On calcule le discriminant noté par la lettre grecque : Δ.

$$\Delta = b^2 - 4\,a\,c$$

Les solutions dépendent du signe de : Δ.

- Si : $\Delta < 0$, il n'y a pas de solution.
- Si : $\Delta = 0$, il y a une solution : $x = \dfrac{-b}{2\,a}$.
- Si : $\Delta > 0$, il y a deux solutions : $x = \dfrac{-b \pm \sqrt{\Delta}}{2\,a}$.

Exemple n° 1

$$3x^2 + 2x + 5 = 0$$
$$\Delta = 2^2 - 4 \times 3 \times 5 = 4 - 60 = -56$$
$$\Delta < 0 \quad ; \quad \textit{pas de solution}$$

Exemple n° 2

$$x^2 - 6x + 9 = 0$$
$$\Delta = (-6)^2 - 4 \times 1 \times 9 = 36 - 36 = 0$$
$$\Delta = 0 \;;\; x = \frac{6}{2} = \boxed{3}$$

La seule solution est **3**.

Remarque : $x^2 - 6x + 9 = (x - 3)^2$
Le 1er membre de l'équation est le développement d'une identité remarquable.

Exemple n° 3

$$2x^2 + 5x - 3 = 0$$
$$\Delta = 5^2 + 4 \times 2 \times 3 = 25 + 24 = 49 \;;\; \Delta = 7^2$$

$$x_1 = \frac{-b - \sqrt{\Delta}}{2a} = \frac{-5 - \sqrt{7^2}}{2 \times 2} = \frac{-5 - 7}{4} = \frac{-12}{4} = \boxed{-3}$$
$$x_2 = \frac{-b + \sqrt{\Delta}}{2a} = \frac{-5 + \sqrt{7^2}}{2 \times 2} = \frac{-5 + 7}{4} = \frac{2}{4} = \boxed{0{,}5}$$

Les deux solutions sont **–3** et **0,5**.

Remarques

• Si dans l'équation : $a\,x^2 + b\,x + c = 0$, le produit $a \times c < 0$ alors l'équation admet toujours deux solutions.

Exemple

Dans l'équation : $2x^2 + 5x - 3 = 0$, le produit $a \times c = 2 \times (-3) = -6 < 0$ alors l'équation admet toujours deux solutions. *Voir l'exercice précédent.*

• Dans l'équation : $a\,x^2 + b\,x + c = 0$ où $\Delta > 0$, le produit des solutions est : $x_1 \times x_2 = \frac{c}{a}$, et la somme des solutions est : $x_1 + x_2 = \frac{-b}{a}$.

• Dans l'équation : $a\,x^2 + b\,x + c = 0$ où $\Delta > 0$, si une solution est x_i, alors : $a\,x_i^2 + b\,x_i + c = 0$.

Exemple

Dans l'équation : $x^2 + x - 2 = 0$, on a :
$\Delta = 1 + 4 \times 1 \times 2 = 9 > 0$.
On remarque que $x = 1$ est une solution dite évidente.
On le vérifie en remplaçant l'inconnue par 1 dans l'équation.

$$1^2 + 1 - 2 = 1 + 1 - 2 = 2 - 2 = \boxed{0}$$

On connaît une solution (1), on peut alors déterminer la seconde en utilisant le produit des solutions : $x_1 \times x_2 = \frac{c}{a}$.

$$x_1 \times x_2 = \frac{c}{a} \quad ; \quad 1 \times x_2 = \frac{-2}{1} \quad ; \quad \boxed{x_2 = -2}$$

Remarque : cette méthode rapide permet d'obtenir la 2de solution, quand on trouve la 1re solution en procédant par exemple par des essais successifs.

Au lieu d'utiliser le produit des solutions, on peut utiliser la somme des solutions. On connaît une solution (1), on peut alors déterminer la seconde en utilisant la somme des solutions : $x_1 + x_2 = \frac{-b}{a}$.

$$x_1 + x_2 = \frac{-b}{a} \quad ; \quad 1 + x_2 = \frac{-1}{1} \quad ; \quad \boxed{x_2 = -2}$$

On retrouve la même solution.

Exercices d'application

1 • Résoudre l'équation :

$4x^2 + 4x + 1 = 0$

2 • Résoudre l'équation :

$4x^2 - x + 5 = 0$

3 • Résoudre l'équation :

$3x^2 + 8x - 3 = 0$

4 • Résoudre l'équation :

$-7x^2 + 23x - 6 = 0$

5 • Résoudre l'équation :

$x^2 - x\sqrt{2} - 4 = 0$

6 • Résoudre l'équation :

$x^2 + (1 - \sqrt{3})x - \sqrt{3} = 0$

Corrections

Correction de l'ex. n° 1

$ax^2 + bx + c = 0$

$4x^2 + 4x + 1 = 0$

$\Delta = b^2 - 4ac = 4^2 - 4 \times 4 \times 1 = 16 - 16 = \boxed{0}$

Comme $\Delta = 0$ alors l'équation admet une seule solution.

$x = \dfrac{-b}{2a} = \dfrac{-4}{2 \times 4} = \dfrac{-1}{2} = \boxed{-0{,}5}$

Correction de l'ex. n° 2

$ax^2 + bx + c = 0$

$4x^2 - x + 5 = 0$

$\Delta = b^2 - 4ac = (-1)^2 - 4 \times 4 \times 5 = 1 - 80 = \boxed{-79}$

Comme $\Delta < 0$ alors l'équation n'a pas de solution.

Pas de solution

Correction de l'ex. n° 3

$ax^2 + bx + c = 0$

$3x^2 + 8x - 3 = 0$

$\Delta = b^2 - 4ac = 8^2 + 4 \times 3 \times 3 = 64 + 36 = \boxed{100}$

Comme $\Delta > 0$ alors l'équation admet deux solutions.

$x_1 = \dfrac{-b - \sqrt{\Delta}}{2a} = \dfrac{-8 - \sqrt{100}}{2 \times 3} = \dfrac{-8 - 10}{6} = \boxed{-3}$

$x_2 = \dfrac{-b + \sqrt{\Delta}}{2a} = \dfrac{-8 + \sqrt{100}}{2 \times 3} = \dfrac{-8 + 10}{6} = \dfrac{2}{6} = \boxed{\dfrac{1}{3}}$

Correction de l'ex. n° 4

Vérifions que 3 est une solution évidente.

$-7x^2 + 23x - 6 = 0 \quad ; \quad x = 3$

$-7 \times 3^2 + 23 \times 3 - 6 = -7 \times 9 + 69 - 6 =$

$-63 + 69 - 6 = 0$

Le résultat étant égal à 0, alors 3 est une solution.

On utilise le résultat du produit des solutions.

$x_1 \times x_2 = \dfrac{c}{a} \quad ; \quad 3 \times x_2 = \dfrac{-6}{-7} \quad ; \quad 3x_2 = \dfrac{6}{7} \quad ; \quad \boxed{x_2 = \dfrac{2}{7}}$

On peut aussi utiliser les formules comme précédemment.

$ax^2 + bx + c = 0$

$-7x^2 + 23x - 6 = 0$

$\Delta = b^2 - 4ac = 23^2 - 4 \times (-7) \times (-6)$

$\Delta = 529 - 168 = 361 = \boxed{19^2}$

Comme $\Delta > 0$ alors l'équation admet deux solutions.

$$x_1 = \frac{-b - \sqrt{\Delta}}{2a} = \frac{-23 - \sqrt{19^2}}{2 \times (-7)} = \frac{-23 - 19}{-14} = \boxed{3}$$

$$x_2 = \frac{-b + \sqrt{\Delta}}{2a} = \frac{-23 + \sqrt{19^2}}{2 \times (-7)} = \frac{-23 + 19}{-14}$$

$$x_2 = \frac{-4}{-14} = \boxed{\frac{2}{7}}$$

Remarque : *les deux méthodes donnent les mêmes solutions.*

Correction de l'ex. n° 5

$$ax^2 + bx + c = 0$$

$$x^2 - x\sqrt{2} - 4 = 0$$

$$\Delta = b^2 - 4ac = (-\sqrt{2})^2 + 4 \times 1 \times 4 = 2 + 16 = \boxed{18}$$

$$\Delta = 9 \times 2 = 3^2 \times 2 = (3\sqrt{2})^2$$

Comme $\Delta > 0$ alors l'équation admet deux solutions.

$$x_1 = \frac{-b - \sqrt{\Delta}}{2a} = \frac{\sqrt{2} - 3\sqrt{2}}{2 \times 1} = \frac{-2\sqrt{2}}{2} = \boxed{-\sqrt{2}}$$

$$x_2 = \frac{-b + \sqrt{\Delta}}{2a} = \frac{\sqrt{2} + 3\sqrt{2}}{2 \times 1} = \frac{4\sqrt{2}}{2} = \boxed{2\sqrt{2}}$$

Correction de l'ex. n° 6

Vérifions que – 1 est une solution évidente.

$$x^2 + (1 - \sqrt{3})x - \sqrt{3} = 0 \quad ; \quad x = -1$$

$$(-1)^2 - (1 - \sqrt{3}) - \sqrt{3} = 1 - 1 + \sqrt{3} - \sqrt{3} = 0$$

Le résultat étant égal à 0, alors – 1 est une solution.

On utilise le résultat du produit des solutions.

$$x_1 \times x_2 = \frac{c}{a} \quad ; \quad -1 \times x_2 = \frac{-\sqrt{3}}{1}$$

$$-x_2 = -\sqrt{3} \quad ; \quad \boxed{x_2 = \sqrt{3}}$$

Test n° 1 : aptitude numérique

15 min

Pour chaque question, déterminer la ou les réponses qui conviennent.

Q1. Calculer : $A = 1 - (5 + 2)$.

A. 6 **B.** 4 **C.** –2 **D.** –6

Pour vos recherches

Q2. Calculer : $B = 3 + 2 \times 5$.

A. 25 **B.** 13 **C.** 8 **D.** 6

Q3. Calculer : $C = 12 \div 5 + 1$.

A. 2 **B.** 3,4 **C.** 6 **D.** 8

Q4. Calculer : $D = 18 \div 3 \times 4$.

A. 10 **B.** 1,5 **C.** 24 **D.** 15

Q5. Calculer : $E = 1 + \frac{1}{2}$.

A. 1,5 **B.** 2,5 **C.** $\frac{3}{2}$ **D.** $\frac{5}{2}$

Q6. Calculer : $F = 2^2 - \frac{1}{2}$.

A. 2,5 **B.** 3,5 **C.** $\frac{9}{2}$ **D.** $\frac{7}{2}$

Q7. Calculer : $G = \left(1 - \frac{1}{3}\right)^2$.

A. $\frac{4}{3}$ **B.** $\frac{4}{9}$ **C.** $\frac{2^2}{3^2}$ **D.** $\frac{-4}{9}$

Q8. Calculer : $H = \left(2 - \frac{1}{5}\right) \div 5$.

A. $\frac{9}{25}$ **B.** 36 % **C.** $\frac{9}{2}$ **D.** $\frac{1}{25}$

Q9. Calculer : $I = 7 \times \frac{1}{3} \div 21$.

A. $\frac{2}{3}$ **B.** $\frac{1}{9}$ **C.** $\frac{9}{7}$ **D.** $\frac{7}{3}$

Q10. Calculer : $J = \left(2 + \frac{1}{2}\right)^3$.

A. 15,625 **B.** $\left(\frac{5}{2}\right)^2$ **C.** $\frac{125}{8}$ **D.** $\frac{75}{4}$

Q11. Calculer : $K = \sqrt{8} + \sqrt{2}$.

A. $2\sqrt{8}$ **B.** $2\sqrt{3}$ **C.** $3\sqrt{2}$ **D.** $\sqrt{10}$

Q12. Calculer : $L = 4\sqrt{5} - 2\sqrt{20} + 3\sqrt{45}$.

A. $5\sqrt{9}$ **B.** 15 **C.** $9\sqrt{5}$ **D.** $5\sqrt{30}$

Q13. Rendre rationnel le dénominateur de $M = \frac{9}{\sqrt{3}}$.

A. $\frac{\sqrt{3}}{3}$ **B.** $\frac{3}{2}$ **C.** $\sqrt{3}$ **D.** $3\sqrt{3}$

Q14. Calculer approximativement : $N = 7\sqrt{24} + 5\sqrt{48}$.

A. $12\sqrt{72}$ **B.** 70 **C.** $2\sqrt{24}$ **D.** 58,52

Q15. Calculer approximativement : $P = (1{,}002)^5$.

A. 1,2 **B.** 2,02 **C.** 1,01 **D.** 5,01

Q16. Calculer : $Q = 4{,}32 \times 0{,}97$.

A. 4,0814 **B.** 4,2304 **C.** 4,1814 **D.** 4,1904

Q17. Calculer : $R = 4\,353,33 \div 45,3$.

A. 101,1 **B.** 99,7 **C.** 96,1 **D.** 94,01

Q18. Calculer : $S = 4^{-1}$.

A. $\frac{1}{4}$ **B.** 25 % **C.** 0,25 **D.** 0,4

Q19. Calculer : $T = 2^{10}$.

A. 4^5 **B.** 8^3 **C.** $0,5^{20}$ **D.** 1 024

Q20. Exprimer avec une puissance de 2 : $U = 32^2$.

A. 2^{32} **B.** 2^{12} **C.** 2^{10} **D.** 2^{16}

Corrections

Q1. Réponse **D**

$A = 1 - (5 + 2)$

$A = 1 - 7 = \boxed{-6}$

Les priorités sont notées avec des parenthèses.

Q2. Réponse **B**

$B = 3 + (2 \times 5)$

$B = 3 + 10 = \boxed{13}$

Q3. Réponse **B**

$C = (12 \div 5) + 1$

$C = 2{,}4 + 1 = \boxed{3{,}4}$

Les priorités sont notées avec des parenthèses.

Q4. Réponse **C**

$D = (18 \div 3) \times 4$

$D = 6 \times 4 = \boxed{24}$

Q5. Réponses **A** et **C**

$E = 1 + \frac{1}{2}$

$E = \frac{2 + 1}{2}$

$E = \boxed{\frac{3}{2}} = \boxed{1{,}5}$

On réduit les deux fractions au même dénominateur.

$1 = \frac{2}{2}$

Q6. Réponses **B** et **D**

On calcule d'abord la puissance, puis on réduit au même dénominateur.

$4 = \frac{8}{2}$

$F = 2^2 - \frac{1}{2}$

$F = 4 - \frac{1}{2}$

$F = \frac{8 - 1}{2}$

$F = \boxed{\frac{7}{2}} = \boxed{3{,}5}$

Q7. Réponses **B** et **C**

$G = \left(1 - \frac{1}{3}\right)^2$

$G = \left(\frac{3}{3} - \frac{1}{3}\right)^2$

$G = \left(\frac{2}{3}\right)^2 = \boxed{\frac{2^2}{3^2}}$

$G = \boxed{\frac{4}{9}}$

Les priorités sont notées avec des parenthèses.

$1 = \frac{3}{3}$

Q8. Réponses **A** et **B**

$H = \left(2 - \frac{1}{5}\right) \div 5$

$2 = \frac{10}{5}$

$H = \left(\frac{10}{5} - \frac{1}{5}\right) \div 5$

$H = \frac{9}{5} \times \frac{1}{5} = \boxed{\frac{9}{25}}$

$H = \frac{9 \times 4}{25 \times 4} = \frac{36}{100} = \boxed{36\ \%}$

Q9. Réponse **B**

$I = \left(7 \times \frac{1}{3}\right) \div 21$

Les priorités sont notées avec des parenthèses.

$I = \frac{7}{3} \times \frac{1}{21}$

On calcule d'abord la parenthèse.

$I = \frac{\cancel{7} \times 1}{3 \times \cancel{7} \times 3}$

Diviser par 21, c'est multiplier par : $\frac{1}{21}$.

$I = \boxed{\frac{1}{9}}$

Q10. Réponse **C**

$J = \left(2 + \frac{1}{2}\right)^3$

$J = \left(\frac{4}{2} + \frac{1}{2}\right)^3$

$2 = \frac{4}{2}$

$J = \left(\frac{5}{2}\right)^3$

$J = \boxed{\frac{125}{8}}$

Q11. Réponse **C**

On décompose des racines carrées.

$K = \sqrt{8} + \sqrt{2}$

$\sqrt{8} = \sqrt{4} \times \sqrt{2} = 2\sqrt{2}$

$K = 2\sqrt{2} + \sqrt{2}$

$K = \boxed{3\sqrt{2}}$

Q12. Réponse **C**

$L = 4\sqrt{5} - 2\sqrt{20} + 3\sqrt{45}$

$\sqrt{20} = \sqrt{4} \times \sqrt{5} = 2\sqrt{5}$

$\sqrt{45} = \sqrt{9} \times \sqrt{5} = 3\sqrt{5}$

$\sqrt{4} = 2$

$\sqrt{9} = 3$

$L = 4\sqrt{5} - 2 \times 2\sqrt{5} + 3 \times 3\sqrt{5}$

$L = 4\sqrt{5} - 4\sqrt{5} + 9\sqrt{5} = \boxed{9\sqrt{5}}$

Q13. Réponse **D**

$M = \frac{9}{\sqrt{3}}$

On multiplie le numérateur et le dénominateur par la racine carrée du dénominateur.

$M = \frac{9}{\sqrt{3}} \times \frac{\sqrt{3}}{\sqrt{3}}$

$M = \frac{9\sqrt{3}}{\sqrt{3} \times \sqrt{3}}$

$M = \frac{\overset{3}{\cancel{9}}\sqrt{3}}{\underset{1}{\cancel{3}}} = \boxed{3\sqrt{3}}$

$\sqrt{3} \times \sqrt{3} = \sqrt{3^2} = 3$

Q14. Réponse **B**

On remplace chaque nombre sous la racine par un carré parfait. Alors, les racines carrées disparaissent.

$N = 7\sqrt{24} + 5\sqrt{48}$

$\sqrt{24} \approx \sqrt{25} = 5$

$\sqrt{48} \approx \sqrt{49} = 7$

$N \approx 7\sqrt{25} + 5\sqrt{49}$

$N \approx 7 \times 5 + 5 \times 7$

$N \approx \boxed{70}$

Q15. Réponse **C**

On applique une formule sur les approximations.

$a \ll 1 \; ; \; (1+a)^5 \approx 1 + 5a$

$P = (1{,}002)^5$

$P = (1 + 0{,}002)^5$

$P \approx 1 + 5 \times 0{,}002$

$P \approx 1 + 0{,}01 \approx \boxed{1{,}01}$

Q16. Réponse **D**

$Q = 4{,}32 \times 0{,}97$

$Q = \boxed{4{,}1904}$

On pose l'opération.

		4,	3	2
×		0,	9	7
	3	0	2	4
3	8	8	8	
4,	1	9	0	4

Q17. Réponse **C**

$R = 4\,353{,}33 \div 45{,}3 = \boxed{96{,}1}$

4	3	5	3	3,	453
− 4	0	7	7		96,1
	2	7	6	3	
	− 2	7	1	8	
		4	5	3	
		− 4	5	3	
				0	

On pose l'opération.

Q18. Réponses **A**, **B** et **C**

On applique la définition de l'inverse d'un nombre.

$S = 4^{-1}$

$S = \boxed{\dfrac{1}{4}}$

$S = \boxed{0{,}25} = \dfrac{25}{100} = \boxed{25\ \%}$

Q19. Réponses **A** et **D**

$T = 2^{10} = \underbrace{2 \times 2 \times \ldots \times 2}_{\text{10 facteurs}}$

$T = \boxed{1024}$

$T = 2^{10} = (2^2)^5 = \boxed{4^5}$

Formule : $(2^a)^b = 2^{a \times b}$

Q20. Réponse **C**

On décompose d'abord 32 avec une puissance de 2.

$32 = \underbrace{2 \times 2 \times 2 \times 2 \times 2}_{\text{5 facteurs}} = 2^5$

$U = 32^2$

$U = (2^5)^2 = 2^{5 \times 2}$

$U = \boxed{2^{10}}$

Test n° 2 : aptitude numérique

10 min

Pour chaque question, déterminer la ou les réponses qui conviennent.

Q1. Calculer : $A = 2{,}75 \times 10^{-3}$.

A. 0,0275 **B.** 0,00275 **C.** 0,275 **D.** 2 750

Pour vos recherches

Q2. Calculer : $B = 2{,}75 \times 10^{4}$.

A. 0,000275 **B.** 0,00275 **C.** 27 500 **D.** 2 750

Q3. Calculer a dans l'expression : $10^{a} = 0{,}01 \div 10^{-3}$.

A. 1 **B.** 2 **C.** −1 **D.** −2

Q4. Calculer : $C = 3\,000 \div (10^{-2})^{-3}$.

A. 0,03 **B.** 0,003 **C.** 3×10^{2} **D.** 3×10^{-3}

Q5. Développer : $D = (3x^2 - 2x)^2$.

A. $9x^4 + 12x^3 + 4x^2$ **B.** $9x^4 - 12x^3 - 4x^2$

C. $9x^4 - 12x^3 + 4x^2$ **D.** $-9x^4 - 12x^3 - 4x^2$

Q6. Développer : $E = (4xy^2 - 9)(4xy^2 + 9)$.

A. $16x^2y^4 - 81$ **B.** $16x^2y^4 + 81$

C. $16x^4y^2 - 81$ **D.** $8x^2y^4 - 18$

Q7. Comparer les fractions : $\frac{17}{32}$; $\frac{9}{16}$.

A. $\frac{17}{32} \geqslant \frac{9}{16}$ **B.** $\frac{17}{32} \leqslant \frac{9}{16}$ **C.** $\frac{17}{32} = \frac{9}{16}$ **D.** $\frac{17}{32} < \frac{9}{16}$

Q8. Comparer les fractions : $\frac{15}{28}$; $\frac{30}{55}$.

A. $\frac{15}{28} = \frac{30}{55}$ **B.** $\frac{15}{28} < \frac{30}{55}$ **C.** $\frac{15}{28} > \frac{30}{55}$ **D.** $\frac{15}{28} \geqslant \frac{30}{55}$

Q9. Calculer : $F = \dfrac{3 \times 10^{-2} \times 6 \times 10^{7}}{9 \times 10^{5} \times 4 \times 10^{-8}}$.

A. 5×10^{-7} **B.** $5 \div 10^{-7}$ **C.** 5×10^{7} **D.** $0{,}5 \times 10^{8}$

Q10. Calculer : $G = \dfrac{(2 \times 10^{-3})^{2} \times 5 \times 10^{-7}}{500 \times 10^{3} \times 0{,}4 \times (10^{6})^{-1}}$.

A. 10^{-11}

B. 10×10^{-10}

C. $0{,}1 \times 10^{-10}$

D. $0{,}01 \times 10^{12}$

Q11. Calculer le plus petit multiple commun aux nombres entiers : 12, 15, 18, 24, 30 et 36.

A. 3 **B.** 12 **C.** 360 **D.** 720

Q12. Calculer le plus grand commun diviseur aux nombres entiers : 12, 15, 18, 24, 30 et 36.

A. 3 **B.** 12 **C.** 360 **D.** 720

Q13. Calculer : $H = \sqrt{13 + \sqrt{8 + \sqrt{1}}}$.

A. $\sqrt{22}$ **B.** $\sqrt{21} + 1$ **C.** 7 **D.** 4

Q14. Calculer : $I = 1 - \dfrac{1}{1 + \dfrac{1}{1 - \dfrac{1}{2}}}$.

A. $\frac{4}{3}$ **B.** $\frac{2}{3}$ **C.** $\frac{3}{2}$ **D.** $1 + \frac{1}{3}$

Q15. Calculer *a* dans l'expression : $2{,}5 \times 10^{7} = a \times 10^{3}$.

A. 25×10^{3} **B.** 0,025 **C.** 25 000 **D.** $2{,}5 \times 10^{-4}$

Q16. Calculer *a* dans l'expression : $0{,}37 \times 10^{-7} = 37 \times 10^{a}$.

A. –9 **B.** 7 **C.** 4 **D.** –4

Q17. Calculer : $a = 10^0$.

A. 0 **B.** 1 **C.** – 1 **D.** 10

Q18. Calculer a dans l'expression : $0,25 \times 10^a = 250 \times 10^8$.

A. 7 **B.** 11 **C.** – 9 **D.** – 3

Q19. Calculer a dans l'expression : $a \times 10^{-3} = 1,2 \times 10^2$.

A. $1,2 \times 10^5$ **B.** $0,12 \times 10^4$ **C.** 120 **D.** 120 000

Q20. Calculer le reste de la division entière de 747 par 68.

A. 55 **B.** 66 **C.** 67 **D.** 0,44

Corrections

Q1. Réponse **B**

On déplace la virgule de 3 rangs vers la gauche.

$$A = 2,75 \times 10^{-3}$$
$$A = \boxed{0,00275}$$

Q2. Réponse **C**

On déplace la virgule de 4 rangs vers la droite.

$$B = 2,75 \times 10^{4}$$
$$B = \boxed{27\,500}$$

Q3. Réponse **A**

Il faut obtenir une puissance de 10 au 2nd membre.

$$10^a = 0,01 \div 10^{-3}$$
$$10^a = 10^{-2} \div 10^{-3}$$

$0,01 = 10^{-2}$

$\div 10^{-3}$ devient : $\times 10^{3}$.

$$10^a = 10^{-2} \times 10^{3}$$

$10^a \times 10^b = 10^{a+b}$

$$10^a = 10^{-2+3}$$

Égalité des exposants :

$$10^a = 10^{1}$$
$$a = \boxed{1}$$

Q4. Réponses **B** et **D**

$$C = 3\,000 \div (10^{-2})^{-3}$$

$(10^a)^b = 10^{a \times b}$

$$C = 3\,000 \div 10^{6}$$

$3\,000 = 3 \times 10^{3}$

$$C = 3 \times 10^{3} \div 10^{6}$$

$\div 10^{6}$ devient : $\times 10^{-6}$.

$$C = 3 \times 10^{3} \times 10^{-6}$$

$10^a \times 10^b = 10^{a+b}$

$$C = \boxed{3 \times 10^{-3}}$$

On déplace la virgule de 3 rangs vers la gauche.

$$C = \boxed{0,003}$$

Q5. Réponse **C**

On utilise des identités remarquables pour développer les expressions.

$(a-b)^2 = a^2 - 2ab + b^2$

On identifie a et b.

$D = (3x^2 - 2x)^2$

$a = 3x^2 \ ; \ b = 2x$

On développe :

$D = a^2 - 2ab + b^2$

$D = (3x^2)^2 - 2 \times 3x^2 \times 2x + (2x)^2$

$(x^a)^b = x^{a \times b}$

$(3x^2)^2 = 3^2 \times (x^2)^2 = 9x^4$

$x^a \times x^b = x^{a+b}$

$2 \times 3x^2 \times 2x = 2 \times 3 \times 2 \times x^{2+1} = 12x^3$

$D = \boxed{9x^4 - 12x^3 + 4x^2}$

$(2x)^2 = 2^2 \times (x^1)^2 = 4x^2$

Q6. Réponse **A**

On utilise des identités remarquables pour développer les expressions.

$(a-b)(a+b) = a^2 - b^2$

$E = (4xy^2 - 9)(4xy^2 + 9)$

$a = 4xy^2 \ ; \ b = 9$

$E = a^2 - b^2$

$E = (4xy^2)^2 - 9^2$

$(4xy^2)^2 = 4^2 \times x^2 (y^2)^2 = 16x^2y^4$

$E = \boxed{16x^2y^4 - 81}$

Q7. Réponse **D**

$\frac{17}{32} < \frac{18}{32}$ $\quad \frac{9}{16} = \frac{18}{32}$

$\boxed{\frac{17}{32} < \frac{9}{16}}$

Q8. Réponse **B**

$\frac{15}{28} = \frac{30}{56}$ $\quad \frac{30}{56} < \frac{30}{55}$

$\boxed{\frac{15}{28} < \frac{30}{55}}$

Pour comparer deux fractions, il faut d'abord les réduire au même dénominateur. La plus petite fraction est alors celle qui a le plus petit numérateur, ou le plus grand dénominateur.

Q9. Réponse **C**

On transforme les expressions en un produit de deux fractions : la première n'a que des nombres, et la seconde possède les puissances de 10.

$$F = \frac{3 \times 10^{-2} \times 6 \times 10^{7}}{9 \times 10^{5} \times 4 \times 10^{-8}}$$

$$F = \frac{3 \times 6}{9 \times 4} \times \frac{10^{-2} \times 10^{7}}{10^{5} \times 10^{-8}}$$

$10^{a} \times 10^{b} = 10^{a+b}$

$$F = \frac{\cancel{3}^{\,1} \times \cancel{6}^{\,1}}{\cancel{9}_{\,3} \times \cancel{4}_{\,2}} \times \frac{10^{-2+7}}{10^{5-8}}$$

On simplifie séparément les deux fractions.

$$F = \frac{1}{2} \times \frac{10^{5}}{10^{-3}}$$

$\frac{10^{a}}{10^{b}} = 10^{a-b}$

$$F = 0{,}5 \times 10^{8} = \boxed{5 \times 10^{7}}$$

$10^{5-(-3)} = 10^{5+3} = 10^{8}$

$0{,}5 \times 10^{8} = (5 \times 10^{-1}) \times 10^{8} = 5 \times 10^{8-1} = 5 \times 10^{7}$

Q10. Réponses **A** et **C**

On calcule les numérateur et dénominateur.

$$G = \frac{(2 \times 10^{-3})^{2} \times 5 \times 10^{-7}}{500 \times 10^{3} \times 0{,}4 \times (10^{6})^{-1}}$$

$(2 \times 10^{-3})^{2} = 2^{2} \times 10^{-3 \times 2}$
$= 4 \times 10^{-6}$

$$G = \frac{4 \times \cancel{10^{-6}} \times 5 \times 10^{-7}}{500 \times 10^{3} \times 0{,}4 \times \cancel{10^{-6}}}$$

On simplifie par 10^{-6}.

$$G = \frac{4 \times 5}{500 \times 0{,}4} \times \frac{10^{-7}}{10^{3}}$$

On sépare en deux quotients. *$\frac{10^{a}}{10^{b}} = 10^{a-b}$*

$$G = \frac{4 \times 5}{50 \times 4} \times 10^{-7-3}$$

On calcule les deux quotients.

$$G = \frac{\cancel{4} \times \cancel{5}^{\,1}}{\cancel{50}_{\,10} \times \cancel{4}} \times 10^{-10}$$

$$G = \frac{1}{10} \times 10^{-10}$$

$$\boxed{G = 0{,}1 \times 10^{-10}}$$

$\frac{1}{10} = 0{,}1$

$$G = 10^{-1} \times 10^{-10}$$

$$G = 10^{-1-10}$$

$10^{a} \times 10^{b} = 10^{a+b}$

$$\boxed{G = 10^{-11}}$$

Q11. Réponse **C**

On décompose tous les nombres en produits de 2, 3 et 5.

12	2	**18**	2	**24**	2	**30**	2	**36**	2
6	2	9	3	12	2	15	3	18	2
3	3	3	3	6	2	5	5	9	3
1		1		3	3	1		3	3
				1				1	

$12 = 2^2 \times 3$

$15 = 3 \times 5$

$18 = 2 \times 3^2$

$24 = 2^3 \times 3$

$30 = 2 \times 3 \times 5$

$36 = 2^2 \times 3^2$

Le PPCM est le produit des nombres 2, 3 et 5 affectés respectivement de leur plus grande puissance.

$PPCM = 2^3 \times 3^2 \times 5$

$PPCM = 8 \times 9 \times 5$

$PPCM = \boxed{360}$

Q12. Réponse **A**

On décompose tous les nombres en produits de 2, 3 et 5. Voir ***Q11****.*

Le PGCD est le produit des diviseurs communs affectés respectivement de leur plus petite puissance. Ici, seul 3 est un diviseur commun.

$PGCD = \boxed{3}$

Q13. Réponse **D**

On commence par le plus petit niveau de racine carrée.

$H = \sqrt{13 + \sqrt{8 + \sqrt{1}}}$

$\sqrt{1} = 1$

$H = \sqrt{13 + \sqrt{8 + 1}}$

$\sqrt{8 + 1} = \sqrt{9} = 3$

$H = \sqrt{13 + \sqrt{9}}$

$H = \sqrt{13 + 3}$

$H = \sqrt{16}$

$H = \boxed{4}$

Q14. Réponse **B**

On commence par le plus petit niveau de fraction.

$$I = 1 - \cfrac{1}{1 + \cfrac{1}{1 - \frac{1}{2}}}$$

On commence par : → $1 - \frac{1}{2}$

$$I = 1 - \cfrac{1}{1 + \cfrac{1}{\frac{1}{2}}}$$

On obtient : → $\frac{1}{2}$

L'inverse de 1/2 est égal à 2.

Détail du calcul : $\dfrac{1}{\frac{1}{2}} = 1 \times \frac{2}{1} = 2$

$$I = 1 - \frac{1}{1 + 2}$$

On calcule la fraction.

$$I = 1 - \frac{1}{3}$$

On calcule la différence.

$$I = \frac{1 \times 3 - 1}{3}$$

$$I = \boxed{\frac{2}{3}}$$

Q15. Réponses **A** et **C**

On fait apparaître la même puissance de 10 dans les deux membres de l'égalité. En comparant les deux côtés de l'égalité, on lit la valeur de a.

$$2{,}5 \times 10^7 = a \times 10^3$$

On décompose 10^7.

$10^a \times 10^b = 10^{a+b}$

$$2{,}5 \times (10^4 \times 10^3) = a \times 10^3$$

$$(2{,}5 \times 10^4) \times 10^3 = a \times 10^3$$

On divise par 10^3 dans les deux membres de l'égalité.

$$2{,}5 \times 10^4 = a$$

On écrit a autrement.

On calcule 10^4, puis le produit.

$$2{,}5 \times 10\,000 = a$$

$$\boxed{25\,000 = a}$$

On décompose 10^4.

$10^4 = 10^1 \times 10^3$

$$2{,}5 \times 10 \times 10^3 = a$$

$$\boxed{25 \times 10^3 = a}$$

Q16. Réponse **A**

$0,37 \times 10^{-7} = 37 \times 10^{a}$

$(37 \times 10^{-2}) \times 10^{-7} = 37 \times 10^{a}$

$37 \times \boxed{10^{-9}} = 37 \times \boxed{10^{a}}$

$\boxed{a = -9}$

On fait apparaître le même nombre (37) dans les deux membres de l'égalité. On compare alors les puissances de 10 dans les deux membres de l'égalité.

Q17. Réponse **B**

On a : $10^{0} = 1$ donc $a = \boxed{1}$.

Q18. Réponse **B**

$0,25 \times 10^{a} = 250 \times 10^{8}$

$0,25 \times 10^{a} = (0,25 \times 10^{3}) \times 10^{8}$

$0,25 \times \boxed{10^{a}} = 0,25 \times \boxed{10^{11}}$

$\boxed{a = 11}$

On fait apparaître le même nombre (0,25) dans les deux membres de l'égalité. On compare alors les puissances de 10 dans les deux membres de l'égalité.

$10^{3} \times 10^{8} = 10^{11}$

Q19. Réponses **A** et **D**

$a \times 10^{-3} = 1,2 \times 10^{2}$

$a = 1,2 \times 10^{2} \div 10^{-3}$

$a = 1,2 \times 10^{2} \times 10^{+3}$

$a = \boxed{1,2 \times 10^{5}}$

$a = \boxed{120\,000}$

On procède comme pour une équation, en divisant le second membre de l'égalité par le coefficient de a qui est égal à 10^{-3}.

$\div 10^{-3}$ devient : $\times 10^{3}$.

Q20. Réponse **C**

747	68
67	10

$747 \div 68 = 10 \times 68 + \boxed{67}$

Dans une division entière, il n'y a que des nombres entiers. Il y a donc un reste.

Test n° 3 : aptitude numérique

20 min

Pour chaque question, déterminer la ou les réponses qui conviennent.

Q1. Résoudre : $3x + 2 = 7 - 2x$.

A. 3 **B.** 1 **C.** – 2 **D.** – 1

Pour vos recherches

Q2. Résoudre : $\frac{1}{2}x + 3 = \frac{5}{2}x - \frac{1}{2}$.

A. $\frac{7}{4}$ **B.** $\frac{4}{9}$ **C.** $\frac{5}{7}$ **D.** $\frac{-7}{3}$

Q3. Résoudre : $3(1 - 2x) = 2(1 - x) - 3$.

A. 1 **B.** 3 **C.** – 5 **D.** – 2

Q4. Résoudre : $(3x + 1)^2 = 9x^2 + 7$.

A. 2 **B.** –4 **C.** –5 **D.** 1

Q5. Résoudre : $\frac{9}{x + 2} = 3$; $x \neq -2$.

A. –2 **B.** –5 **C.** 1 **D.** 3

Q6. Résoudre : $\begin{cases} x + 2y = 5 \\ 3x - y = 1 \end{cases}$.

A. (–2 ; 1) **B.** (1 ; 2) **C.** (–1 ; –1) **D.** (–2 ; –1)

Q7. Résoudre : $\begin{cases} 3x + 2y = 16 \\ -4x + 3y = 7 \end{cases}$.

A. (– 3 ; 2) **B.** (5 ; 2) **C.** (2 ; 5) **D.** (– 2 ; – 3)

Q8. Résoudre : $\begin{cases} x^2 + 3y = 7 \\ 3x - y = 1 \end{cases}$.

A. (– 23 ; 12) **B.** (1 ; 2) **C.** (2 ; 5) **D.** (– 10 ; – 31)

Q9. Résoudre : $\begin{cases} x + 2y - z = 4 \\ 2x - y + z = -1 \\ -x + 3y + 2z = 3 \end{cases}$.

A. (– 0,5 ; 1,5 ; – 0,5)
B. (0,5 ; – 1,5 ; 0,5)
C. (0,5 ; 1,5 ; – 0,5)
D. (– 0,5 ; 1,5 ; 0,5)

Q10. Résoudre : $3x - 6 > 3$.

A. $x > 3$ **B.** $x < 3$ **C.** $x > -3$ **D.** $x < -3$

Q11. Résoudre : $2 - 3x < 4$.

A. $x > \frac{-2}{3}$ **B.** $x < \frac{3}{2}$ **C.** $x > \frac{-3}{2}$ **D.** $x < \frac{-2}{3}$

Q12. Résoudre : $-3(1 - 2x) > 7x - 9$.

A. $x > 4$ **B.** $x < 6$ **C.** $x > -4$ **D.** $x > -6$

Q13. Résoudre : $3x^2 + 5 < 0$.

A. $x > \frac{-5}{3}$

B. $x < \sqrt{\frac{5}{3}}$

C. $x > -\sqrt{\frac{3}{5}}$

D. Autre réponse

Q14. Convertir : $1{,}5\,\text{a} = \ldots\,\text{dm}^2$.

A. 150 **B.** 1 500 **C.** 15 000 **D.** 150 000

Q15. Convertir : $135\,\text{cm}^3 = \ldots\,\text{mL}$.

A. 135 **B.** 13,5 **C.** 1,35 **D.** 0,135

Q16. Convertir : $15\,\text{m/s} = \ldots\,\text{km/h}$.

A. 1,5 **B.** 15 **C.** 54 **D.** 68

On prendra : $\pi \approx 3,1$.

Q17. Calculer approximativement l'aire d'un triangle rectangle dont les côtés mesurent 30 cm, 40 cm et 50 cm.

A. 600 cm^2 **B.** 60 m^2 **C.** 60 mm^2 **D.** 6 dm^2

Q18. Calculer l'aire totale d'un cube de 2 cm d'arête.

A. 2,4 cm^2 **B.** 0,024 dm^2 **C.** 24 cm^2 **D.** 0,24 dm^2

Q19. Calculer approximativement l'aire d'une sphère de 2 cm de diamètre.

A. 12,4 cm^2 **B.** 0,124 dm^2 **C.** 124 mm^2 **D.** 0,0124 m^2

Q20. Calculer approximativement le volume d'un cylindre de 10 cm de haut et 4 cm de diamètre.

A. 12,4 mm^3 **B.** 0,124 dm^3 **C.** 124 cm^3 **D.** 0,0124 m^3

Corrections

Q1. Réponse B

$3x + 2 = 7 - 2x$

$3x + 2x = 7 - 2$

On place les x à gauche du signe = et les nombres à droite de l'égalité. Quand on déplace un terme, on le change de signe.

$5x = 5 \; ; \; x = \frac{5}{5}$

$\boxed{x = 1}$

On divise les deux membres de l'égalité par 5. On ne change pas les signes en divisant par un nombre.

Q2. Réponse A

$\frac{1}{2}x + 3 = \frac{5}{2}x - \frac{1}{2}$

La résolution est plus simple sans fraction. Pour cela, on multiplie tous les nombres par 2.

$x + 6 = 5x - 1$

$x - 5x = -1 - 6$

On applique la même méthode que précédemment.

$-4x = -7 \; ; \; x = \frac{-7}{-4}$

$\boxed{x = \frac{7}{4}}$

On applique la règle des signes pour supprimer les deux signes négatifs.

Q3. Réponse A

$3(1 - 2x) = 2(1 - x) - 3$

On développe en suivant les flèches, puis on résout l'équation comme aux précédentes questions.

$3 - 6x = 2 - 2x - 3$

$-6x + 2x = -3 + 2 - 3$

$-4x = -4 \; ; \; x = \frac{-4}{-4}$

$\boxed{x = 1}$

Q4. Réponse **D**

On développe le premier membre avec une identité remarquable :

$(3x + 1)^2 = (a + b)^2$

$a = 3x \; ; \; b = 1$

$(a + b)^2 = a^2 + 2ab + b^2$

$(3x + 1)^2 = (3x)^2 + 2 \times 3x \times 1 + 1^2 = 9x^2 + 6x + 1$

On réécrit alors l'équation.

$(3x + 1)^2 = 9x^2 + 7$

$9x^2 + 6x + 1 = 9x^2 + 7$

Les termes du second degré s'éliminent.

$\cancel{9x^2} + 6x + 1 = \cancel{9x^2} + 7$

$6x = 7 - 1 \; ; \; 6x = 6 \; ; \; \boxed{x = 1}$

Q5. Réponse **C**

Comme les deux membres de l'égalité sont des multiples de 3, on les divise par 3.

$\dfrac{9}{x + 2} = 3 \; ; \; x \neq -2$

$\dfrac{\cancel{3} \times 3}{x + 2} = \cancel{3} \times 1$

Une fraction est égale à 1, si le numérateur est égal au dénominateur.

$\dfrac{3}{x + 2} = 1$

$x + 2 = 3 \; ; \; \boxed{x = 1}$

Q6. Réponse **B**

1) *Méthode de substitution : on extrait x de la 1re équation, puis on reporte sa valeur dans la 2e équation.*

$\begin{cases} x + 2y = 5 \\ 3x - y = 1 \end{cases}$

$\begin{cases} \boxed{x = 5 - 2y} \\ 3(5 - 2y) - y = 1 \end{cases}$

2) *On développe la 2e équation.*

$15 - 6y - y = 1$

3) *On résout la 2e équation.*

$15 - 6y - y = 1$

$-7y = -14$

$\boxed{y = 2}$

4) *On remplace y par 2 dans :*

$x = 5 - 2y$

$x = 5 - 2 \times 2 \; ; \; \boxed{x = 1}$

Q7. Réponse **C**

Méthode des déterminants

$$\begin{cases} 3x + 2y = 16 \\ -4x + 3y = 7 \end{cases}$$

La méthode des déterminants permet de résoudre rapidement un système d'équations.

1) Déterminant général : $Dg = \begin{vmatrix} 3 & 2 \\ -4 & 3 \end{vmatrix} = 9 + 8 = 17$

2) Déterminant de x : $Dx = \begin{vmatrix} 16 & 2 \\ 7 & 3 \end{vmatrix} = 48 - 14 = 34$

3) Déterminant de y : $Dy = \begin{vmatrix} 3 & 16 \\ -4 & 7 \end{vmatrix} = 21 + 64 = 85$

4) Calcul de x : $x = \frac{Dx}{Dg} = \frac{34}{17} = \boxed{2 = x}$

5) Calcul de y : $y = \frac{Dy}{Dg} = \frac{85}{17} = \boxed{5 = y}$

Q8. Réponses **B** et **D**

On procède par substitution, car il y a la présence du terme x^2.

On extrait y de la 2e équation, puis on reporte sa valeur dans la 1re équation.

$3x - y = 1$

$\boxed{y = 3x - 1}$

1) La 1re équation devient alors :

$x^2 + 3y = 7$

$x^2 + 3(3x - 1) = 7$

2) On développe cette équation.

$x^2 + 9x - 3 = 7$

$x^2 + 9x - 10 = 0$

3) On factorise cette équation.

$(x - 1)(x + 10) = 0$

4) On résout cette équation.

Un produit de facteurs est nul, si au moins l'un de ses facteurs est nul.

$x - 1 = 0$; $\boxed{x = 1}$

$x + 10 = 0$; $\boxed{x = -10}$

5) Pour chaque valeur de x, on calcule une valeur de y. $y = 3x - 1$

$x = 1$; $\boxed{y = 2}$

$x = -10$; $\boxed{y = -31}$

6) Il y a deux couples solutions.

$$\begin{cases} x = 1 \\ y = 2 \end{cases} \text{ ou } \begin{cases} x = -10 \\ y = -31 \end{cases}$$

Q9. Réponse **C**

Méthode de substitution

1) On nomme a, b et c les 3 équations.

$$\begin{cases} x + 2y - z = 4 \\ 2x - y + z = -1 \\ -x + 3y + 2z = 3 \end{cases} = \begin{cases} a \\ b \\ c \end{cases}$$

2) On extrait x de la 1re équation.

$a \longrightarrow x = 4 - 2y + z$

3) On reporte sa valeur dans les deux autres équations.

$$\begin{cases} b \\ c \end{cases} = \begin{cases} 2(4 - 2y + z) - y + z = -1 \\ -(4 - 2y + z) + 3y + 2z = 3 \end{cases}$$

4) On résout le système formé par ces deux équations. On choisit la méthode de combinaisons linéaires.

On développe et on simplifie ces deux équations.

$$\begin{cases} b \\ c \end{cases} = \begin{cases} 8 - 4y + 2z - y + z = -1 \\ -4 + 2y - z + 3y + 2z = 3 \end{cases}$$

On obtient ces deux équations.

$$\begin{cases} b \\ c \end{cases} = \begin{cases} -5y + 3z = -9 \\ 5y + z = 7 \end{cases}$$

On fait la somme terme à terme des deux équations.

$$\begin{array}{rrcl} -5y & +3z & = & -9 \\ +5y & + \ z & = & 7 \\ \hline & 3z + z & = & -9 + 7 \end{array}$$

On résout cette dernière équation. On obtient alors z.

$4z = -2$; $\boxed{z = -0{,}5}$

5) On reporte cette valeur de z dans l'équation c pour déterminer y.

$c \longrightarrow 5y - 0{,}5 = 7$

$5y = 7{,}5$; $y = 7{,}5 \div 5$

$\boxed{y = 1{,}5}$

6) On reprend la 1re équation pour déterminer x.

$a \longrightarrow x = 4 - 2y + z$

$x = 4 - 2 \times 1{,}5 - 0{,}5$

$x = 4 - 3 - 0{,}5$

$\boxed{x = 0{,}5}$

Q10. Réponse **A**

$3x - 6 > 3$

On place les x à gauche du signe > et les nombres à droite du signe >. Quand on déplace un terme, on le change de signe.

$3x > 6 + 3$

$3x > 9$

On divise les deux membres de l'inégalité par 3. On ne change pas les signes en divisant par un nombre.

$x > \frac{9}{3}$

$\boxed{x > 3}$

Comme le coefficient de x est positif (3), le sens > ne change pas.

Q11. Réponse **A**

$2 - 3x < 4$

On applique la même méthode que précédemment.

$-3x < 4 - 2$

$-3x < 2$

$\boxed{x > \frac{-2}{3}}$

Comme le coefficient de x est négatif (– 3), le sens < devient >.

Q12. Réponse **B**

$-3(1 - 2x) > 7x - 9$

On développe, puis on applique la même méthode que précédemment.

$-3 + 6x > 7x - 9$

$6x - 7x > 3 - 9$

$-x > -6$

$\boxed{x < 6}$

Comme le coefficient de x est négatif (– 1), le sens > devient <.

Q13. Réponse **D**

$3x^2 + 5 < 0$

Le premier membre de l'équation est toujours un nombre positif, il ne peut donc pas être plus petit que 0.
Cette inéquation n'a pas de solution.

Q14. Réponse **C**

On dresse un tableau de conversion.

	km²		**hm² = ha**		dam² = a		**m²**		dm²		cm²		mm²
					1,	5							
					1	5	0	0	**0**				

$1{,}5\,\text{a} = \boxed{15\,000\,\text{dm}^2}$

Q15. Réponse **A**

Rappels :

$1\,\text{L} = 1\,\text{dm}^3$

$1\,\text{cm}^3 = 1\,\text{mL}$

Le mL et le cm³ sont deux unités égales.

$135\,\text{cm}^3 = \boxed{135\,\text{mL}}$

Q16. Réponse **C**

Pour convertir une vitesse exprimée en m/s en km/h, il suffit de multiplier par 3,6.

$15\,\text{m/s} = 15 \times 3{,}6\,\text{km/h} = \boxed{54\,\text{km/h}}$

Q17. Réponses **A** et **D**

L'aire d'un triangle rectangle est la moitié du rectangle associé. On calcule donc le produit des deux côtés de l'angle droit (longueur et largeur), puis on le divise par 2.

$\mathcal{A} = \dfrac{b \times h}{2}$

$\mathcal{A} = \dfrac{30 \times 40}{2}$

$\mathcal{A} = 30 \times 20$

$\mathcal{A} = 600$

$\boxed{\mathcal{A} = 600\,\text{cm}^2}$

$\boxed{\mathcal{A} = 6\,\text{dm}^2}$

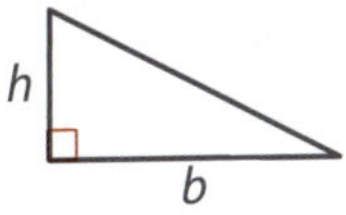

Q18. Réponses **C** et **D**

Un cube possède 6 faces carrées. L'aire totale est alors 6 fois l'aire d'une face.
On note c la longueur d'une arête du cube.

$\mathcal{A} = 6 \times c^2$

$\mathcal{A} = 6 \times 2^2$

$\mathcal{A} = 6 \times 4$

$\mathcal{A} = 24$

$\boxed{\mathcal{A} = 24\,\text{cm}^2}$

$\boxed{\mathcal{A} = 0,24\,\text{dm}^2}$

Q19. Réponses **A** et **B**

On utilise une formule pour calculer l'aire d'une sphère de rayon r.

Le diamètre de 2 cm signifie que le rayon est égal à 1 cm.

$\mathcal{A} = 4\pi r^2 \quad ; \quad \pi \approx 3,1$

$\mathcal{A} = 4\pi \times 1^2$

$\mathcal{A} = 4\pi$

$\mathcal{A} \approx 4 \times 3,1$

$\mathcal{A} \approx 12,4$

$\boxed{\mathcal{A} \approx 12,4\,\text{cm}^2}$

$\boxed{\mathcal{A} \approx 0,124\,\text{dm}^2}$

Q20. Réponses **B** et **C**

On utilise une formule pour calculer le volume d'un cylindre de rayon r et de hauteur h.

Le diamètre de 4 cm signifie que le rayon est égal à 2 cm.

$\mathcal{V} = \pi r^2 h \quad ; \quad \pi \approx 3,1$

$\mathcal{V} = \pi \times 2^2 \times 10$

$\mathcal{V} = 40\pi$

$\mathcal{V} \approx 40 \times 3,1$

$\mathcal{V} \approx 124$

$\boxed{\mathcal{V} \approx 124\,\text{cm}^3}$

$\boxed{\mathcal{V} \approx 0,124\,\text{dm}^3}$

Test n° 4 : résolution de problèmes

15 min

Pour chaque question, déterminer la seule réponse qui convient.

Q1. Une voiture d'occasion est vendue 2 500 € soit 40 % du prix d'achat. Calculer le prix d'achat.

A. 6 250 € **B.** 3 500 € **C.** 1 500 € **D.** 4 000 €

Pour vos recherches

Q2. Une voiture d'occasion est vendue 2 400 € incluant une remise de 40 %. Quel était le prix avant la remise ?

A. 6 220 € **B.** 3 480 € **C.** 960 € **D.** 4 000 €

Q3. Une voiture d'occasion à vendre 2 500 € est soldée avec une remise de 40 %. Quel est alors son prix ?

A. 6 250 € **B.** 3 500 € **C.** 1 500 € **D.** 4 000 €

Q4. Le prix d'une voiture passe de 2 500 € à 1 500 €. Quel est le taux de remise ?

A. 25 % **B.** 30 % **C.** 35 % **D.** 40 %

Q5. Une voiture d'occasion est achetée 1 500 € et est revendue 2 400 €. Quel est le taux d'augmentation ?

A. 85 % **B.** 70 % **C.** 60 % **D.** 45 %

Q6. Six poules pondent 36 œufs en 6 jours. Combien d'œufs pondent 2 poules en 4 jours ?

A. 4 **B.** 6 **C.** 8 **D.** 10

Q7. Le Pr Speed nettoie le tableau en 30 s. Le maître Cool nettoie le même tableau en 1 min. Combien de temps mettent-ils ensemble pour nettoyer ce même tableau ?

A. 15 s **B.** 20 s **C.** 25 s **D.** 45 s

Q8. 3 infirmières piquent 15 patients en 5 min. Combien faut-il d'infirmières pour piquer 90 patients en 10 minutes ?

A. 9 **B.** 10 **C.** 11 **D.** 12

Q9. Pour parcourir 15 km, on met 15 min. À la même vitesse, combien de temps met-on pour parcourir 70 km ?

A. 45 min **B.** 1 h **C.** 1 h 10 **D.** 1 h 20

Q10. Je monte une côte à la vitesse de 10 km/h et je la redescends à 30 km/h. Quelle est ma vitesse moyenne ?

A. 5 km/h **B.** 10 km/h **C.** 15 km/h **D.** 20 km/h

Q11. Une infirmière travaille 5 jours consécutifs de 6 h 45 à 12 h 15 et de 14 h 30 à 17 h 10. Quelle est la durée travaillée sur cette période ?

A. 40 h 50 min **B.** 41 h 10 min **C.** 41 h 20 min **D.** 42 h 30 min

Q12. Dans un cabinet 3 infirmières totalisent 128 h 45 min de travail en 1 mois. Quelle est la durée moyenne de travail pour chaque infirmière ?

A. 35 h 20 min **B.** 39 h 30 min **C.** 42 h 50 min **D.** 42 h 55 min

Q13. Une infirmière travaille 7 h 30 min dans un service alors que sa collègue travaille 30 % de plus dans un autre service. Quelle est alors la durée de travail de la 2de infirmière ?

A. 9 h 45 min **B.** 10 h 10 min **C.** 10 h 25 min **D.** 10 h 50 min

Q14. En tant qu'infirmière, vous conseillez Hubert, un adolescent sur son alimentation. Hubert vous dit qu'il consomme régulièrement une portion de 150 g de frites. Vous lui indiquez que 100 g de frites contiennent 15 g de lipides, 41 g de glucides et 3,4 g de protides. Vous lui dites aussi qu'en utilisant une friteuse dite sans huile, la quantité de lipides précédente est réduite de 90 %. Vous lui indiquez aussi que sa ration alimentaire est de 2 500 kcal par jour.
De quel pourcentage la valeur énergétique de 150 g de frites est-elle réduite en passant d'une friteuse classique à une friteuse sans huile ?
Remarque : arrondir les valeurs énergétiques à l'unité.
Données : 1 g de lipides apportent 9 kcal et 1 g de glucides ou 1 g de protides apportent 4 kcal.

A. 90 % **B.** 24 % **C.** 39 % **D.** 67 %

Corrections

Q1. Réponse A

Première méthode

On divise le prix par le pourcentage.

$$P = \frac{2\,500}{40\,\%} = \frac{2\,500}{40 \div 100}$$

$$P = \frac{2\,500 \times 100}{40} = \boxed{6\,250}$$

Le prix d'achat est de 6 250 €.

Seconde méthode

Tableau de proportionnalité

Prix initial en €	100	P
Prix réduit en €	40	2 500

Règle de trois :

$$P = \frac{100 \times 2\,500}{40} = \boxed{6\,250}$$

Q2. Réponse D

Première méthode

Formule pour calculer le prix initial.

$$Pi = \frac{Pf}{1 - t}$$

$$Pi = \frac{2\,400}{1 - 40\,\%}$$

$$Pi = \frac{2\,400}{1 - 0{,}4} = \frac{2\,400}{0{,}6}$$

$$Pi = \frac{24\,000}{6} = \boxed{4\,000}$$

Le prix initial était de 4 000 €.

Seconde méthode

Tableau de proportionnalité

Prix initial en €	100	P
Prix réduit en €	60	2 400

Règle de trois :

$$P = \frac{100 \times 2\,400}{60} = \boxed{4\,000}$$

Avec une remise de 40 %, 2 400 € représentent 60 % du prix initial.

Q3. Réponse C

Première méthode

Formule pour calculer le prix initial.

$$Pf = Pi \times (1 - t)$$

$$Pf = 2\,500 \times (1 - 40\,\%)$$

Seconde méthode

Tableau de proportionnalité

Prix initial en €	100	2 500
Prix réduit en €	60	P

$Pf = 2\,500 \times (1 - 0{,}4)$

$Pf = 2\,500 \times 0{,}6 = \boxed{1500}$

Le prix de la voiture est de 1 500 €.

Règle de trois :

$$P = \frac{60 \times 2\,500}{100} = \boxed{1\,500}$$

Avec une remise de 40 %, le prix est de 60 % du prix initial.

Q4. Réponse D

Première méthode

On divise le prix par le pourcentage.

$$t = \frac{Pf - Pi}{Pi}$$

$$t = \frac{1500 - 2\,500}{2\,500}$$

$$t = \frac{-1000}{2\,500} = \frac{-40}{100}$$

$$t = \boxed{-40\ \%}$$

Le taux de réduction est de 40 %.

Seconde méthode

Tableau de proportionnalité

Prix en €	2 500	1 000
Taux en %	100	T

Règle de trois :

$$T = \frac{100 \times 1\,000}{2\,500} = \boxed{40}$$

La réduction est de 1 000 €.

Q5. Réponse C

Première méthode

On divise le prix par le pourcentage.

$$t = \frac{Pf - Pi}{Pi}$$

$$t = \frac{2\,400 - 1500}{1500}$$

$$t = \frac{900}{1500} = 0{,}6$$

$$t = \boxed{60\ \%}$$

Le taux d'augmentation est de 60 %.

Seconde méthode

Tableau de proportionnalité

Prix en €	1 500	900
Taux en %	100	T

Règle de trois :

$$T = \frac{100 \times 900}{1\,500} = \boxed{60}$$

L'augmentation est de 900 €.

Q6. Réponse **C**

Nb de poules	Nb d'œufs	Nb de jours
6	36	6
6	6	1
1	1	1
1	4	4
2	**8**	4

2 poules pondent 8 œufs en 4 jours.

Tableau de proportionnalité

- *Si 6 poules pondent 36 œufs en 6 jours, ces 6 poules pondent 6 œufs par jour.*
- *Si 6 poules pondent 6 œufs par jour, 1 poule pond 1 œuf par jour.*
- *Si 1 poule pond 1 œuf par jour, elle pond 4 œufs en 4 jours.*
- *Si en 4 jours, 1 poule pond 4 œufs, en 4 jours 2 poules pondent 8 œufs.*

Q7. Réponse **B**

En 1 minute, le Pr Speed nettoie 2 tableaux et le maître Cool nettoie 1 tableau. Ensemble, ils nettoient alors 3 tableaux.

Méthode : ramener les données à une même durée. Elle est égale à un multiple commun de 30 s et de 1 min (60 s). Cette durée commune est égale à 60 s.

Donc pour nettoyer un seul tableau, ils mettront trois fois moins de temps ; c'est-à-dire : 60 s ÷ 3 = $\boxed{20 \text{ s}}$.

Q8. Réponse **A**

Nb d'IDE	Nb de patients	Durée
3	15	5
3	30	10
9	90	10

Il faut 9 infirmières.

Tableau de proportionnalité

- *Si 3 IDE piquent 15 patients en 5 min, ces 3 infirmières piquent 30 patients en 10 min.*
- *Si en 10 min 3 IDE piquent 30 patients, en 10 min pour piquer 90 patients, il faut 9 infirmières.*

Q9. Réponse **C**

Si on parcourt 15 km en 15 min, on parcourt alors 1 km en 1 min. La vitesse est de 1 km/min.
Donc pour parcourir 70 km il faut 70 min soit 1 h 10 min.

Q10. Réponse **C**

La vitesse moyenne est égale au quotient de la distance totale parcourue par la somme des durées. On note *Vm* et *tm* la vitesse et la durée pour la montée, *Vd* et *td* la vitesse et la durée pour la descente, et *d* la distance de la montée ou de la descente.

On utilise la relation : $V = \frac{D}{T}$.

$Vm = \frac{d}{tm} = 10$ — *On écrit la relation précédente pour la montée.*

$Vd = \frac{d}{td} = 30$ — *On écrit la relation précédente pour la descente.*

$V_{moy} = \frac{2d}{tm + td}$ — *La vitesse moyenne est égale au quotient de la distance totale parcourue par la somme des durées.*

$V_{moy} = \frac{2d}{\frac{d}{10} + \frac{d}{30}}$ — *On a :* $tm = \frac{d}{Vm} = \frac{d}{10}$ $td = \frac{d}{Vd} = \frac{d}{30}$

$V_{moy} = \frac{2}{\frac{1}{10} + \frac{1}{30}}$ — *On simplifie par d le numérateur et le dénominateur.*

$V_{moy} = \frac{2}{\frac{3+1}{30}} = \frac{2}{\frac{4}{30}}$ — *On calcule la fraction.*

$V_{moy} = \frac{2 \times 30}{4} = \boxed{15}$ — *Diviser par 4/30, c'est multiplier par 30/4.*

La vitesse moyenne est de 15 km/h.

Remarque : *ce résultat est différent de la moyenne des vitesses égale à 20 km/h.*

Q11. Réponse **B**

On calcule la durée travaillée en une journée :

$t = 12\,h\,15 - 6\,h\,45 + 17\,h\,10 - 14\,h\,30$

$t = 5\,h\,30\,min + 2\,h\,20\,min = \boxed{7\,h\,50\,min}$

On calcule la durée travaillée en 5 jours :

$T = (7\,h\,50\,min) \times 5 = 35\,h\,250\,min$

$T = 35\,h + 6\,h\,10\,min = \boxed{41\,h\,10\,min}$

La durée totale travaillée est de 41 h 10 min.

Q12. Réponse **D**

On divise 128 h 45 min par 3.

1) *On divise les h par 3.*

$$\begin{array}{r|l} 128 & 3 \\ \hline 2 & \mathbf{42} \end{array}$$

2) *On divise les min par 3.*

$2\,h = 120\,min$

$2\,h\,45\,min = 165\,min$

$$\begin{array}{r|l} 165 & 3 \\ \hline 0 & \mathbf{55} \end{array}$$

La durée moyenne de travail pour chaque infirmière est de 42 h 55 min.

Q13. Réponse **A**

On convertit 7 h 30 min en minutes.

$t = 7\,h\,30\,min = 7 \times 60\,min + 30\,min$

$t = 420\,min + 30\,min = \boxed{450\,min}$

On majore cette durée de 30 % en la multipliant par 1,3.

$T = 450\,min \times 1{,}3 = \boxed{585\,min}$

On convertit 585 min en heures et minutes.

$$\begin{array}{r|l} 585 & 60 \\ \hline 45 & 9 \end{array}$$

La durée de travail de la 2de infirmière est de 9 h 45 min.

Q14. Réponse **C**

Valeur énergétique de 150 g de frites issues d'une friteuse sans huile

Masse de lipides en g :

$$M_L = \frac{150}{100} \times 15 \times (1 - 90\,\%) = 1,5 \times 15 \times 0,1 = 2,25$$

Valeur énergétique en kcal : $2,25 \times 9 = 20,25 \approx 20$.

Masse de glucides en g : $M_G = \frac{150}{100} \times 41 = 61,5$.

Valeur énergétique en kcal : $61,5 \times 4 = 246$.

Masse de protides en g : $M_P = \frac{150}{100} \times 3,4 = 5,1$.

Valeur énergétique en kcal : $5,1 \times 4 = 20,4 \approx 20$.

Valeur énergétique totale en kcal : $E \approx 20 + 246 + 20 \approx \boxed{286}$.

Valeur énergétique de 150 g de frites issues d'une friteuse usuelle

Masse de lipides en g : $M_L = \frac{150}{100} \times 15 = 1,5 \times 15 = 22,5$.

Valeur énergétique en kcal : $22,5 \times 9 = 202,5 \approx 203$.

Les valeurs énergétiques des protides et des glucides sont inchangées.

Valeur énergétique totale en kcal : $E = 203 + 246 + 20 = \boxed{469}$.

Calcul du taux de réduction

La valeur énergétique en kcal de 150 g de frites passe d'environ 469 à 286. Le taux de réduction est de :

$$t = \frac{286 - 469}{469} = \frac{-183}{469} \approx -0,39 \approx \boxed{-39\,\%}$$

Le taux de réduction est d'environ 39 %.

Test n° 5 : résolution de problèmes

10 min

Pour chaque question, déterminer la seule réponse qui convient.

Q1. Une serrure codée possède trois molettes où sont inscrits les chiffres de 0 à 9. Combien de codes différents peut-on former ?

A. 10 **B.** 100 **C.** 1 000 **D.** 10 000

Pour vos recherches

Q2. De combien de façons différentes peut-on écrire les quatre lettres du mot IFSI ?

A. 4 **B.** 6 **C.** 8 **D.** 12

Q3. De combien de façon possibles peut-on écrire les quatre lettres du mot CIEL ?

A. 12 **B.** 18 **C.** 24 **D.** 36

Q4. Un octet est un mot binaire de 8 chiffres égaux à 0 ou à 1. Combien de codes différents peut-on former avec un octet ?

A. 8 **B.** 64 **C.** 256 **D.** 1 024

Q5. Je possède quatre jetons identiques. Combien de combinaisons de 4 jetons peut-on réaliser ?

A. 1 **B.** 4 **C.** 16 **D.** 256

Q6. Si on augmente de 50 % les longueurs de chaque arête d'un pavé, par quel nombre est multipliée son aire totale ?

A. 0,5 **B.** 1 **C.** 2,25 **D.** 4,5

Q7. Si on augmente de 50 % les longueurs de chaque arête d'un pavé, par quel nombre est multiplié son volume ?

A. 1,5 **B.** 3,375 **C.** 7,5 **D.** 9,25

Q8. Si en gonflant un ballon son rayon augmente de 1 %, de quel pourcentage augmente environ son volume ?

A. 1 % **B.** 3 % **C.** 5 % **D.** 6,25 %

Dans la ferme de Monsieur Seguin, il y a des poules et des chèvres. On dénombre 26 têtes et 64 pattes.

Q9. Quel est le nombre de poules ?

A. 6 **B.** 12 **C.** 24 **D.** 20

Q10. Quel est le nombre de chèvres ?

A. 6 **B.** 12 **C.** 24 **D.** 20

Corrections

Q1. Réponse C

Pour chaque molette il y a 10 combinaisons. Le nombre total de combinaisons est égal à : $10 \times 10 \times 10 = \boxed{1000}$.

Conclusion : on peut former 1 000 codes différents.

Q2. Réponse D

Première méthode

On utilise une formule.

Le nombre de possibilités est égal au quotient du nombre de permutations des quatre lettres par le nombre de permutations des deux lettres identiques.

Seconde méthode

On dénombre toutes les possibilités.

IFSI ; IFIS ; ISFI ; ISIF
FISI ; FIIS ; FSII
SIFI ; SIIF ; SFII
IIFS ; IISF

$$n = \frac{4!}{2!} \ ; \ n = \frac{4 \times 3 \times \cancel{2} \times 1}{\cancel{2} \times 1} = \boxed{12}$$

Conclusion : on peut écrire le mot IFSI de 12 façons différentes.

Q3. Réponse C

Première méthode

On utilise une formule.

Le nombre de possibilités est égal au nombre de permutations des quatre lettres différentes :

Seconde méthode

On dénombre toutes les possibilités.

CIEL ; CILE ; CEIL ; CELI ; CLIE ; CLEI
ICEL ; ICLE ; IECL ; IELC ; ILCE ; ILEC
ECIL ; ECLI ; EICL ; EILC ; ELCI ; ELIC
LCIE ; LCEI ; LICE ; LIEC ; LECI ; LEIC

$$n = 4 \times 3 \times 2 \times 1 = \boxed{24}$$

Conclusion : on peut écrire le mot CIEL de 24 façons différentes.

Q4. Réponse **C**

Il y a deux possibilités pour chaque chiffre (0 ou 1).

0 ou 1	0 ou 1	0 ou 1	0 ou 1	0 ou 1	0 ou 1	0 ou 1	0 ou 1

Le nombre de possibilités est alors égal à :

$$n = 2 \times 2 \times 2 \times 2 \times 2 \times 2 \times 2 \times 2 = 2^8 = \boxed{256}$$

Conclusion : on peut former 256 codes différents.

Q5. Réponse **A**

On dispose de 4 jetons identiques que l'on dépose dans un tableau de 4 cases.

1 jeton	1 jeton	1 jeton	1 jeton

Le 4 jetons sont identiques, alors si on les permute on ne voit pas de changement. Il n'y a donc qu'une seule possibilité.

Conclusion : il y a 1 combinaison pour placer les quatre jetons.

Q6. Réponse **C**

Si on multiplie par un nombre les longueurs des arêtes d'un pavé, alors l'aire totale est multipliée par le carré de ce nombre.

Si on augmente de 50 % les longueurs de chaque arête d'un pavé, cela revient à dire que l'on multiplie ces arêtes par 1,5.
Exemple : supposons que chaque arête mesure 10 cm. On augmente cette longueur de 50 %, c'est-à-dire de 5 cm. La longueur devient alors égale à 15 cm. On a donc multiplié 10 cm par 1,5.

L'aire est multipliée par : $1{,}5^2 = \boxed{2{,}25}$.

Conclusion : l'aire est multipliée par 2,25.

Q7. Réponse **B**

Si on multiplie par un nombre les longueurs des arêtes d'un pavé, alors son volume est multiplié par le cube de ce nombre.

Si on augmente de 50 % les longueurs de chaque arête d'un pavé, cela revient à dire que l'on multiplie ces arêtes par 1,5.

Le volume est multiplié par : $1{,}5^3 = \boxed{3{,}375}$

Conclusion : le volume est multiplié par 3,375.

Q8. Réponse **B**

Si on multiplie par un nombre le rayon du ballon, alors son volume est multiplié par le cube de ce nombre.

Si on augmente de 1 % le rayon d'une boule, cela revient à dire que l'on multiplie ce rayon par $1{,}01^3$. En effet :

$$r = (1 + 1\%)^3 = (1 + 0{,}01)^3 \approx 1 + 3 \times 0{,}01 \approx 1 + 0{,}03$$

$$r \approx 1 + \frac{3}{100} \approx 1 + \boxed{3\,\%}$$

Conclusion : le volume du ballon augmente d'environ 3 %.

Q9. Réponse **D**

Q10. Réponse **A**

On note *p* le nombre de poules et *c* le nombre de chèvres. On peut alors écrire deux égalités.

Les poules n'ont que deux pattes, alors que les chèvres en ont quatre.

Relation sur les nombres de têtes : $p + c = 26$.

Relation sur les nombres de pattes : $2p + 4c = 64$.

En résolvant le système formé par ces deux équations, on détermine les nombres de poules et de chèvres.

On remarque que tous les nombres de la seconde équation sont des multiples de 2. On peut alors les diviser par 2.

$$2p + 4c = 64 \longrightarrow p + 2c = 32$$

On résout le système suivant par combinaison linéaire pour déterminer la valeur de c.

$$\begin{cases} p + c = 26 \\ p + 2c = 32 \end{cases}$$

On soustrait les deux équations, membre à membre.

$$\begin{array}{llll} p & +c & = 26 \\ -p & -2c & = 32 \\ \hline p - p & +c - 2c & = 26 - 32 \end{array}$$

On résout l'équation obtenue.

$$c - 2c = 26 - 32$$

$$-c = -6$$

$$\boxed{c = 6}$$

Dans la première équation, on détermine la valeur de p en substituant c par sa valeur numérique (6).

On remplace c par 6.

$$p + c = 26$$

$$p + 6 = 26$$

$$p = 26 - 6$$

$$\boxed{p = 20}$$

Conclusion : il y a 20 poules et 6 chèvres.

Test n° 6 : résolution de problèmes

15 min

Pour chaque question, déterminer la seule réponse qui convient.

Q1. Un robinet d'eau fuit à raison d'une goutte d'eau toutes les cinq secondes. En admettant qu'il faut 20 gouttes pour obtenir 1 mL d'eau, combien de temps faut-il pour remplir un verre de 25 cL ?

A. 6 h 56 min 40 s
B. 5 h 34 min 50 s
C. 4 h 47 min 25 s
D. 3 h 28 min 35 s

Pour vos recherches

Un train part d'une ville A à 10 h en roulant à la vitesse moyenne de 60 km/h à destination d'une ville B distante de 90 km. À 9 h 45, un autre train part de la ville B à destination de la ville A en roulant à la vitesse moyenne de 80 km/h.

Q2. À quelle heure le train parti de la ville A arrive-t-il à destination ?

A. 11 h 30 **B.** 11 h 15 **C.** 10 h 45 **D.** 10 h 30

Q3. À quelle heure les deux trains vont-ils se croiser ?

A. 11 h **B.** 10 h 45 **C.** 10 h 40 **D.** 10 h 30

Q4. À quelle distance de la ville A, les deux trains vont-ils se croiser ?

A. 20 km **B.** 30 km **C.** 40 km **D.** 50 km

Q5. Je participe à la course en vélo sur une piste en ligne droite. Un peu avant l'arrivée, je double le coureur qui est en 2e position. Quelle est alors ma position ?

A. 1re **B.** 2e **C.** 3e **D.** La dernière

Q6. Je laisse tomber une balle au sol qui rebondit et remonte à 90 % de sa hauteur initiale. Au 2e rebond, quelle est la fraction de la hauteur initiale que la balle atteint ?

A. 90 % **B.** 86 % **C.** 81 % **D.** 78 %

Q7. Je coupe du pain en forme de couronne avec deux coups de couteau. Quel est le nombre de morceaux formés ?

A. 1 **B.** 2 **C.** 3 **D.** 4

Questions de Q8 à Q10. Chaque jour, des personnes perçoivent une pièce d'or. Aujourd'hui j'ai deux fois plus de pièces d'or que vous. Quand vous aurez le nombre de pièces que j'ai aujourd'hui, la somme de nos pièces d'or sera égale à 75.

Q8. Quel est le nombre de pièces d'or que je possède (aujourd'hui) ?

A. 15 **B.** 30 **C.** 45 **D.** 60

Q9. Quel est aujourd'hui le nombre de pièces d'or de mon interlocuteur ?

A. 15 **B.** 30 **C.** 45 **D.** 60

Q10. Quand la somme de nos pièces d'or sera égale à 75, quel sera alors le nombre de pièces que je posséderai ?

A. 15 **B.** 30 **C.** 45 **D.** 60

Corrections

Q1. Réponse **A**

Tableau de proportionnalité :

Volume d'eau (mL)	Durée (s)
1/20	5
1	100
250	25 000

× 20 ; × 250

On utilise les coefficients multiplicateurs.

On convertit les 25 000 s en heures, minutes et secondes.

25 000 s | 60
40 s | 416 min

416 min | 60
56 min | 6 h

Il faut 6 h 56 min 40 s pour remplir un verre de 25 cL.

Q2. Réponse **A** **Q3.** Réponse **D** **Q4.** Réponse **B**

On applique la relation liant durée, distance et vitesse : $t = \frac{d}{v}$.

Un train part d'une ville A à 10 h en roulant à la vitesse moyenne de 60 km/h à destination d'une ville B distante de 90 km. On peut alors écrire que :

$$t = \frac{d}{v} = \frac{90}{60} = 1{,}5 \longrightarrow t = 1\text{ h }30\text{ min}$$

$$\longrightarrow H = 10\text{h} + 1\text{h }30\text{ min} \quad ; \quad \boxed{H = 11\text{h }30\text{ min}}$$

Q2. Le premier train arrive à la gare de la ville B à 11 h 30 min.

On prend l'origine des temps à 10 h et l'origine des distances à partir de la ville A. On note d la distance à laquelle les deux trains se croisent, et t l'instant où ils se croisent.

Pour le train parti de la ville A, on peut écrire que : $d = v \times t$

$$d = 60t$$

Le second train part de la ville B.
Quand les deux trains se croisent, la distance parcourue par le second train est : $90 - d$.
Le second train est parti à 9 h 45 soit 15 min avant le premier train. Au moment où ils se croisent, il a roulé 15 min de plus que le premier train. On peut alors écrire que :

15 min = 0,25 h

$$90 - d = 80 \times (t + 0{,}25)$$

Il faut résoudre le système formé par les deux équations précédentes pour répondre aux questions posées.

$$\begin{cases} d = 60t \\ 90 - d = 80 \times (t + 0{,}25) \end{cases}$$

On résout ce système par substitution.

Dans la seconde équation, on remplace d par $60\,t$.

$$\begin{cases} d = 60t \\ 90 - 60t = 80 \times (t + 0{,}25) \end{cases}$$

$90 - 60t = 80 \times (t + 0{,}25)$ *On résout la seconde équation.*

$90 - 60t = 80t + 20$ *On développe.*

$80t + 60t = 90 - 20$ *On résout cette équation.*

$140t = 70$

$t = 0,5$

$t = 0,5\,\text{h} = 30\,\text{min}$ *On convertit en heure.*

On en déduit l'heure à laquelle les trains se croisent.

$$H = 10\,\text{h} + 30\,\text{min} \quad ; \quad \boxed{H = 10\,\text{h}\,30\,\text{min}}$$

Q3. Les deux trains se croisent à 10 h 30 min.

Dans la première équation du système, on remplace t par la valeur trouvée (0,5).

$$d = 60 \times t$$

$$t = 0,5$$

$$\longrightarrow d = 60 \times 0,5 = 30$$

$$\boxed{d = 30\,\text{km}}$$

Q4. Les deux trains se croisent à 30 km de la gare A.

Q5. Réponse **B**

En doublant le coureur qui est en 2e position, je prends sa place. Je me retrouve en **deuxième position**.

Q6. Réponse **C**

Au premier rebond, la balle atteint 90 % de sa valeur initiale. Au second rebond, elle atteint 90 % de sa valeur précédente ; c'est-à-dire :

$$90\,\% \times 90\,\% = 0,9 \times 0,9 = 0,81 = \boxed{81\,\%}$$

La balle atteint 81 % de sa hauteur initiale.

Q7. Réponse **B**

Si une couronne est coupée avec deux coups de couteaux (comme tout le monde le fait normalement), on obtient alors **deux morceaux**.

Q8. Réponse **B** **Q9.** Réponse **A** **Q10.** Réponse **C**

Aujourd'hui j'ai x pièces d'or, et vous en avez y .

« *J'ai deux fois plus de pièces que vous.* »
On peut alors écrire que : $x = 2y$.

« *Quand vous aurez x pièces d'or* », cela aura lieu dans : $x - y$ jours, j'en aurai alors : $x + (x - y) = 2x - y$.

« *La somme de nos pièces sera égale à 75.* »
On peut alors écrire : $(2x - y) + x = 75$

$$3x - y = 75$$

On obtient un système de deux équations : $\begin{cases} x = 2y \\ 3x - y = 75 \end{cases}$

Résoudre ce système, c'est déterminer le nombre de pièces d'or des deux personnes au moment où elles parlent entre elles.

On résout ce système par substitution en remplaçant dans la seconde équation x par $2y$.

$$\begin{cases} x = 2y \\ 3 \times 2y - y = 75 \end{cases}$$

On remplace x dans la 2e équation par $2y$.

$$\begin{cases} x = 2y \\ 6y - y = 75 \end{cases}$$

On réduit la seconde équation.

$$\begin{cases} x = 2y \\ 5y = 75 \end{cases}$$

On divise les deux membres de la 2e équation par 5.

$$\begin{cases} x = 2y \\ y = 75 \div 5 \end{cases}$$

On calcule y.

$$\begin{cases} x = 2y \\ y = 15 \end{cases}$$

$$\begin{cases} x = 2 \times 15 \\ y = 15 \end{cases}$$

On remplace y par 15 dans la 1re équation.

$$\begin{cases} x = 30 \\ y = 15 \end{cases}$$

On obtient les solutions du système d'équations.

On répond alors aux questions posées.

Q8. Aujourd'hui, j'ai **30** pièces d'or.

Q9. Aujourd'hui, mon interlocuteur a **15** pièces d'or.

Q10. Quand l'interlocuteur aura 30 pièces (soit 15 de plus), j'en aurai : $30 + 15 = \boxed{45}$.

Test n° 7 : résolution de problèmes

10 min

Pour chaque question, déterminer la seule réponse qui convient.

Un chocolatier dispose de 294 chocolats noirs, 343 chocolats blancs et 441 chocolats à la liqueur. Il veut confectionner le plus grand nombre possible de paquets de chocolats tous identiques en utilisant tous les chocolats.

Q1. Quel est le nombre de paquets de chocolats ?

A. 7 **B.** 14 **C.** 49 **D.** 63

Q2. Quel est alors le nombre de chocolats noirs dans chaque paquet ?

A. 5 **B.** 6 **C.** 7 **D.** 8

Q3. Quel est alors le nombre de chocolats blancs dans chaque paquet ?

A. 5 **B.** 6 **C.** 7 **D.** 8

Pour vos recherches

Q4. Dans 100 mL d'une solution d'alcool à 60°, on ajoute 50 mL d'eau. Quelle est alors la concentration d'alcool ?

A. 20° **B.** 30° **C.** 40° **D.** 50°

Q5. Une solution de 200 mL de sel de cuisine est dosée à 9 g/L. Après évaporation, le volume de la solution est maintenant égal à 150 mL. Quelle est la nouvelle concentration ?

A. 10 g/L **B.** 11 g/L **C.** 12 g/L **D.** 13 g/L

Q6. Une solution de 500 mL de soude est dosée à 20 g/L. Après évaporation, la concentration passe à 25 g/L. Quel est alors le volume de la solution ?

A. 250 mL **B.** 300 mL **C.** 350 mL **D.** 400 mL

Q7. On dissout d'une part 5 g de sucre dans 100 mL d'eau et d'autre part 10 g de sucre dans 50 mL d'eau. Quelle est la concentration du mélange des deux solutions ?

A. 75 g/L **B.** 100 g/L **C.** 125 g/L **D.** 150 g/L

Q8. Dans une solution de 100 mL de sucre dosée à 15 g/L on ajoute 5,25 g de sucre et 50 mL d'eau. Quelle est alors la nouvelle concentration ?

A. 40 g/L **B.** 45 g/L **C.** 50 g/L **D.** 55 g/L

Q9. On mélange 100 mL d'une solution dosée à 3 g/L avec 200 mL d'une solution dosée à 2 g/L du même produit chimique. Quelle est environ la concentration du mélange ?

A. 2,3 g/L **B.** 3,2 g/L **C.** 4,5 g/L **D.** 6,4 g/L

Q10. Une solution de 200 mL d'alcool à 90° doit être diluée pour que sa concentration passe à 70°. Quel est approximativement le volume d'eau distillée à ajouter ?

A. 39 mL **B.** 43 mL **C.** 57 mL **D.** 61 mL

Corrections

Q1. Réponse **C** **Q2.** Réponse **B** **Q3.** Réponse **C**

Comme le chocolatier veut utiliser tous les chocolats et confectionner des paquets identiques, le nombre de paquets divise les trois nombres 294, 343 et 441.
De plus, si le nombre de paquets est maximal, on cherche alors le plus grand diviseur commun : PGCD (294, 343, 441).

294	2
147	3
49	7
7	7
1	

343	7
49	7
7	7
1	

441	3
147	3
49	7
7	7
1	

Les décompositions font apparaître les diviseurs 2, 3 et 7.
- *Les diviseurs 2 et 3 ne sont pas communs aux trois nombres. Ils ne sont pas pris en compte pour le calcul du PGCD.*
- *Le diviseur 7 est commun aux trois nombres. Il est pris en compte pour le calcul du PGCD. La plus grande puissance qui affecte 7 est 2 ; on a alors 7^2.*

$$\left.\begin{aligned} 294 &= 2 \times 3 \times 7^2 \\ 343 &= 7^3 \\ 441 &= 3^2 \times 7^2 \end{aligned}\right\} PGCD = 7^2 = \boxed{49}$$

Q1. Le nombre de paquets de chocolats est de **49**.

Q2. Dans chacun des 49 paquets, il y a : $\frac{294}{49} = \boxed{6}$ chocolats noirs.

Q3. Dans chacun des 49 paquets, il y a : $\frac{343}{49} = \boxed{7}$ chocolats blancs.

Q4. Réponse **C**

Quand on ajoute 50 mL d'eau à la solution, la quantité d'alcool est inchangée. En revanche le volume d'eau augmente de 50 mL (et devient égal à 150 mL), ce qui fait baisser la concentration.

Tableau de proportionnalité

Degré d'alcool	60	C
Volume total en mL	150	100

Règle de trois : $C = \dfrac{60 \times 100}{150}$

$C = \boxed{40}$

Conclusion : la nouvelle concentration est de 40°.

Q5. Réponse **C**

Quand on retire par évaporation 50 mL d'eau à la solution, la quantité de sel est inchangée. En revanche le volume d'eau diminue de 50 mL (et devient égal à 150 mL), ce qui fait augmenter la concentration.

Eau : 1 mL ⟶ 1 g

Tableau de grandeurs inversement proportionnelles

Concentration de sel en g/L	9	C
Volume de la solution en mL	200	150

Les grandeurs sont inversement proportionnelles.

Égalité des produits en colonne : $C \times 150 = 9 \times 200$

$$C = \frac{9 \times 200}{150} = \frac{9 \times 20}{15} = \frac{9 \times \overset{4}{\cancel{20}}}{\underset{3}{\cancel{15}}} = 3 \times 4 \quad ; \quad C = \boxed{12}$$

Conclusion : la nouvelle concentration est de 12 g/L.

Q6. Réponse **D**

On calcule la masse de soude dans la solution de 500 mL dosée à 20 g/L.

500 mL = 0,5 L

$m = C \times V$

$m = 20 \times 0{,}5 = 10$; $\boxed{m = 10\text{ g}}$

Après évaporation, la masse de soude est inchangée. Le volume de la solution est alors égal à :

$V' = \frac{m}{C'}$

$$V' = \frac{10\text{ g}}{25\text{ g/L}} = 0{,}4\text{ L} = \boxed{400\text{ mL}}$$

Conclusion : le volume de la solution est alors de **400 mL**.

Q7. Réponse **B**

La masse totale de sucre est égale à : 5 g + 10 g = 15 g et le volume total des deux solutions est égal à : 100 mL + 50 mL = 150 mL. La concentration est le quotient de la masse de sucre par le volume total de la solution.

$C = \frac{m}{V}$

Le volume s'exprime en L.

$$C = \frac{15\text{ g}}{150\text{ mL}} = \frac{15\text{ g}}{0{,}15\text{ L}} = \boxed{100\text{ g/L}}$$

Conclusion : la concentration du mélange est de **100 g/L**.

Q8. Réponse **B**

Dans une solution de 100 mL de sucre dosée à 15 g/L, la masse de sucre est égale à :

100 mL = 0,1 L

$m = C \times V$

$m = 15 \times 0{,}1 = 1{,}5$; $\boxed{m = 1{,}5\text{ g}}$

On ajoute 5,25 g de sucre. La masse totale de sucre est de : $5{,}25\text{ g} + 1{,}5\text{ g} = 6{,}75\text{ g}$. On ajoute 50 mL d'eau. Le volume total est de : $100\text{ mL} + 50\text{ mL} = 150\text{ mL}$.
La nouvelle concentration est alors égale à :

$C = \frac{m}{V}$

Le volume s'exprime en L.
150 mL = 0,15 L

$$C' = \frac{6{,}75\text{ g}}{0{,}15\text{ L}} = \boxed{45\text{ g/L}}$$

Conclusion : la nouvelle concentration est de **45 g/L**.

Q9. Réponse **A**

1) On calcule la masse de soluté dans la solution de 100 mL d'une solution dosée à 3 g/L.

100 mL = 0,1 L

$m = C \times V$

$$m = 3 \times 0{,}1 = 0{,}3 \;;\; \boxed{m = 0{,}3\text{ g}}$$

2) On calcule la masse de soluté dans la solution de 200 mL d'une solution dosée à 2 g/L.

200 mL = 0,2 L

$m = C \times V$

$$m' = 2 \times 0{,}2 = 0{,}4 \;;\; \boxed{m' = 0{,}4\text{ g}}$$

3) On calcule la masse totale de soluté.

$$M = 0{,}3\text{ g} + 0{,}4\text{ g} = 0{,}7\text{ g}$$

4) On calcule le volume total du mélange.

$$V = 0{,}1\text{ L} + 0{,}2\text{ L} = 0{,}3\text{ L}$$

5) On calcule la concentration du mélange.

$C = \frac{m}{V}$

$$C'' = \frac{M}{V} = \frac{0{,}7\text{ g}}{0{,}3\text{ L}} \approx \boxed{2{,}3\text{ g/L}}$$

Conclusion : la concentration du mélange est d'environ **2,3 g/L**.

Q10. Réponse **C**

Dans une solution de 200 mL d'alcool à 90°, le volume d'alcool (pur) est égal à : $90° = 90\ \%$

Tableau de proportionnalité

Volume d'alcool en mL	90	V
Volume total en mL	100	200

Règle de trois :

$$V = \frac{90 \times 200}{100}$$

$$V = \boxed{180}$$

Le volume d'une solution dosée à 70° et possédant 0,18 L d'alcool est égal à : $70° = 70\ \%$

Tableau de proportionnalité

Volume d'alcool en mL	70	180
Volume total en mL	100	V'

Règle de trois :

$$V' = \frac{100 \times 180}{70}$$

$$V \approx \boxed{257}$$

$$V \approx \boxed{257\ \text{mL}}$$

Comme le volume initial est de 200 mL, et qu'il est maintenant environ égal à 257 mL, il faut alors ajouter environ : 257 mL − 200 mL = 57 mL d'eau distillée.

Conclusion : il faut ajouter à la solution environ **57 mL** d'eau distillée.

Test n° 8 : résolution de problèmes

Pour chaque question, déterminer la seule réponse qui convient.

Q1. Sur 480 élèves se rendant à pied ou à vélo au collège, seulement 144 portent un gilet fluorescent. Quelle est la proportion d'élèves ne portant pas un gilet fluorescent ?

A. 30 % **B.** 45 % **C.** 55 % **D.** 70 %

Pour vos recherches

Q2. Un autobus transporte 40 personnes toutes les 30 min. Il y a 160 personnes qui sont à l'arrêt de bus au moment où l'autobus arrive. Quel est le délai moyen d'attente ?

A. < 2 min **B.** De 2 à 4 min **C.** De 4 à 6 min **D.** > 6 min

Q3. Le cabinet d'un stomatologue est ouvert de 8 h à 12 h et de 13 h à 19 h. Le praticien reçoit 34 patients par jour. Il prévoit 4 plages de 30 min pour les longues interventions, 6 plages de 20 min pour les urgences et le reste en consultations normales.
Quelle est la durée moyenne d'une consultation normale ?

A. 5 min **B.** 10 min **C.** 15 min **D.** 20 min

Q4. Dans un dessert, il y 60 % de crème contenant 30 % de sucre. Quelle est la proportion de sucre dans ce dessert ?

A. 12 % **B.** 18 % **C.** 30 % **D.** 50 %

Q5. Quand on ajoute 10 mL d'eau à un verre plein au quart de sa capacité, il est alors rempli au tiers de sa capacité. Quelle est la contenance du verre ?

A. 6 cL **B.** 100 mL **C.** 120 mL **D.** 2,5 dL

Q6. Dans un centre aéré, 12 enfants mettent 4 h pour fabriquer une grande cabane. Combien de temps faut-il à 8 enfants pour fabriquer la même cabane en travaillant dans les mêmes conditions ?

A. 2 h 40 **B.** 3 h 20 **C.** 6 h **D.** 8 h

Q7. Avant le passage à l'euro, une boîte de conserve coûtait 8 F. Après le passage à l'euro, cette même boîte est vendue 1,5 €. On sait que : 20 F ≈ 3 €. Quel est environ le taux d'augmentation de cette boîte de conserve ?

A. 4 % **B.** 6 % **C.** 15 % **D.** 25 %

Q8. Un aquarium a la forme d'un pavé (1 m de long, 40 cm de profondeur et 60 cm de hauteur). Il est rempli à 90 %. Chaque jour, 5 % du volume d'eau sont perdus par évaporation. Environ quel volume d'eau faut-il ajouter au bout de 2 jours pour remplir complètement l'aquarium ?

A. 15 L **B.** 20 L **C.** 30 L **D.** 45 L

Q9. Un étudiant prend le bus pour se rendre à l'IFSI. Il a le choix de payer 1,5 € le voyage ou de prendre une carte d'abonnement de 20 € et de payer 1 € chaque voyage. Au bout de combien de voyages le choix avec abonnement est-il le moins cher ?

A. 26 **B.** 31 **C.** 41 **D.** 51

Q10. Dans un club de natation pour enfants, 40 % sont des garçons et la moitié d'entre eux sont des débutants. Chez les filles, un tiers sont des débutantes. Quel est alors le pourcentage de débutants filles et garçons mélangés ?

A. 40 % **B.** 53 % **C.** 60 % **D.** 67 %

Corrections

Q1. Réponse D

Tableau de proportionnalité

Nombre d'élèves avec gilet	144	C
Nombre d'élèves	480	100

Règle de trois : $C = \frac{144 \times 100}{480}$

$C = \boxed{30}$

Comme il y a 30 % d'élèves qui portent un gilet, il y en a 70 % qui ne portent pas de gilet.

Conclusion : 70 % des élèves ne portent pas un gilet fluorescent.

Q2. Réponse A

À l'instant t = 0 min 160 personnes attendent, et 40 personnes montent dans le bus.
À l'instant t = 30 min 120 personnes attendent, et 40 personnes montent dans le bus.
À l'instant t = 60 min 80 personnes attendent, et 40 personnes montent dans le bus.
À l'instant t = 90 min, 40 personnes montent dans le bus.
Il faut donc 90 min pour transporter toutes les 160 personnes.
Le délai moyen d'attente en min est de : $\frac{90}{160} = \frac{9}{16} \approx 0{,}56$.

Conclusion : l'attente moyenne est de moins d'une min.

Q3. Réponse C

Le cabinet est ouvert 4 h le matin et 6 h l'après-midi soit 10 h par jour. 4 plages de 30 min, soit 2 h sont réservées pour les longues interventions pour 4 patients. 6 plages de 20 min, soit 2 h sont réservées pour les urgences pour 6 patients. Le reste soit 6 h sont réservées aux : $34 - 4 - 6 = 24$ patients.

La durée moyenne d'une consultation normale est de : $\frac{6}{24}\text{ h} = \frac{1}{4}\text{ h} = \mathbf{15\ min}$

Conclusion : une consultation normale dure 15 min en moyenne.

Q4. Réponse **B**

La proportion de sucre est de 30 % de la crème qui représente 60 % du dessert. La proportion de sucre est alors de :

$$P = 30\ \% \times 60\ \% = \frac{3\cancel{0}}{10\cancel{0}} \times \frac{6\cancel{0}}{10\cancel{0}} = \frac{3 \times 6}{100} = \frac{18}{100} = \mathbf{18\ \%}$$

Conclusion : il y a 18 % de sucre dans ce dessert.

Q5. Réponse **C**

On note V la contenance en mL du verre. On peut alors écrire que :

$$\frac{1}{4}V + 10 = \frac{1}{3}V$$

On déplace les deux termes 10 et $\frac{1}{3}V$ des côtés de l'égalité. Il faut alors les changer de signe.

$$\left(\frac{1}{4} - \frac{1}{3}\right)V = -10$$

$$\frac{3-4}{4 \times 3}V = -10$$

On change les signes dans les deux membres de l'équation.

$$\frac{-1}{12}V = -10$$

$$\frac{1}{12}V = 10$$

On multiplie par 12 les deux membres de l'équation.

$$12 \times \frac{1}{12}V = 10 \times 12$$

$$V = \mathbf{120}$$

Conclusion : la contenance du verre est de 120 mL.

Q6. Réponse **C**

Le nombre d'enfants passe de 12 à 8. Pour construire la même cabane dans les mêmes conditions, il faut alors plus de temps que les 4 h nécessaires pour les 12 enfants.

Tableau de grandeurs inversement proportionnelles

Durée en h	4	T
Nombre d'enfants	12	8

Égalité des produits en colonne : $8 \times T = 12 \times 4$

$$T = \frac{12 \times \cancel{4}^{1}}{\cancel{8}_{2}} = \mathbf{6}$$

Conclusion : il faut **6 h** à 8 enfants pour fabriquer la même cabane.

Q7. Réponse **D**

On sait que : 20 F ≈ 3 €, alors : 10 F ≈ 1,5 €. Le prix de la boîte de conserve passe donc de 8 F à 10 F. Elle a augmenté de 2 F.

Tableau de proportionnalité

Augmentation en €	2	T
Prix en €	8	100

Règle de trois : $T = \frac{2 \times 100}{8}$

$T = \mathbf{25}$

Conclusion : le taux d'augmentation est d'environ **25 %**.

Q8. Réponse **D**

On calcule le volume de l'aquarium :

$$V = 100 \text{ cm} \times 60 \text{ cm} \times 40 \text{ cm}$$

$$V = 240\,000 \text{ cm}^3 = 240 \text{ dm}^3 = 240 \text{ L}$$

L'aquarium est rempli à 90 %, le volume d'eau est alors de :

$$V' = \frac{90}{100} \times 240 \text{ L} = 216 \text{ L}$$

Au bout d'un jour, le volume baisse de 5 %. Il est alors de :

$$\frac{5}{100} \times 216 \text{ L} = 10{,}8 \text{ L}$$

$$V_1 = 216 \text{ L} - 10{,}8 \text{ L} = 205{,}2 \text{ L}$$

Le 2e jour, le volume baisse de 5 %. Il est alors de :

$$\frac{5}{100} \times 205{,}2\,\text{L} = 10{,}26\,\text{L}$$

$$V_2 = 205{,}2\,\text{L} - 10{,}26\,\text{L} = 194{,}94\,\text{L}$$

Pour remplir l'aquarium de 240 L, il faut ajouter :

$$v = 240\,\text{L} - 194{,}94\,\text{L} = \mathbf{45{,}06\,L}$$

Conclusion : il faut ajouter environ 45 L d'eau.

Q9. Réponse **C**

On note n le nombre de voyages à partir duquel le tarif avec abonnement est moins cher que le tarif sans abonnement.

En effectuant n voyages le prix sans abonnement est égal à :

$$P = 1{,}5 \times n$$

En effectuant n voyages le prix avec abonnement est égal à :

$$P' = 1 \times n + 20$$

Le nombre n de voyages au bout duquel il est préférable d'opter pour un abonnement est obtenu en résolvant l'inéquation :

$1 \times n + 20 < 1{,}5 \times n$

$n + 20 < 1{,}5n$ — *On écrit plus simplement l'inéquation.*

$n - 1{,}5n < -20$ — *On déplace deux termes et on les change de signe.*

$-0{,}5n < -20$ — *On calcule le premier membre de l'inéquation.*

$n > \frac{-20}{-0{,}5}$ — *On divise les deux membres par – 20.*

$n > 40$ — *Quand on divise par un nombre strictement négatif, on change le sens de l'inéquation.*

Conclusion : à partir de **41** voyages, on choisit le tarif avec abonnement.

Q10. Réponse **A**

On suppose que le club compte 100 enfants.
Il y a 40 % de garçons, le nombre de garçons est alors égal à :

$$g = \frac{40}{100} \times 100 = \boxed{40}$$

La moitié d'entre eux sont des débutants ; le nombre de garçons débutants est alors égal à :

$$g_d = \frac{1}{2} \times 40 = \boxed{20}$$

Si le club compte 100 enfants dont 40 garçons, il y a donc : $100 - 40 = 60$ filles.

Un tiers d'entre elles sont des débutantes ; le nombre de filles débutantes est alors égal à :

$$f_d = \frac{1}{3} \times 60 = \boxed{20}$$

Le nombre total de débutants est donc égal à : $20 + 20 = 40$ enfants.

Par rapport au nombre d'enfants dans ce club, le pourcentage de débutants (garçons et filles) est alors égal à :

$$T = \frac{40}{100} = \mathbf{40\ \%}$$

Conclusion : dans ce club, il y a **40 %** de débutants garçons et filles.

Test n° 9 : résolution de problèmes

5 min

Pour chaque question, indiquer la ligne à partir de laquelle le calcul est erroné.

Remarque : supposons que dans un test, une erreur est commise à la ligne **B**. Les calculs suivants dans les lignes **C** et **D** se poursuivent avec cette erreur.

Q1.

$$P = (3\sqrt{8} - \sqrt{18})^2$$

A. $P = (12\sqrt{2} - 9\sqrt{2})^2$

B. $P = (3\sqrt{2})^2$

C. $P = 9 \times 4$

D. $P = 36$

Pour vos recherches

Q2.

$$P = (3\sqrt{27} + 1)(3\sqrt{27} - 1)$$

A. $P = (3\sqrt{27})^2 + 1^2$

B. $P = 9 \times 27 + 1$

C. $P = 243 + 1$

D. $P = 244$

Pour vos recherches

Q3.

Pour vos recherches

$$P = 2 - \sqrt{1 + \sqrt{7 + \sqrt{4}}}$$

A. $P = 2 - \sqrt{1 + \sqrt{7 + 2}}$

B. $P = 2 - \sqrt{1 + \sqrt{9}}$

C. $P = 2 - \sqrt{10}$

D. $P \approx 2 - 3{,}2$

Q4.

Pour vos recherches

$$P = 10^{-5} \times 8^2 \div 5^{-5}$$

A. $P = 2^{-5} \times 5^{-5} \times 2^6 \times 5^5$

B. $P = 2^{-1} \times 5^0$

C. $P = 0{,}5 \times 1$

D. $P = 0{,}5$

Q5.

Pour vos recherches

$$P = 32^{-3} \div 8^{-5}$$

A. $P = (2^5)^{-3} \div (2^3)^{-5}$

B. $P = 2^{-15} \div 2^{-15}$

C. $P = 2^{-15-15}$

D. $P = 2^{-30}$

Q6.

$$P = 2 + \frac{1}{2} \div \frac{25}{8} \times \frac{15}{2}$$

A. $P = 2 + \frac{1}{2} \times \frac{8}{25} \times \frac{15}{2}$

B. $P = 2 + \frac{1}{2} \times \frac{8 \times 15}{25 \times 2}$

C. $P = 2 + \frac{1}{2} \times \frac{4 \times 3}{5 \times 1}$

D. $P = \frac{5}{2} \times \frac{12}{5}$

Pour vos recherches

Q7.

$$PGCD\,(48, 56)$$

PGCD : plus grand diviseur commun.

A. $48 = 2^4 \times 3$

B. $56 = 2^3 \times 7$

C. $PGCD\,(48, 56) = 2^4$

D. $PGCD\,(48, 56) = 16$

Pour vos recherches

Q8.

$$PPCM\,(54, 72)$$

PPCM : plus petit multiple commun.

A. $54 = 6 \times 9$

B. $72 = 9 \times 8$

C. $PPCM\,(54, 72) = 54 \times 8$

D. $PPCM\,(54, 72) = 432$

Pour vos recherches

Q9.

$$\begin{cases} p + q + r + s = -1 \\ p + r + s = -2 \\ p + q + r = 2 \\ q + r + s = -3 \end{cases}$$

A. $p = 1$

B. $q = 1$

C. $r = -1$

D. $s = -3$

Pour vos recherches

Q10.

$$(3p - 5)^2 = (5p + 3)^2$$

A. $3p - 5 = 5p + 3$

B. $3p - 5p = 5 + 3$

C. $-2p = 8$

D. $p = -4$

Pour vos recherches

Corrections

Q1. Réponse **A**. *On détaille les calculs.*

$$P = (3\sqrt{8} - \sqrt{18})^2$$

$P = (3\sqrt{4 \times 2} - \sqrt{9 \times 2})^2$

$P = (3 \times 2\sqrt{2} - 3\sqrt{2})^2$

A. $P = (6\sqrt{2} - 3\sqrt{2})^2$ ← **Erreurs**

$P = (3\sqrt{2})^2 = 9 \times 2 = \mathbf{18}$

Méthode : *on simplifie les racines carrées.*

$\sqrt{8} = \sqrt{4 \times 2} = \sqrt{4} \times \sqrt{2} = 2\sqrt{2}$

$\sqrt{18} = \sqrt{9 \times 2} = \sqrt{9} \times \sqrt{2} = 3\sqrt{2}$

Q2. Réponse **A**. *On détaille les calculs.*

$$P = (3\sqrt{27} + 1)(3\sqrt{27} - 1)$$

$(a + b)(a - b) = a^2 - b^2$

Erreur

A. $P = (3\sqrt{27})^2 \boxed{-} 1^2$

$P = 9 \times 27 - 1 = 243 - 1 = \mathbf{242}$

Méthode : *on développe avec une identité remarquable.*

$a = 3\sqrt{27}$

$b = 1$

Formule : $(\sqrt{27})^2 = 27$

Q3. Réponse **C**. *On détaille les calculs.*

$$P = 2 - \sqrt{1 + \sqrt{7 + \sqrt{4}}}$$

A. $P = 2 - \sqrt{1 + \sqrt{7 + 2}}$

B. $P = 2 - \sqrt{1 + \sqrt{9}}$

C. $P = 2 - \sqrt{1 + 3}$ ← **Erreur**

$P = 2 - \sqrt{4} = 2 - 2 = \mathbf{0}$

Méthode : *on calcule en commençant par le plus petit niveau de racine carrée.*

$\sqrt{4} = 2$

$\sqrt{9} = 3$

Q4. Réponse **B**. *On détaille les calculs.*

$\boxed{P = 10^{-5} \times 8^2 \div 5^{-5}}$

$P = (2 \times 5)^{-5} \times (2^3)^2 \times 5^{-(-5)}$

A. $P = 2^{-5} \times 5^{-5} \times 2^6 \times 5^5$

B. $P = 2^{-5+6} \times 5^0$ **Erreur**

$P = 2^1 \times 5^0 = 2 \times 1 = \mathbf{2}$

Méthode : *on décompose chaque nombre avec des produits de 2 et de 5.*

Formules :

$(a \times b)^{-5} = a^{-5} \times b^{-5}$

$a^n \times a^m = a^{n+m}$

Q5. Réponse **C**. *On détaille les calculs.*

$\boxed{P = 32^{-3} \div 8^{-5}}$

A. $P = (2^5)^{-3} \div (2^3)^{-5}$

B. $P = 2^{-15} \div 2^{-15}$

C. $P = 2^{-15 \boxed{-} (-15)}$

D. $P = 2^{-15+15}$ **Erreur**

$P = 2^0 = \mathbf{1}$

Méthode : *remplacer 32 et 8 par des puissances de 2.*

Formule : $(2^a)^b = 2^{a \times b}$

Formule :

$2^{-a} \div 2^{-a} = 2^{-a-(-a)} = 2^0 = 1$

Rappel : *un nombre non nul élevé à la puissance 0 est égal à 1.*

Q6. Réponse **D**. *On détaille les calculs.*

$\boxed{P = 2 + \frac{1}{2} \div \frac{25}{8} \times \frac{15}{2}}$

A. $P = 2 + \frac{1}{2} \times \frac{8}{25} \times \frac{15}{2}$

B. $P = 2 + \frac{1}{2} \times \frac{8 \times 15}{25 \times 2}$

C. $P = 2 + \frac{1}{2} \times \frac{4 \times 3}{5 \times 1}$

D. $P = 2 + \frac{1 \times 4 \times 3}{2 \times 5 \times 1}$

$P = 2 + \frac{6}{5} = \frac{10}{5} + \frac{6}{5} = \mathbf{\frac{16}{5}}$

Rappel : *diviser par une fraction revient à multiplier par son inverse.*

$\frac{1}{2} \boxed{\div \frac{25}{8}} = \frac{1}{2} \boxed{\times \frac{8}{25}}$

Rappel : *on simplifie la fraction.*

Erreur : non respect des priorités.

Méthode : *la multiplication et la division sont prioritaires par rapport à l'addition et la soustraction.*

Q7. Réponse **C**. *On détaille les calculs.*

$PGCD(48, 56)$

Méthode : *on décompose chaque nombre avec des produits de 2 et de 3.*

A. $48 = 2^4 \times 3$

B. $56 = 2^3 \times 7$

C. $PGCD(48, 56) = 2^{③}$

D. $PGCD(48, 56) = 8$

Erreur

Méthode : *le plus grand diviseur commun à 48 et 56 est le produit des facteurs communs aux deux nombres affectés respectivement de leurs plus petites puissances. C'est 2^3.*

Remarque : *3 et 7 ne sont pas des diviseurs communs.*

Q8. Réponse **C**. *On détaille les calculs.*

$PPCM(54, 72)$

Méthode : *on décompose chaque nombre avec des produits de 2 et de 3, mais pas 6 et 8.*

A. $54 = 6 \times 9 = 2 \times 3^3$

B. $72 = 9 \times 8 = 2^3 \times 3^2$

C. $PPCM(54, 72) = 2^3 \times 3^3$ **Erreur**

$PPCM(54, 72) = 8 \times 27 = \mathbf{216}$

Méthode : *le plus petit multiple commun à 54 et 72 est le produit de tous les facteurs communs ou non, affectés respectivement de leurs plus grandes puissances.*

Q9. Réponse **A**. *On détaille les calculs.*

$$\begin{cases} p + q + r + s = -1 \\ p + r + s = -2 \\ p + q + r = 2 \\ q + r + s = -3 \end{cases}$$

Méthode : *on résout astucieusement le système en choisissant seulement deux équations et en effectuant leur différence terme à terme.*

$$\begin{array}{rrrrl} & p & +q & +r & +s = -1 \\ - & & +q & +r & +s = -3 \\ \hline & p & & & = -1-(-3) \end{array}$$

$p = -1 + 3$; $\boxed{p = 2}$ ← **Erreur**

Remarque : *p est déterminé par la différence terme à terme de la 1re et de la 4e équation.*

***Remarque :** q est déterminé par la différence terme à terme de la 1re et de la 2e équation.*

$$\begin{array}{rrrrl} p & +q & +r & +s & =-1 \\ -\ p & & +r & +s & =-2 \\ \hline & q & & & =-1-(-2) \end{array}$$

$q=-1+2$; $\boxed{q=1}$

***Remarque :** s est déterminé par la différence terme à terme de la 1re et de la 3e équation.*

$$\begin{array}{rrrrl} p & +q & +r & +s & =-1 \\ -\ p & +q & +r & & =2 \\ \hline & & & s & =-1-2 \end{array}$$

$s=-1-2$; $\boxed{s=-3}$

***Remarque :** r est déterminé en remplaçant dans la 1re équation p, q et s par leurs valeurs respectives.*

$$\begin{cases} p+q+r+s=-1 \\ p=2 \\ q=1 \\ s=-3 \end{cases}$$

$2+1+r-3=-1$; $\boxed{r=-1}$

Q10. Réponse **A**. *On détaille les calculs.*

$\boxed{(3p-5)^2=(5p+3)^2}$

Erreur : ne pas supprimer les carrés.

$(3p-5)^2-(5p+3)^2=0$

***Méthode :** on développe avec une identité remarquable.*

$a^2-b^2=(a+b)(a-b)$ $\quad a=(3p-5)$; $b=(5p+3)$

$[(3p-5)+(5p+3)][(3p-5)-(5p+3)]=0$

$(3p-5+5p+3)(3p-5-5p-3)=0$

$(8p-2)(-2p-8)=0$

***Rappel :** un produit de facteurs est nul si au moins l'un de ses facteurs est nul.*

$8p-2=0$	$-2p-8=0$
$p=\frac{2}{8}=\mathbf{\frac{1}{4}}$	$p=\frac{8}{-2}=\mathbf{-4}$

Test n° 10 : résolution de problèmes

5 min

Pour chaque question, déterminer la seule réponse qui convient.

Dans un cabinet il y a 80 % d'orthophonistes et 20 % de secrétaires. Parmi les orthophonistes, 20 % disposent d'un téléphone pour communiquer avec les autres personnes du cabinet, alors que 80 % de secrétaires disposent d'un téléphone. Tout le personnel est réuni dans une salle.

Q1. On choisit une personne au hasard. Quelle est la probabilité que ce soit un orthophoniste ayant un téléphone ?

A. 80 % **B.** 48 % **C.** 16 % **D.** Autre réponse

Pour vos recherches

Q2. On choisit une personne au hasard. Quelle est la probabilité de choisir une secrétaire ne possédant pas un téléphone ?

A. 4 % **B.** 16 % **C.** 48 % **D.** Autre réponse

Q3. On choisit deux personnes au hasard. Quelle est la probabilité de choisir une orthophoniste et une secrétaire possédant chacune éventuellement un téléphone ?

A. 4 % **B.** 16 % **C.** 48 % **D.** Autre réponse

Q4. On choisit deux personnes au hasard. Quelle est la probabilité de choisir une orthophoniste et une secrétaire dont une seule personne possède un téléphone ?

A. 20 % **B.** 40 % **C.** 50 % **D.** Autre réponse

Q5. On choisit trois personnes au hasard. Quelle est la probabilité de ne choisir que des orthophonistes ?

A. 22,8 % **B.** 36,4 % **C.** 48,6 % **D.** Autre réponse

Un téléphone et deux tablettes coûtent 520 €. Deux consoles de jeu et un téléphone coûtent 380 €. Un ordinateur portable coûte autant que deux téléphones et une console de jeu. Une tablette coûte autant que deux consoles de jeu.

Q6. Quel est alors le prix d'une tablette et d'une console de jeu ?

A. 210 € **B.** 220 € **C.** 230 € **D.** Autre réponse

Q7. Quel est alors le prix d'un ordinateur potable et d'un téléphone ?

A. 840 € **B.** 900 € **C.** 960 € **D.** Autre réponse

Q8. Quel est alors le prix de deux tablettes et d'un ordinateur portable ?

A. 780 € **B.** 830 € **C.** 1 020 € **D.** Autre réponse

Q9. Quel est alors le prix de l'article le moins cher ?

A. 70 € **B.** 80 € **C.** 90 € **D.** Autre réponse

Q10. Quel est alors le prix des deux articles les plus chers ?

A. 760 € **B.** 840 € **C.** 960 € **D.** Autre réponse

Corrections

On dresse un arbre de choix.

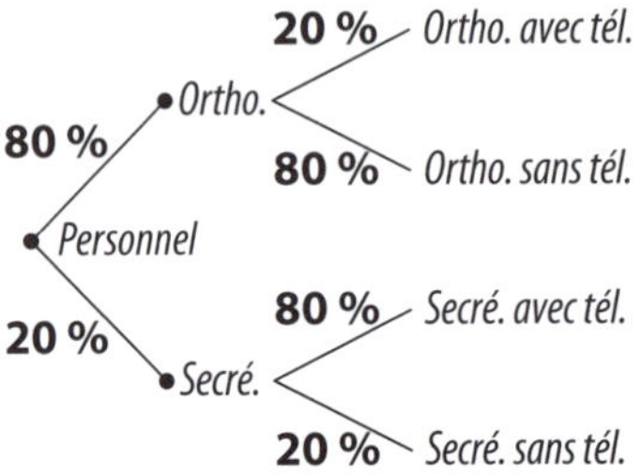

$p = 80\,\% \times 20\,\% = 16\,\%$

$p = 80\,\% \times 80\,\% = 64\,\%$

$p = 20\,\% \times 80\,\% = 16\,\%$

$p = 20\,\% \times 20\,\% = 4\,\%$

Remarque : *pour chaque branche, on effectue le produit des probabilités.*

Remarque : *la somme des probabilités est égale à 100 %.*

$$16\,\% + 64\,\% + 16\,\% + 4\,\% = \boxed{100\,\%}$$

Q1. Réponse **C**. *On lit cette valeur dans l'arbre de choix.*

Q2. Réponse **A**. *On lit cette valeur dans l'arbre de choix.*

Q3. Réponse **B**.

La probabilité de choisir une orthophoniste est de 80 %, et celle de choisir une secrétaire est de 20 %. On effectue alors le produit des probabilités.

$$p = 20\,\% \times 80\,\% = 0{,}2 \times 0{,}8 = 0{,}16 = \mathbf{16\,\%}$$

Q4. Réponse **D**.

Les probabilités de choisir une orthophoniste possédant un téléphone et celle de choisir une secrétaire possédant aussi un téléphone sont de 16 % chacune.

Deux cas se présentent : l'orthophoniste possède un téléphone mais pas la secrétaire, ou le contraire. On effectue alors la somme des deux probabilités.

$$p = p_{\text{ortho. avec tél.}} \times p_{\text{secré. sans tél.}} + p_{\text{ortho. sans tél.}} \times p_{\text{secré. avec tél.}}$$

$$p = 16\,\% \times 4\,\% + 64\,\% \times 16\,\% = 10{,}88\,\% \approx \mathbf{11\,\%}$$

Q5. Réponse **D.**

La probabilité de choisir une orthophoniste est de 80 %. En choisissant trois personnes, la probabilité de choisir trois orthophonistes est de : $p = (80\,\%)^3 = 0{,}8^3 = 0{,}512 = \mathbf{51{,}2\,\%}$.

De Q6 à Q10.

On note de a à d les prix respectifs d'un téléphone, d'une tablette, d'une console de jeu et d'un ordinateur.

1) Avec les données de l'énoncé on écrit un système que l'on résout.

$$\begin{cases} a + 2b = 520 \\ a + 2c = 380 \\ b = 2c \end{cases}$$

2) On fait la différence terme à terme des deux premières équations.

$$2b - 2c = 520 - 380 = 140$$
$$b - c = 70$$

3) Dans l'équation obtenue : $b - c = 70$, on remplace b par $2c$.

$2c - c = 70 \quad ; \quad c = \mathbf{70}$

Une console de jeu coûte **70 €.**

4) Comme : $b = 2c$, on obtient b.

$b = 2 \times 70 \quad ; \quad b = \mathbf{140}$

Une tablette coûte **140 €.**

5) Avec la 1re équation du système on obtient a.

$a + 2b = 520$

$a + 2 \times 140 = 520$

$a + 280 = 520$

$a = 520 - 280$

$a = \mathbf{240}$

Un téléphone coûte **240 €**.

6) Un ordinateur (d) portable coûte autant que deux téléphones et une console de jeu.

$d = 2 \times 240 + 70$

$d = 480 + 70$

$d = \mathbf{550}$

Un ordinateur coûte **550 €**.

Q6. Réponse **A.**

Q7. Réponse **D.**

Q8. Réponse **B.**

Q9. Réponse **A.**

Q10. Réponse **D.**

Test n° 11 : résolution de problèmes

10 min

Pour chaque question, déterminer la seule réponse qui convient.

Une orthophoniste veut faire jouer des enfants. Elle a besoin de gros jetons : 84 bleus, 105 rouges, 189 verts et 147 jaunes. Elle veut répartir équitablement tous les gros jetons en confectionnant le plus grand nombre possible de sachets identiques.

Q1. Quel est le nombre de sachets ?

A. 3 **B.** 7 **C.** 16 **D.** Autre réponse

Pour vos recherches

Q2. Quel est le nombre jetons bleus dans chaque sachet ?

A. 2 **B.** 4 **C.** 7 **D.** Autre réponse

Q3. Quel est le nombre jetons verts dans chaque sachet ?

A. 2 **B.** 4 **C.** 7 **D.** Autre réponse

Un jeton vert ou bleu coûte 0,25 €, un jeton rouge ou jaune coûte 20 % de plus que les autres jetons.

Q4. Quel est le prix de chaque sachet ?

A. 5,45 € **B.** 6,25 € **C.** 6,85 € **D.** Autre réponse

Les jetons sont vendus par boîte de 40 pièces. En achetant 2 boîtes on bénéficie de 10 % de remise sur la 2e boîte, et en achetant 3 boîtes ou plus on bénéficie de 20 % de remise sur uniquement le prix des boîtes les plus chères.

Q5. Quel est le montant de la commande à effectuer ?

A. 137,25 € **B.** 148,8 € **C.** 155,2 € **D.** Autre réponse

Une maman habille ses deux bébés non jumeaux. Elle dispose d'un pyjama rose, d'un pyjama bleu et d'un pyjama banc ainsi que d'une paire de gants verts et d'une autre paire marron.

Q6. Combien a-t-elle de possibilités de vêtir ses deux bébés avec chacun un pyjama et une paire de gants ?

A. 4 **B.** 5 **C.** 12 **D.** Autre réponse

Q7. Si le prix d'un article augmente de 40 %, de combien faudra-t-il alors qu'il baisse pour retrouver son prix initial ?

A. ≈ 10 % **B.** ≈ 16 % **C.** ≈ 29 % **D.** Autre réponse

Q8. Si j'ai une chance sur cinq de réussir le concours d'orthophoniste en le passant dans une école, combien ai-je alors de chances de réussir en le passant dans deux écoles ?

A. 20 % **B.** 32 % **C.** 36 % **D.** Autre réponse

Q9. Une orthophoniste possède trois bagues différentes. Elle veut porter chaque bague sur un doigt d'une main sauf le pouce. Combien a-t-elle de possibilités ?

A. 6 **B.** 12 **C.** 24 **D.** Autre réponse

Q10. Une orthophoniste se rend à son cabinet à vélo en roulant à la vitesse de 12 km/h à l'aller et à 8 km/h au retour par la même route. Quelle est alors sa vitesse moyenne ?

A. 10 km/h **B.** 11 km/h **C.** 9 km/h **D.** Autre réponse

Corrections

Q1. Réponse D.

Tous les sachets sont identiques, tous les jetons sont utilisés, alors le nombre de sachets est le plus grand diviseur commun aux nombres entiers 84, 105, 189 et 147.

84	4	**105**	5	**189**	9	**147**	7
21	$\boxed{3}$	21	$\boxed{3}$	21	$\boxed{3}$	21	$\boxed{3}$
7	$\boxed{7}$	7	$\boxed{7}$	7	$\boxed{7}$	7	$\boxed{7}$
1		1		1		1	

Méthode : *on décompose les quatre nombres entiers en produits de facteurs. Les facteurs communs sont les nombres entiers 3 et 7.*

$$PGCD(84, 105, 189, 147) = 3 \times 7 = 21$$

Le nombre de sachets est égal à **21**.

Q2. Réponse B.

Il y a 84 jetons bleus à répartir équitablement dans 21 sachets. Le nombre de jetons bleus dans chaque sachet est alors égal à : $84 \div 21 = \mathbf{4}$.

Q3. Réponse D.

Il y a 189 jetons verts à répartir équitablement dans 21 sachets. Le nombre de jetons verts dans chaque sachet est alors égal à : $189 \div 21 = \mathbf{9}$.

Q4. Réponse C.

Dans chaque sachet, il y a 4 jetons bleus et 9 jetons verts à 0,25 € pièce, et $105 \div 21 = 5$ jetons rouges, et $147 \div 21 = 7$ jetons jaunes à 0,25 € majoré de 20 % pièce.

On calcule le prix d'un sachet :

$P = (4+9)\times 0{,}25 + (5+7)\times[0{,}25\times(1+20\,\%)]$

$P = 13\times 0{,}25 + 12\times(0{,}25\times 1{,}2) = 3{,}25 + 12\times 0{,}3$

$P = 3{,}25 + 3{,}6 = 6{,}85$ Le prix d'un sachet est de **6,85 €**

***Remarque :** augmenter un prix de 20 %, c'est le multiplier par : $1 + 20\,\%$.*

Q5. Réponse **D.**

On calcule le montant de la commande en plusieurs étapes.

• Il faut **3** boîtes de jetons bleus, car : $84 = 2\times 40 + 4$.
Il y a donc 2 boîtes complètes et 4 jetons pris dans la 3e boîte.
Le prix en euro de chaque boîte de jetons bleus est de : $40\times 0{,}25 = 10$.

***Remarque :** les jetons bleus coûtent 0,25 € pièce.*

• Il faut **3** boîtes de jetons rouges, car : $105 = 2\times 40 + 25$.
Il y a donc 2 boîtes complètes et 25 jetons pris dans la 3e boîte.
Le prix en euro de chaque boîte de jetons rouges est de : $40\times 0{,}3 = 12$.

***Remarque :** les jetons rouges coûtent 0,3 € pièce.*

• Il faut **5** boîtes de jetons verts, car : $189 = 4\times 40 + 29$.
Il y a donc 4 boîtes complètes et 29 jetons pris dans la 5e boîte.
Le prix en euro de chaque boîte de jetons verts est de : $40\times 0{,}25 = 10$.

***Remarque :** les jetons verts coûtent 0,25 € pièce.*

• Il faut **4** boîtes de jetons jaunes, car : $147 = 3\times 40 + 27$.
Il y a donc 3 boîtes complètes et 27 jetons pris dans la 4e boîte.
Le prix en euro de chaque boîte de jetons jaunes est de : $40\times 0{,}3 = 12$.

***Remarque :** les jetons jaunes coûtent 0,3 € pièce.*

Bilan

Il faut commander au total : $3 + 3 + 5 + 4 =$ **15** boîtes de jetons.

Coût

En achetant 3 boîtes ou plus, on bénéficie de 20 % de remise sur uniquement le prix des boîtes les plus chères.

Alors, le prix des boîtes de jetons rouges ou jaunes (qui sont les plus chères) est égal à : $12 \times (1 - 20\,\%) = 12 \times 0{,}8 =$ **9,6** euros pièce.

***Remarque :** réduire un prix de 20 %, c'est le multiplier par : 1 − 20 %.*

Calcul du montant de la commande en euros :

$$P = (3 + 5) \times 10 + (3 + 4) \times 9{,}6$$
$$P = 8 \times 10 + 7 \times 9{,}6$$
$$P = 80 + 67{,}2 = \mathbf{147{,}2}$$

Le montant de la commande est de **147,2 €**.

Q6. Réponse **C.**

Pour le 1er bébé, elle a 3 choix de pyjama et 2 choix de paires de gants. Pour le 2nd bébé, elle a 2 choix de pyjama et ne dispose plus que d'une seule paire de gants.

Cela représente : $3 \times 2 = 6$ choix pour le 1er bébé et 2 choix pour le 2nd bébé. Alors elle a : $6 \times 2 =$ **12** choix possibles.

Q7. Réponse **C.**

Quand un prix augmente de 40 %, il faut alors le multiplier par : $1 + 40\,\% = 1 + 0{,}4 = 1{,}4$. De même, pour une baisse de t en pourcentage, il faut alors multiplier le prix par : $1 - t$.

Pour retrouver le prix initial, il faut que l'augmentation soit compensée par la réduction. On a alors la relation :

$P \times 1{,}4 \times (1 - t) = P$

Méthode : on divise les deux membres de l'équation par P.

$1{,}4 \times (1 - t) = 1$

$1 - t = 1 \div 1{,}4 = 10 \div 14 \approx 0{,}71$

$t \approx 1 - 0{,}71 \approx 0{,}29 \approx \mathbf{29\ \%}$

$$\begin{array}{rrrr|l} 1 & 0, & 0 & 0 & 1\ 4 \\ \hline - & 9 & 8 & & 0,\ 7\ 1 \\ & & 2 & 0 & \\ & - & 1 & 4 & \\ & & & 6 & \end{array}$$

Le prix doit baisser d'environ **29 %**.

Q8. Réponse **C.**

Pour réussir le concours, il ne faut pas échouer dans les deux écoles. La probabilité est donc le contraire de perdre à deux reprises.

Remarque : 1 chance sur 5 de gagner équivaut à 4 chances sur 5 de perdre.

Probabilité contraire de perdre

Probabilité de perdre deux fois

$$p = 1 - \left(\frac{4}{5}\right)^2 = 1 - \frac{16}{25}$$

$$p = \frac{25}{25} - \frac{16}{25} = \frac{25 - 16}{25} = \frac{9}{25} = \frac{36}{100} = \boxed{36\ \%}$$

Q9. Réponse **C.**

Pour la 1re bague, elle a 4 choix possibles (les 5 doigts d'une main sauf le pouce).
Pour la 2e bague, elle a 3 choix possibles car un doigt est déjà choisi pour la 1re bague.
Pour la 3e bague, elle a 2 choix possibles car deux doigts sont déjà choisis pour les deux premières bagues.
Le nombre de choix est donc égal à : $4 \times 3 \times 2 = \mathbf{24}$.

Q10. Réponse **D.**

Naturellement on pense à faire la moyenne arithmétique des vitesses : $(12 + 8) \div 2 = 10$; ce résultat est faux.

Pour se rendre à son cabinet, l'infirmière doit parcourir une certaine distance *d* non précisée.
À l'aller, en se déplaçant à la vitesse moyenne de 12 km/h, la durée en h est égale à : $t_a = d \div 12$.
Au retour, en se déplaçant à la vitesse moyenne de 8 km/h, la durée en h est égale à : $t_r = d \div 8$.
La vitesse moyenne est le quotient de la somme des distances parcourues par la somme des durées.

Somme des distances parcourues

$$V = \frac{d + d}{\frac{d}{12} + \frac{d}{8}}$$

On factorise le numérateur et le dénominateur par d.

Somme des durées

$$V = \frac{2d}{d\left(\frac{1}{12} + \frac{1}{8}\right)}$$

On divise le numérateur et le dénominateur par d.

$$V = \frac{2\cancel{d}}{\cancel{d}\left(\frac{1}{12} + \frac{1}{8}\right)}$$

$$V = \frac{2}{\frac{1}{12} + \frac{1}{8}}$$

$$V = \frac{2}{\frac{2}{24} + \frac{3}{24}}$$

On réduit 1/12 et 1/8 au même dénominateur 24.

$$V = \frac{2}{\frac{5}{24}} = 2 \times \frac{24}{5} = \frac{48}{5}$$

Diviser par une fraction, c'est multiplier par son inverse.

$V =$ **9,6**

La vitesse moyenne est de **9,6 km/h**.

Test n° 12 : résolution de problèmes

10 min

Pour chaque question, déterminer la seule réponse qui convient.

Dans la ferme de Mathurin, il y a des poules et des moutons. On compte 23 têtes d'animaux et 62 pattes.

Q1. Quel est le nombre de moutons ?

A. 7 **B.** 8 **C.** 9 **D.** 10

Q2. Quel est le nombre de poules ?

A. 12 **B.** 13 **C.** 14 **D.** 15

Pour vos recherches

Un train part de Paris à 8 h et arrive à Bordeaux 5 h 30 après son départ. La distance entre Paris et Bordeaux, par la ligne de chemin de fer est de 600 km. Un autre train part à 10 h de Bordeaux en direction de Paris en roulant à la vitesse moyenne de 120 km/h.

Q3. Quel est la vitesse moyenne du train parti de Paris ?

A. ≈ 110 km/h **B.** ≈ 125 km/h **C.** ≈ 150 km/h **D.** ≈ 160 km/h

Q4. À quelle heure les deux trains vont-ils se croiser ?

A. ≈ 10 h 20 **B.** ≈ 11 h 15 **C.** ≈ 11 h 40 **D.** ≈ 12 h 25

Q5. À quelle distance de Paris les deux trains vont-ils se croiser ?

A. ≈ 400 km **B.** ≈ 450 km **C.** ≈ 350 km **D.** ≈ 500 km

Dans un flacon contenant 200 mL d'eau, on ajoute 1 g de sucre.

Q6. Quelle est la concentration en masse de cette solution ?

A. 2,5 g/L **B.** 5 g/L **C.** 20 g/L **D.** 25 g/L

Dans ce même flacon, on ajoute 300 mL d'une solution de sucre dosée à 10 g/L.

Q7. Quelle est alors la nouvelle concentration de la solution ?

A. 3 g/L **B.** 5 g/L **C.** 6 g/L **D.** 8 g/L

Enzo et Chloé sont deux enfants boulimiques. Le premier mange 10 bonbons en 5 min, alors que la seconde en mange 5 en 3 min.

Q8. Combien de temps met Enzo pour manger seul un paquet de 25 bonbons ?

A. 10 min 20 s **B.** 11 min 45 s **C.** 12 min 10 s **D.** 12 min 30 s

Q9. Combien de temps mettent-ils ensemble pour manger un paquet de 33 bonbons ?

A. 9 min **B.** 10 min **C.** 11 min **D.** 12 min

Q10. Dans un paquet de bonbons, 10 sont rouges, 20 sont bleus et enfin les 30 autres sont verts. Chloé prend les bonbons un par un dans ce paquet sans regarder leurs couleurs. Combien doit-elle en prendre pour être sûre d'en avoir au moins deux de différentes couleurs ?

A. 11 **B.** 21 **C.** 31 **D.** 61

Corrections

Q1. Réponse **B.**

Q2. Réponse **D.**

On note a le nombre de poules et b celui des moutons.
• On compte 23 têtes, on peut alors écrire que : $a + b = 23$.
• On compte 62 pattes, on peut alors écrire que : $2a + 4b = 62$. En effet, les poules ont deux pattes alors que les moutons en ont quatre.
On résout le système formé par les deux précédentes relations. On obtient alors les réponses attendues.

$$\begin{cases} a + b = 23 \\ 2a + 4b = 62 \end{cases}$$

On divise par 2 tous les nombres de la 2de équation.

$$\begin{cases} a + b = 23 \\ a + 2b = 31 \end{cases}$$

On retranche membre à membre la 1re équation de la 2de.

$$\begin{array}{cccc} a & +2b & = & 31 \\ a & +b & = & 23 \\ \hline \cancel{a - a} & +2b - b & = & 31 - 23 \end{array}$$

On résout l'équation obtenue.

$2b - b = 31 - 23$

$\boxed{b = 8}$

On remplace b par 8 dans la 1re équation.

$a + b = 23$

$a + 8 = 23$

$a = 23 - 8$

$\boxed{a = 15}$

On déplace 8 du 1er membre au 2nd membre. Alors, il change de signe.

On dénombre **15 poules** et **8 moutons**.

Q3. Réponse **A.**

Rappel : la vitesse moyenne est le quotient de la distance parcourue par la durée.

Remarque : 5 h 30 = 5,5 h

$V = \frac{D}{T}$

$V = \frac{600}{5{,}5} \approx 109 \quad ; \quad V \approx 110 \text{ km/h}$

La vitesse moyenne est d'environ **110 km/h**.

Q4. Réponse **C.**

Q5. Réponse **A.**

• On prend l'origine des temps et des distances à Paris.
Le train parti de Bordeaux à 10 h roule donc 2 h de moins que celui parti de Paris à 8 h.

• Les deux trains se croisent à une distance d km exprimée depuis Paris.
Alors, le train parti de Bordeaux a parcouru une distance de : $600 - d$ km.

On écrit pour chacun des trains la relation liant la distance, la vitesse et la durée au moment où ils se croisent.

$\boxed{d = v \times t}$

$\begin{cases} d = 110 \times t \\ 600 - d = 120 \times (t - 2) \end{cases}$

Relation appliquée pour le train partant de Paris.

De même pour le train partant de Bordeaux.

Remarque : pour simplifier les calculs, on considère que la vitesse du train parti de Paris est de 110 km/h.

On substitue d de la 2de équation par sa valeur de la 1re équation.

$$600 - 110t = 120t - 240$$

On résout cette équation.

$$600 + 240 = 110t + 120t$$

$$840 = 230t$$

$$t = \frac{840}{230} = \boxed{\frac{84}{23}}$$

On convertit cette durée en heure et min.

$$t \approx 3{,}65\text{ h}$$

$$t \approx 3\text{ h} + 0{,}65 \times 60\text{ min}$$

$$t \approx 3\text{ h }39\text{ min}$$

$$\boxed{t \approx 3\text{ h }40\text{ min}} \quad ; \quad \boxed{H \approx 11\text{h }40}$$

On remplace t par sa valeur dans la 1re équation pour déterminer d.

$$d = 110t$$

$$d = 110 \times \frac{84}{23} \approx 402 \quad ; \quad \boxed{d \approx 400\text{ km}}$$

Les trains se croisent à environ **11 h 40** et à environ **400 km** de Paris.

Q6. Réponse **B.**

Rappel : la concentration est le quotient de la masse de sucre par litre d'eau.

$$C = \frac{m}{V}$$

Rappel : 200 mL = 0,2 L

$$C = \frac{1}{0{,}2} = \frac{10}{2} = 5 \quad ; \quad \boxed{C = 5\text{ g/L}}$$

La concentration est de **5 g/L**.

Q7. Réponse **D.**

• On ajoute 300 mL d'une solution de sucre dosée à 10 g/L. On ajoute alors une masse de sucre de : $10 \times 0,3 = 3$ g.

• La masse totale de sucre est de : $1\,g + 3\,g = 4\,g$.

• Le volume total de la solution est de : $0,2\,L + 0,3\,L = 0,5\,L$. La nouvelle concentration est alors de :

$$C = \frac{m}{V}$$

$$C = \frac{4}{0,5} = \frac{4 \times 2}{0,5 \times 2} = \frac{8}{1} = 8 \quad ; \quad \boxed{C = 8\,g/L}$$

La nouvelle concentration est de **8 g/L**.

Q8. Réponse **D.**

C'est une situation de proportionnalité.
Si Enzo mange 10 bonbons en 5 min, pour manger 25 bonbons il met alors :

$$t = \frac{25 \times 5}{10} = 12,5$$

$$t = 12,5\,\text{min} = \boxed{12\,\text{min}\ 30\,\text{s}}$$

Rappel : *0,5 min = 30 s*

Pour manger seul un paquet de 25 bonbons, Enzo met **12 min et 30 s**.

Q9. Réponse **A.**

Enzo mange 10 bonbons en 5 min, alors il mange 30 bonbons en 15 min. C'est une situation de proportionnalité.

Chloé mange 5 bonbons en 3 min, alors elle mange 25 bonbons en 15 min. C'est aussi une situation de proportionnalité.

En 15 min, ils mangent ensemble 55 bonbons.
On dresse un tableau de proportionnalité pour déterminer la durée nécessaire pour manger 33 bonbons.

Nombre de bonbons	55	33
Durée en minutes	15	t

On utilise une règle de 3.

On divise 33 et 55 par 11.

$$t = \frac{15 \times 33}{55}$$

$$t = \frac{15 \times 3}{5} = \boxed{9}$$

Ils mettent **9 min** pour manger ensemble 33 bonbons.

Q10. Réponse **C.**

• Chloé prend un 1er bonbon. Supposons qu'il soit vert.

• Elle prend un 2e bonbon. Supposons qu'il soit encore vert.
Ainsi de suite jusqu'au 30e bonbon.

• En revanche le 31e bonbon est obligatoirement rouge ou bleu.
Elle doit prendre **31 bonbons.**

Remarque : *choisir un bonbon vert au lieu d'un bonbon rouge ou bleu, c'est choisir le cas le plus défavorable.*

Test n° 13 : résolution de problèmes

10 min

Pour chaque question, déterminer la seule réponse qui convient.

Marcel est un patient à la santé fragile. Il vit seul dans une petite maison d'un village isolé. Les spécialistes nous indiquent que la probabilité que son village soit traversé par une épidémie de grippe n'est que de 10 %. En cas d'une telle épidémie dans son village, Marcel n'a que 5 % de chance d'échapper à la grippe. En revanche, si son village n'est pas atteint par une épidémie de grippe, il a alors 80 % de chance de ne pas être malade de la grippe.

Q1. Quelle est la probabilité que Marcel contracte la maladie si son village est traversé par une épidémie de grippe ?

Pour vos recherches

A. 15 % **B.** 85 % **C.** 90 % **D.** 95 %

Q2. Quelle est la probabilité que Marcel contracte la grippe ?

A. ≈ 16 % **B.** ≈ 28 % **C.** ≈ 36 % **D.** ≈ 52 %

Q3. Quelle est la probabilité que Marcel ne soit pas malade de la grippe si son village n'est pas traversé par une telle épidémie ?

Pour vos recherches

A. ≈ 15 % **B.** 48 % **C.** 72 % **D.** ≈ 85 %

Q4. Quelle est la probabilité que son village soit traversé par une épidémie de grippe sachant que Marcel n'est pas malade ?

A. ≈ 0,7 % **B.** ≈ 1,2 % **C.** ≈ 36 % **D.** ≈ 49 %

Q5. Quelle est la probabilité que Marcel ne contracte pas la maladie sachant que son village n'est pas traversé par une épidémie de grippe ?

A. 15 % **B.** ≈ 65 % **C.** 80 % **D.** ≈ 85 %

Marie est ATSEM dans une école. Pour le goûter des pensionnaires, elle dispose de friandises : 165 réglisses à 0,2 € pièce, 275 bonbons à la fraise à 0,12 € pièce et 110 caramels mous à 0,15 € pièce. Elle confectionne des petits sachets identiques en utilisant toutes les friandises.

Q6. Quel est le nombre maximum de sachets réalisables ?

A. 11 **B.** 25 **C.** 55 **D.** 75

Q7. Quel est alors le nombre de bonbons à la fraise dans chaque sachet ?

A. 1 **B.** 2 **C.** 5 **D.** 11

Q8. Quel est alors le nombre de caramels dans chaque sachet ?

A. 1 **B.** 2 **C.** 5 **D.** 15

Q9. Quel est le prix d'un sachet de friandises ?

A. 1,5 € **B.** 2,5 € **C.** 3,2 € **D.** 4,6 €

Q10. Quel est le nombre maximal de sachets identiques composés entre 4 et 17 friandises chacun ?

A. 5 **B.** 11 **C.** 55 **D.** 75

Corrections

• Si le village a 10 % de chance d'être traversé par une épidémie de grippe, il a alors 90 % de chance de ne pas l'être.
• Si Marcel a 5 % de chance de ne pas être malade de la grippe sachant que son village est traversé par une telle épidémie, il a alors 95 % de chance de contracter la grippe dans ce cas.
• Si Marcel a 80 % de chance de ne pas être malade de la grippe sachant que son village n'est pas traversé par une telle épidémie, il a alors 20 % de chance de contracter la grippe dans ce cas.

On dresse un arbre de choix où l'on précise les probabilités.

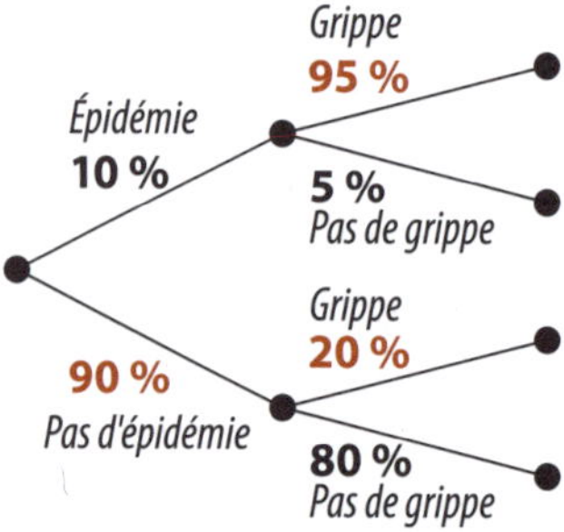

$P_{E,G} = 0,1 \times 0,95 = \boxed{0,095}$

$P_{E,\overline{G}} = 0,1 \times 0,05 = \boxed{0,005}$

$P_{\overline{E},G} = 0,2 \times 0,9 = \boxed{0,18}$

$P_{\overline{E},\overline{G}} = 0,8 \times 0,9 = \boxed{0,72}$

On calcule les probabilités de chaque chemin en faisant les produits des probabilités.

Q1. Réponse **D.**

La probabilité que Marcel contracte la maladie sachant que son village est traversé par une telle épidémie est de 95 %.

Q2. Réponse **B.**

La probabilité que Marcel contracte la grippe est la somme : $0,095 + 0,18 = 27,5 \approx \boxed{28\ \%}$.

Q3. Réponse **C.**

La probabilité que Marcel ne soit pas malade de la grippe sachant que son village n'est pas traversé par une telle épidémie est de 72 %. *Se reporter au graphique précédent.*

Q4. Réponse **A.**

La probabilité que son village soit traversé par une épidémie de grippe sachant que Marcel n'est pas malade est d'environ 7 %.

$$P_{\overline{G}}(E) = \frac{P_{E,\overline{G}}}{P_{\overline{G}}} = \frac{0{,}005}{0{,}005 + 0{,}72} = \frac{0{,}005}{0{,}725} \approx 0{,}007 \approx \boxed{0{,}7\ \%}$$

Q5. Réponse **C.**

La probabilité que Marcel ne contracte pas la maladie sachant que son village n'est pas traversé par une épidémie de grippe est de 80 %. *C'est une donnée du problème.*

Comme toutes les friandises sont distribuées et que tous les sachets sont identiques, alors le nombre de sachets divise les trois nombres 165, 275 et 110. Le nombre maximal de sachets est le **p**lus **g**rand **d**iviseur **c**ommun aux trois nombres entiers.

Q6. Réponse **C.**

On cherche le PGCD (165, 275, 110).

Rappel : *la liste des diviseurs communs à trois nombres entiers est égale à la liste des diviseurs de leur PGCD.*

Recherche des diviseurs de 165 :

- le 1er est 1, le dernier est 165 ;
- le 2e est 3, l'avant dernier est : $165 \div 3 = 55$;
- le 3e est 5, l'antépénultième est : $165 \div 5 = 33$;
- le 4e est 11, celui juste avant 33 est alors : $165 \div 11 = 15$.

Il n'y a pas d'autres diviseurs de 165.

Le produit des deux nombres indiqués par les flèches est égal à 165.

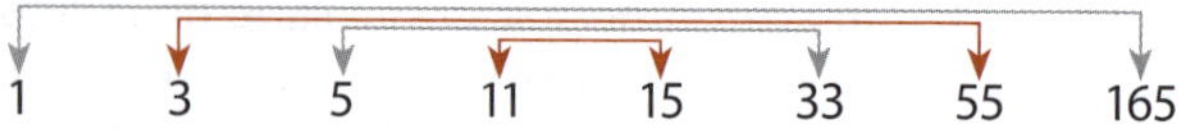

Les diviseurs de 165 sont : 1, 3, 5, 11, 15, 33, **55** et 165.
Les diviseurs de 275 sont : 1, 5, 11, 25, **55** et 275.
Les diviseurs de 110 sont : 1, 2, 5, 10, 11, 22, **55** et 110.
Le plus grand diviseur commun à 165, 275 et 110 est **55**.

Q7. Réponse **C.**

Le nombre maximal de sachets est égal à 55. Le nombre de fraises dans chaque sachet est alors égal à : $275 \div 55 = \mathbf{5}$.

Q8. Réponse **B.**

Le nombre maximal de sachets est égal à 55. Le nombre de caramels dans chaque sachet est alors égal à : $110 \div 55 = \mathbf{2}$.

Q9. Réponse **A.**

Dans 55 sachets, le nombre de réglisses dans chaque sachet est égal à : $165 \div 55 = \mathbf{3}$. Le prix en € d'un sachet est alors de : $5 \times 0{,}12 + 2 \times 0{,}15 + 3 \times 0{,}2 = 0{,}6 + 0{,}3 + 0{,}6 = \mathbf{1{,}5}$.

Q10. Réponse **C.**

On cherche les diviseurs communs aux nombres 165, 275 et 110. À la réponse de Q6, les diviseurs communs sont : 1, 5, 11 et 55. Pour chacun de ses diviseurs, on calcule la composition d'un sachet. Une seule solution convient. Dans 55 sachets, il y aura : $165 \div 55 = 3$ réglisses, $275 \div 55 = 5$ fraises et $110 \div 55 = 2$ caramels soit : $3 + 5 + 2 = \mathbf{10}$ friandises. **Remarque :** $4 < \mathbf{10} < 17$.

Test n° 14 : résolution de problèmes

10 min

Pour chaque question, déterminer la seule réponse qui convient.

Q1. Pythagore fait construire un bassin cubique dont l'aire d'une face est de $4\,a^2$. Pour le remplir, les ouvriers ramènent l'eau d'un puits distant de $1\,a$ du bassin avec un ustensile cubique dont l'aire d'une face est de $1\,a^2$. On suppose que le bassin est initialement vide, et que les ouvriers ne perdent pas d'eau entre le puits et le bassin. Quelle distance doivent-ils parcourir pour remplir complètement le bassin ?

Pour vos recherches

A. $8\,a^2$ **B.** $2\,a^3$ **C.** $4\,a$ **D.** $16\,a$

Q2. Combien de nombres entiers a sont tels que a est le carré d'un nombre entier compris entre 1 et 100 (valeurs exclues) ?

A. 100 **B.** 10 **C.** 8 **D.** *Autre réponse*

Q3. Combien de nombres entiers a sont tels que a^a est le carré d'un nombre entier compris entre 1 et 100 (valeurs exclues) ?

A. 1 **B.** 2 **C.** 49 **D.** *Autre réponse*

Q4. Combien de nombres entiers a sont tels que a^a est le carré d'un nombre entier ? On a : $1 < a < 100$.

A. 1 **B.** 2 **C.** 49 **D.** *Autre réponse*

Q5. Jean part de la mairie alors qu'au même instant Pierre s'engage sur le chemin unique qui mène à cette mairie (longueur de celui-ci : 100 a) . Tous les deux marchent à la même vitesse de 10 a/h. Marie qui part avec Jean marche à la vitesse de 15 a/h. Elle s'échappe vers Pierre jusqu'à sa rencontre, puis revient vers Jean. Elle arrête son jeu quand les deux hommes se retrouvent. Quelle est la distance parcourue par Marie ?

A. 75 a **B.** 100 a **C.** 125 a **D.** *Autre réponse*

Q6. Pierre et Jean marchent l'un vers l'autre sur une route de 1,2 km en partant chacun au même moment et à chaque extrémité de cette route. Jean marche deux fois plus vite que Pierre. Marie part au même moment que Jean et avec lui. Elle court vers Pierre au double de la vitesse de Jean. Quand elle rencontre Pierre, elle revient vers Jean. Elle arrête son jeu quand les deux hommes se retrouvent. Quelle est la distance parcourue par Marie ?

Pour vos recherches

A. 800 m **B.** 1,6 km **C.** 2,4 km **D.** *Autre réponse*

Q7. À la foire de Tarascon, un éleveur amène des génisses (60 %), des vaches avec un veau (30 %), et les autres sont des vaches avec deux veaux. On dénombre 125 veaux. Quel est le nombre de génisses ?

A. 250 **B.** 200 **C.** 300 **D.** *Autre réponse*

Q8. On note *aa* un nombre entier à deux chiffres identiques, et *bbc* un nombre entier à 3 chiffres dont les deux premiers sont égaux. Les chiffres des unités des deux nombres sont différents. Ces deux nombres vérifient la relation : $2aa = bbc$.
Que vaut : $a - 5b + 3c$?

A. 0 **B.** 10 **C.** 20 **D.** *Autre réponse*

Q9. La somme de cinq nombres entiers consécutifs est égale à 1 060. Combien de ces nombres ne sont pas premiers ?

A. 0 **B.** 1 **C.** 2 **D.** *Autre réponse*

Q10. Je pense à un nombre entier. 47 est égal au quotient de la somme du décuple de ce nombre et de la différence de ce nombre et de 1. Quel est ce nombre ?

A. 10 **B.** 20 **C.** 30 **D.** *Autre réponse*

Corrections

Q1. Réponse D.

Le bassin cubique a l'aire d'une face carrée égale à $4a^2$.
Chaque côté mesure alors $2a$, car : $(2a)^2 = 4a^2$.
Le volume du cube est donc égal à : $(2a)^3 = 8a^3$.
Les ouvriers ramènent l'eau d'un puits avec un ustensile cubique dont l'aire d'une face est de $1a^2$. Le côté d'une face carrée est alors égal à $1a$, car : $(1a)^2 = 1a^2$.
Le volume de l'ustensile est égal à : $(1a)^3 = 1a^3$.
Pour remplir le bassin, le nombre de voyages est égal à : $8a^3 \div 1a^3 = 8$.
Pour chaque voyage, la distance parcourue est de deux fois $1a$. La distance totale parcourue est alors égale à : $2a \times 8 = 16a$.

Les ouvriers doivent parcourir une distance égale à **16*a***.

Q2. Réponse C.

Cette question revient à chercher tous les carrés parfaits compris entre 1 et 100 (valeurs exclues).

$4 = 2^2$	$9 = 3^2$	$16 = 4^2$	$25 = 5^2$
$36 = 6^2$	$49 = 7^2$	$64 = 8^2$	$81 = 9^2$

Il y a donc **8** nombres entiers.

Q3. Réponse A.

Si a^a est le carré d'un nombre entier compris entre 1 et 100 (valeurs exclues) alors a est un nombre pair. En effet, un nombre qui est le carré d'un nombre entier a un exposant multiple de 2. Il n'y a qu'une seule solution : $2^2 = 4$.

La solution suivante : $4^4 = 16^2 = 256 > 100$ ne convient pas.

Q4. Réponse **C.**

Si a^a est le carré d'un nombre entier, alors a est un nombre pair. En effet, un nombre qui est le carré d'un nombre entier a un exposant multiple de 2. Les solutions sont :

Rappel : $(n^p)^2 = n^{2 \times p}$

$a = 2 \; ; \; a^a = 2^2 = 4$

$a = 4 \; ; \; a^a = 4^4 = (4^2)^2$

$a = 6 \; ; \; a^a = 6^6 = (6^3)^2$

...

$a = 98 \; ; \; a^a = 98^{98} = (98^{49})^2$

Le nombre de solutions est égal au nombre d'entiers pairs entre 1 et 100 valeurs exclues. Il y a 5 nombres pairs dans chaque dizaine (de 1 à 10, de 11 à 20... et de 91 à 100). Le nombre de solutions est alors égal à 49, car 100 est exclu.
Il y a donc **49** solutions.

Q5. Réponse **A.**

Comme Jean et Pierre marchent à la même vitesse l'un vers l'autre, ils vont donc se croiser au milieu du chemin. Ils auront chacun parcouru une distance de 50 a.
Marie marche à la vitesse de 15 a/h soit 50 % de plus que Jean ou Pierre. Elle aura donc parcouru 50 % de distance supplémentaire que Jean ou Pierre.
Elle aura parcouru : $50a \times 1{,}5 = 75a$.
Marie a parcourue une distance égale à **75 *a*.**

Remarques : *le nombre a n'intervient pas dans les calculs. Augmenter un nombre de 50 %, revient à multiplier ce nombre par* $1 + 50\,\% = 1 + 0{,}5 = 1{,}5$.

Q6. Réponse **B.**

Comme Jean marche deux fois plus vite que Pierre, ils vont donc se croiser au 2/3 du chemin par rapport à Pierre. Pierre aura parcouru 1,2 km ÷ 3 = 400 m et Jean 800 m.
Marie court deux fois plus vite que Jean. Elle aura donc parcouru le double de la distance de Jean. Marie aura parcouru une distance égale à **1,6 km**.

Q7. Réponse **D.**

30 % du nombre de vaches ont un veau, et 10 % de ces vaches ont deux veaux. On note *n* le nombre de vaches, on peut alors écrire que :

$$\frac{30}{100}n + \frac{10}{100}n \times 2 = 125$$

$$0{,}3n + 0{,}2n = 125$$

$$0{,}5n = 125 \quad ; \quad n = \frac{125}{0{,}5} = 250$$

Le nombre de génisses est alors égal à :

$$\frac{60}{100} \times 250 = 0{,}6 \times 250 = 6 \times 25 = \mathbf{150}$$

Il y a donc **150** génisses.

Q8. Réponse **A.**

Comme *aa* est un nombre entier à deux chiffres identiques, alors : $1 \leqslant a \leqslant 9$.
Comme *bbc* est un nombre entier à 3 chiffres dont les deux premiers sont égaux, alors : $1 \leqslant b \leqslant 9 ; 0 \leqslant c \leqslant 9$.
Comme : $2aa = bbc$, alors : $2aa$ est un nombre de 3 chiffres.
Cela impose de choisir : $5 \leqslant a \leqslant 9$.
On procède par essais successifs :
• Si $a = 5$, alors : $2 \times 55 = 110 = bbc \quad ; \quad b = 1 ; c = 0$.

• Si $a = 6$, alors : $2 \times 66 = 132 = bbc$. Comme b ne peut être égal en même temps à 1 et à 3, cette solution ne convient pas.
• Il en est de même pour toutes les valeurs de a entre 7 et 9.
La seule solution est donc : $a = 5 ; b = 1 ; c = 0$.
Alors : $a - 5b + 3c = 5 - 5 \times 1 + 3 \times 0 = 5 - 5 + 3 = \mathbf{0}$.

Q9. Réponse **D.**

On note a le premier de ces cinq nombres entiers consécutifs dont la somme est 1 060. On peut alors écrire que :

$$a + (a + 1) + (a + 2) + (a + 3) + (a + 4) = 1060$$

$$5a + 10 = 1060 \quad ; \quad a = \frac{1060 - 10}{5} \quad ; \quad a = \frac{1050}{5} = \boxed{210}$$

Les cinq nombres sont alors respectivement égaux à : 210, 211, 212, 213 et 214. Les nombres 210, 212 et 214 sont pairs donc pas premiers. 213 est divisible par 3, car la somme de ses chiffres est égale à 6 qui est un multiple de 3. 213 n'est donc pas premier.
Est-ce que 211 est un nombre premier ? On doit alors vérifier s'il est divisible par tout nombre premier inférieur à : $\sqrt{211} < \sqrt{225} = 15$; c'est-à-dire : 2, 3, 5, 7 et 11.

$211 = \mathbf{2} \times 105 + 1$	$211 = \mathbf{3} \times 70 + 1$	$211 = \mathbf{5} \times 42 + 1$
$211 = \mathbf{7} \times 30 + 1$	$211 = \mathbf{11} \times 19 + 2$	

211 est donc un nombre premier. Il y a alors 4 nombres qui ne sont pas premiers dans cette liste de 5 nombres.

Q10. Réponse **C.**

On note a le nombre cherché. On peut écrire que :

$$\frac{10a + (a - 1)}{7} = 47 \ ; \ 11a - 1 = 7 \times 47 \ ; \ a = \frac{329 + 1}{11} = \mathbf{30}$$

Test n° 15 : résolution de problèmes

10 min

Pour chaque question, déterminer la seule réponse qui convient.

Q1. Maurice coupe en trois coups de tronçonneuse une bûche de 1,20 m de long. Chaque morceau est identique. Quelle est la longueur d'un morceau ?

Pour vos recherches

A. 40 cm **B.** 33,3 cm **C.** 30 cm **D.** *Autre réponse*

Q2. M. Béguai dirige un cabinet de 4 orthophonistes. Cette société est soumise à l'impôt sur les bénéfices à un taux de 40 %. M. Béguai prend 50 % du bénéfice net après imposition. Le bénéfice restant est partagé en parts égales sous la forme de primes aux quatre orthophonistes. Quel pourcentage du bénéfice prend chaque orthophoniste ?

A. 20 % **B.** 15 % **C.** 7,5 % **D.** *Autre réponse*

Q3. En roulant en voiture à 60 km/h, je mets 2 h 20 min pour me retrouver au bord de la mer. En roulant 56 minutes de moins et à la même vitesse, quel pourcentage du trajet ai-je effectué ?

Pour vos recherches

A. 20 % **B.** 30 % **C.** 40 % **D.** *Autre réponse*

Q4. « J'ai trois fois l'âge que vous aviez quand j'avais l'âge que vous avez. Quand vous aurez l'âge que j'ai, la somme de nos âges sera égale à 98 années ». Quel est l'âge de la personne qui parle ?

A. 24 ans **B.** 36 ans **C.** 40 ans **D.** *Autre réponse*

Q5. Deux horloges (A et B) sont distantes de 2 km. La 2de horloge sonne 2 s après la 1re. En quel point de la droite passant par les deux horloges, par rapport à l'horloge A, un observateur entend-il les cloches sonner simultanément ? La vitesse du son est de 330 m/s.

A. 1 km **B.** 1,33 km **C.** 1,5 km **D.** *Autre réponse*

Q6. Une personne place une somme de 27 000 € en deux parts. La 1re est placée à 10 % d'intérêts, et la 2de à 8 %. Quel est le montant de la 1re part, si l'intérêt global au bout d'un an est de 2 610 € ?

A. 22 500 € **B.** 4 500 € **C.** 3 675 € **D.** *Autre réponse*

Q7. En voiture, si je roule à 60 km/h j'arrive à 13 h. Mais si je roule à 80 km/h, j'arrive à 11 h. À quelle heure suis-je parti ?

A. 3 h **B.** 4 h **C.** 5 h **D.** *Autre réponse*

Q8. Un digne citoyen doit acquitter son impôt à trois serviteurs de l'État de la façon suivante : au 1er fonctionnaire, il donne la moitié de son pécule plus deux écus. Au 2e fonctionnaire, il donne la moitié de ce qui lui reste plus deux écus. Il fait de même au 3e fonctionnaire. À l'issue de ce geste, le citoyen n'a plus qu'un seul écu dans son escarcelle. Quel était le nombre d'écus dans la bourse du citoyen avant imposition ?

A. 30 écus **B.** 36 écus **C.** 42 écus **D.** *Autre réponse*

Q9. Dans un atelier, un ouvrier fabrique 56 pièces en un certain temps. Combien de pièces seront fabriquées si on diminue de moitié le temps de travail, et si on augmente le rendement de travail de 25 % ?

A. 35 **B.** 42 **C.** 47 **D.** *Autre réponse*

Q10. Si 12 poules pondent 12 œufs en 12 jours, combien faut-il alors de poules pour en pondre la moitié en 6 jours ?

A. 9 **B.** 9 **C.** 12 **D.** *Autre réponse*

Corrections

Q1. Réponse C.

En 3 coups de tronçonneuse, on coupe la bûche en 4 morceaux. La longueur d'un morceau est alors égale à : $120\ \text{cm} \div 4 = \mathbf{30\ cm}$.

Q2. Réponse C.

Avec une imposition de 40 %, le bénéfice net est égal à 60 % du chiffre d'affaires. Seulement la moitié de celui-ci (30 %) est partagé entre les quatre orthophonistes. Alors, chacune percevra **7,5 %** du bénéfice car : $30\ \% \div 4 = \boxed{7{,}5\ \%}$.

Q3. Réponse D.

***Méthode :** on convertit 2 h 20 min en heures et fraction d'heure.*

$$2\,\text{h}\,20\,\text{min} = 2\,\text{h} + \frac{20}{60}\text{h} = 2\,\text{h} + \frac{1}{3}\text{h} = \left(2 + \frac{1}{3}\right)\text{h}$$

Si en roulant en voiture à 60 km/h, je mets 2 h 20 min pour me retrouver au bord de la mer, je parcours alors une distance égale à :

$$d = 60 \times \left(2 + \frac{1}{3}\right) = 140 \quad ; \quad d = 140\ \text{km}$$

En roulant 56 min de moins, la nouvelle durée est égale à :

$$\text{t} = 2\,\text{h}\,20\,\text{min} - 56\,\text{min} = 140\,\text{min} - 56\,\text{min}\,\text{t} = 84\,\text{min}$$

***Méthode :** on convertit la durée en heure et fraction d'heure.*

$$\text{t} = \frac{84\ \text{min}}{60\ \text{min/h}} = \frac{84}{60}\text{h} = 1{,}4\ \text{h}$$

On calcule la distance parcourue en 1,4 h à la vitesse moyenne de 60 km/h.

$$d = 60 \times 1{,}4 \quad ; \quad d = 84\ \text{km}$$

On calcule le quotient.

$$t = \frac{84}{140} = 0{,}6 = \mathbf{60\ \%}$$

Q4. Réponse **D.**

La personne qui parle est âgée de x années, et celle à qui elle parle est âgée de y années.

• Dans la première phrase de l'énoncé « *Quand j'avais l'âge que vous avez* » peut se remplacer par « *Quand j'avais votre âge* » ; c'est-à-dire « *Quand j'avais y années* ».
Il y a : $x - y$ années.
La personne à qui elle parle avait alors :
$y - (x - y) = 2y - x$ années.
« *Quand j'avais votre âge* », j'avais : y années.
L'interlocuteur avait alors : $2y - x$ années.

• Toujours dans la première phrase de l'énoncé « *J'ai trois fois l'âge que vous aviez* » peut se remplacer par : « *Aujourd'hui j'ai x années, c'est trois fois l'âge que vous aviez ; c'est-à-dire : 2y − x années* ».
On peut alors écrire la relation suivante notée *a* :

$$a \ : \quad x = 3(2y - x) \ ; \ x = 6y - 3x$$
$$x + 3x - 6y = 0 \ ; \ 4x - 6y = 0 \ ; \ \boxed{2x - 3y = 0}$$

• Dans la deuxième phrase de l'énoncé « *Quand vous aurez l'âge que j'ai* » peut se remplacer par « *Quand vous aurez mon âge* » ; c'est-à-dire quand vous aurez x années.
Il faudra alors attendre : $x - y$ années.
La personne qui parle aura : $x + (x - y) = 2x - y$ années.

• Toujours dans la deuxième phrase de l'énoncé « *La somme de nos âges sera égale à 98 années* » peut se remplacer par la relation notée *b* :

$$b \ : \quad x + (2x - y) = 98 \ ; \ \boxed{3x - y = 98}$$

• Les deux relations *a* et *b* permettent d'écrire un système :

$$\begin{cases} a \\ b \end{cases} = \begin{cases} 2x - 3y = 0 \\ 3x - y = 98 \end{cases}$$

$$\begin{cases} a \\ 3b \\ \hline a - 3b \end{cases} = \begin{cases} 2x - 3y = 0 \\ 9x - 3y = 294 \\ \hline 2x - 9x = 0 - 294 \end{cases}$$

$$-7x = -294 \quad ; \quad x = \frac{-294}{-7} \quad ; \quad x = \mathbf{42}$$

La personne qui parle a **42 ans.**

Q5. Réponse **B.**

En 2 s et à la vitesse de 330 m/s, le son parcourt une distance de 660 m. Pour entendre sonner les cloches simultanément, il faut se placer au milieu de la distance des deux clochers. La distance réelle entre les deux clochers est 2 km. En tenant compte du décalage entre les sons des deux cloches, la distance à retenir est la distance réelle, majorée de la distance parcourue par le son pendant 2 s ; c'est-à-dire : 2 000 m + 660 m = 2 660 m. Le milieu de cette distance est 1 330 m. Il faut donc se placer à **1 330 m** de la cloche qui sonne la première, pour les entendre sonner simultanément.

Q6. Réponse **A.**

On note x et y les deux parts. On a : $x + y = 27\,000$.

La 1re part placée à 10 % d'intérêts rapporte une somme de : $10\,\% \times x$. La 2de part placée à 8 % d'intérêts rapporte une somme de : $8\,\% \times y$. La somme des intérêts est de 2 610 €. On peut alors écrire que :

$$10\,\% \times x + 8\,\% \times y = 2\,610$$

On multiplie tous les nombres par 50.

$$5x + 4y = 2\,610 \times 100 = 130\,500$$

On résout partiellement le système formé par les deux relations.

$$\begin{cases} x + y = 27\,000 \\ 5x + 4y = 130\,500 \end{cases} ; \begin{cases} y = 27\,000 - x \\ 5x + 4(27\,000 - x) = 130\,500 \end{cases}$$

$5x + 108\,000 - 4x = 130\,500$

$x = 130\,500 - 108\,000 = \mathbf{22\,500}$

La première part est de : **22 500 €**.

Q7. Réponse **C.**

On note t la durée du voyage, et d la distance parcourue. Si je roule à la vitesse de 60 km/h, j'arrive à 13 h. Cela s'écrit : $d = 60 \times t$. Si je roule à la vitesse de 80 km/h, j'arrive à 11 h. Je roule donc deux heures de moins. Cela s'écrit : $d = 80 \times (t - 2)$. On résout partiellement le système formé par ces deux relations :

Rappel : *$d = v \times t$*

$$\begin{cases} d = 60 \times t \\ d = 80 \times (t - 2) \end{cases}$$

$60t = 80(t - 2)$ *On égale les deux relations.*

$60t = 80t - 160$; $80t - 60t = 160$

$20t = 160$; $t = 160 \div 20 = 8$; $t = 8\,\text{h}$

L'heure de départ est alors égale à : $H = 13\,\text{h} - 8\,\text{h} = \mathbf{5\,h}$.

Q8. Réponse **B.**

On note S le nombre d'écus avant l'imposition.

a) Au 1er fonctionnaire, il donne la moitié de son pécule plus 2 écus. Il donne alors : $D_1 = \frac{1}{2}S + 2$

b) Après le 1er don, il lui reste la moitié de son pécule moins 2 écus. Il lui reste alors :

$$R_1 = \frac{1}{2}S - 2$$

c) Au 2e fonctionnaire, il donne la moitié de ce qui lui reste plus 2 écus. Il donne alors :

$$D_2 = \frac{\frac{1}{2}S - 2}{2} + 2$$

d) Après le 2e don, il lui reste la moitié de son dernier pécule moins 2 écus. Il lui reste alors :

$$R_2 = \frac{\frac{1}{2}S - 2}{2} - 2$$

$$R_2 = \frac{1}{4}S - 1 - 2$$

$$R_2 = \frac{1}{4}S - 3$$

e) Au 3e fonctionnaire, il donne la moitié de ce qui lui reste plus 2 écus. Il donne alors :

$$D_3 = \frac{\frac{1}{4}S - 3}{2} + 2$$

f) Après le 3e don, il lui reste la moitié de son dernier pécule moins 2 écus. Il lui reste alors :

$$R_3 = \frac{\frac{1}{4}S - 3}{2} - 2$$

$$R_3 = \frac{1}{8}S - \frac{3}{2} - \frac{4}{2}$$

$$R_3 = \frac{1}{8}S - \frac{7}{2}$$

g) Alors, il ne lui reste qu'un seul écu. On obtient une équation que l'on résout :

$$R_3 = \frac{1}{8}S - \frac{7}{2} = 1 \ ; \ S - 28 = 8 \ ; \ S = 28 + 8 = \mathbf{36}$$

La personne possédait initialement **36** écus.

Q9. Réponse **A.**

Proportionnalité : si un ouvrier fabrique 56 pièces en un certain temps, alors il fabrique 28 pièces en un temps réduit de moitié.

Si le rendement de travail est augmenté de 25 %, il fabriquera 25 % de pièces supplémentaires.

***Application :** augmenter 28 de 25 %, c'est multiplier 28 par : $1 + 25\,\%$.*

Le nombre de pièces fabriquées sera alors égal à :

$$N = 28 \times (1 + 25\,\%) = 28 \times \left(1 + \frac{25}{100}\right) = 28 \times (1 + 0{,}25)$$

$$N = 28 \times 1{,}25 = \mathbf{35}$$

L'ouvrier fabrique **35** pièces.

Q10. Réponse **C.**

Il y a **proportionnalité** entre le nombre d'œufs et le nombre de jours. Il faut donc **12** poules pour pondre 6 œufs en 6 j.

Raisonnement logique n° 1

5 min

Pour chaque question, déterminer la seule réponse qui convient.

Quels sont les lettres ou les nombres qui doivent remplacer les points d'interrogation ?

A	2	C	4	**?1**	–5	B	**?2**	E	–2	C	**?3**	D	–3	**?4**	5	**?5**

Q1. Quelle est la lettre qui doit remplacer « **?1** » ?
A. G **B.** F **C.** E **D.** D

Q2. Quel est le nombre qui doit remplacer « **?2** » ?
A. 0 **B.** 1 **C.** 2 **D.** 3

Q3. Quel est le nombre qui doit remplacer « **?3** » ?
A. 3 **B.** 2 **C.** 1 **D.** –1

Q4. Quelle est la lettre qui doit remplacer « **?4** » ?
A. Z **B.** A **C.** X **D.** B

Q5. Quelle est la lettre qui doit remplacer « **?5** » ?
A. S **B.** F **C.** U **D.** V

AD 5	**?1**M 19	DT **?2**	AD**?3** 10	B**?4**M 21	NRJ **?5**

Q6. Quelle est la lettre qui doit remplacer « **?1** » ?
A. F **B.** G **C.** H **D.** I

Q7. Quel est le nombre qui doit remplacer « **?2** » ?
A. 8 **B.** 12 **C.** 18 **D.** 24

Q8. Quelle est la lettre qui doit remplacer « **?3** » ?
A. Z **B.** X **C.** E **D.** A

Q9. Quelle est la lettre qui doit remplacer « **?4** » ?
A. H **B.** K **C.** F **D.** T

Q10. Quel est le nombre qui doit remplacer « **?5** » ?
A. 24 **B.** 42 **C.** 36 **D.** 48

Corrections

On associe à chaque lettre son rang dans l'ordre alphabétique.

A	B	C	D	E	F	G	H	I	J	K	L	M
1	2	3	4	5	6	7	8	9	10	11	12	13
N	O	P	Q	R	S	T	U	V	W	X	Y	Z
14	15	16	17	18	19	20	21	22	23	24	25	26

De Q1 à Q5. On ajoute le rang de la 1re lettre avec le nombre qui suit. On remplace dans la 3e case, le résultat obtenu par la lettre associée. On poursuit ainsi le processus.

A 2 C 4 G –5 B 3 E –2 C 1 D –3 A 5 F

A = 1 ; 1 + 2 = 3 ; 3 = **C**

Q1	Q2	Q3	Q4	Q5
A	**D**	**C**	**B**	**B**

De Q6 à Q10. Dans chaque bloc on fait la somme des lettres du côté gauche du bloc, et on écrit le résultat dans le côté droit du bloc.

AD 5 FM 19 DT 24 ADE 10 BFM 21 NRJ 42

A = 1 ; D = 4 ; 1 + 4 = **5**

Q6	Q7	Q8	Q9	Q10
A	**D**	**C**	**C**	**B**

Raisonnement logique n° 2

15 min

Je suis Français, donc je suis européen.

Quand on dit la vérité en affirmant qu'une proposition **P** (je suis Français) entraîne une proposition **Q** (je suis européen), on ne peut écrire que trois propositions logiques qui sont toujours vraies.

- Quand on affirme la proposition **P** (je suis Français), la proposition **Q** (je suis européen) doit être vraie. *C'est vrai, car la France est un pays européen.*
- Quand on affirme la proposition **Q** (je suis européen), on ne sait pas si la proposition **P** (je suis Français) est vraie ou fausse. *En effet, je peux être Espagnol par exemple.*
- Quand on nie la proposition **Q** (je suis européen), la proposition **P** (je suis Français) doit être niée. *Si je ne suis pas européen, je n'appartiens pas à un pays de l'Europe, donc je ne peux pas être Français.*
- Quand on nie la proposition **P** (je suis Français), la proposition **Q** (je suis européen) peut être vraie au fausse. *Si je ne suis pas Français, je peux être Italien. Dans ce cas je suis européen. Mais si je suis Canadien, je ne suis pas européen.*

En revanche, si on affirme la proposition **P** (je suis Français), on n'écrit pas la vérité en niant la proposition **Q** (je suis européen). *Si je suis Français, je mens en disant que je ne suis pas européen.*

On donne des affirmations simples. Si vous répondez toujours favorablement à la question posée, la réponse est **OUI**. Si vous répondez toujours négativement à la question posée, la réponse est **NON**. Dans les autres cas, la réponse est : **Je ne peux pas conclure**.

Pour chaque question, déterminer la seule réponse qui convient.

Mme MARTIN possède un chien nommé TAILLOT. Chaque fois que TAILLOT s'enfuit, Mme MARTIN pleure. Or ce matin, Mme MARTIN pleure. Est-ce que TAILLOT s'est enfuit ?

Q1. **A.** OUI **B.** NON **C.** Je ne peux pas conclure.

Mme MARTIN possède un chat nommé MINOU. Chaque fois que MINOU miaule, Mme MARTIN crie. Or ce matin, Mme MARTIN ne crie pas. Est-ce que MINOU miaule ?

Q2. **A.** OUI **B.** NON **C.** Je ne peux pas conclure.

Mme MARTIN possède un âne et un mari. Chaque fois que l'âne brait, Mme MARTIN rit. Or ce matin, M. MARTIN dit à son voisin que sa femme ne rit pas. Est-ce que l'âne ne brait pas ?

Q3. **A.** OUI **B.** NON **C.** Je ne peux pas conclure.

Mme MARTIN possède un chien nommé TAILLOT et un chat nommé MINOU. Chaque fois que MINOU est dans la maison, TAILLOT aboie et fait peur à Mme MARTIN. Or, ce matin là, TAILLOT n'aboie pas. Est-ce que MINOU est encore hors de la maison ?

Q4. **A.** OUI **B.** NON **C.** Je ne peux pas conclure.

Mme MARTIN possède un âne, un chien nommé TAILLOT et un chat nommé MINOU. Chaque fois que l'âne brait, TAILLOT aboie, ce qui fait peur à MINOU qui se cache sous le canapé. Or ce matin, MINOU ronronne sur le lit de Mme MARTIN. Est-ce que l'âne brait ?

Q5. **A.** OUI **B.** NON **C.** Je ne peux pas conclure.

Mme MARTIN possède un mari qui est têtu comme une mule, un chien nommé TAILLOT et un chat nommé MINOU. Chaque fois que son mari crie, TAILLOT aboie, ce qui fait peur à MINOU qui se cache sous le lit. Or ce matin, MINOU est sous le lit de Mme MARTIN. Est-ce que son mari crie ?

Q6. **A.** OUI **B.** NON **C.** Je ne peux pas conclure.

M. MARTIN a une femme un peu déprimée. Chaque fois qu'il donne du pain à l'âne, le chien TAILLOT aboie de jalousie, ce qui fait peur au chat MINOU qui se cache, ce qui fait à son tour pleurer Mme MARTIN. Or ce matin, Mme MARTIN pleure. Est-ce que son mari donne du pain à l'âne ?

Q7. **A.** OUI **B.** NON **C.** Je ne peux pas conclure.

Dans cette discothèque, toute jeune femme se présentant seule se verra offrir l'entrée dans l'établissement. Or, Lise n'a pas eu droit à l'entrée gratuite. Était-elle accompagnée ?

Q8. **A.** OUI **B.** NON **C.** Je ne peux pas conclure.

Chaque fois que le facteur passe, le chien TAILLOT aboie. Chaque fois que TAILLOT aboie, M. MARTIN sort de sa maison. Ce matin, TAILLOT n'aboie pas. Quelles sont les affirmations exactes ?

Q9. **A.** M. MARTIN ne sort pas de sa maison.
B. Le facteur n'est pas passé.
C. M. MARTIN sort de sa maison.
D. Je ne peux pas conclure.

Chaque fois que Mme MARTIN rentre chez elle, le chien TAILLOT remue la queue. Chaque fois que TAILLOT remue la queue, M. MARTIN caresse le chien. Ce matin, M. MARTIN ne caresse pas le chien. Quelles sont les affirmations exactes ?

Q10. **A.** Le chien remue la queue.
B. Mme MARTIN ne rentre pas chez elle.
C. Mme MARTIN sort de chez elle.
D. Le chien ne remue pas la queue.

Corrections

Q1. La proposition P est : « Chaque fois que TAILLOT s'enfuit ». La proposition Q est : « Mme MARTIN pleure ». *Quand on affirme la proposition Q, on ne sait pas si la proposition P est vraie ou fausse.* On ne peut donc pas conclure, réponse **C.**

Q2. La proposition P est : « Chaque fois que MINOU miaule ». La proposition Q est : « Mme MARTIN crie ». *Quand on nie la proposition Q, la proposition P doit être niée.* La réponse est NON, réponse **B**.

Q3. La proposition P est : « Chaque fois que l'âne brait ». La proposition Q est : « Mme MARTIN rit ». M. MARTIN dit à son voisin que sa femme ne rit pas. *Quand on nie la proposition Q, la proposition P doit être niée.*
La réponse est OUI, réponse **A**.

Q4. La proposition P est : « Chaque fois que MINOU est dans la maison ». La proposition Q est : « TAILLOT aboie... ». *Quand on nie la proposition Q, la proposition P doit être niée.* La réponse est OUI, réponse **A**.

Q5. La proposition P est : « Chaque fois que l'âne brait ». La proposition Q est : « TAILLOT aboie, ce qui fait peur à MINOU qui se cache sous le canapé ». *Quand on nie la proposition Q, la proposition P doit être niée.*
La réponse est NON, réponse **B**.

Q6. La proposition P est : « Chaque fois que son mari crie ». La proposition Q est : « MINOU qui se cache sous le lit ». *Quand on affirme la proposition Q, on ne sait pas si la proposition P est vraie ou fausse.*
On ne peut donc pas conclure, réponse **C**.

Q7. La proposition P est : « Chaque fois qu'il donne du pain à l'âne ». La proposition Q est : « ce qui fait à son tour pleurer Mme MARTIN ». *Quand on affirme la proposition Q, on ne sait*

pas si la proposition P est vraie ou fausse.
On ne peut donc pas conclure, réponse **C**.

Q8. La proposition P est : « Toute jeune femme se présentant seule ». La proposition Q est : « (elle) se verra offrir l'entrée dans l'établissement ». *Quand on nie la proposition Q, la proposition P doit être niée.* La réponse est OUI, réponse **A**.

Q9. La proposition P est : « Chaque fois que le facteur passe ». La proposition Q est : « le chien TAILLOT aboie ».
Remarque sur la proposition de réponse B
Quand on nie la proposition Q, la proposition P doit être niée. La proposition de réponse **B** est VRAIE.
La proposition Q est : « Chaque fois que TAILLOT aboie ».
La proposition R est : « M. MARTIN sort de sa maison ».
Remarque sur les propositions de réponse A et C
Quand on nie la proposition Q, la proposition R peut être vraie au fausse. Les propositions de réponse A, C et D sont alors fausses.

Q10. La proposition Q est : « Chaque fois que TAILLOT remue la queue ». La proposition R est : « M. MARTIN caresse le chien ».
Remarque sur la proposition de réponse D
Quand on nie la proposition R, la proposition Q doit être niée. La proposition de réponse **D** est VRAIE.
La proposition P est : « Chaque fois que Mme MARTIN rentre chez elle ». La proposition Q est : « le chien TAILLOT remue la queue ».
Remarque sur la proposition de réponse B
Quand on nie la proposition Q, la proposition P doit être niée. La proposition de réponse **B** est VRAIE.

Raisonnement logique n° 3

10 min

Au lycée RAVEL, les élèves peuvent apprendre trois langues vivantes étrangères : l'anglais, l'allemand et l'espagnol. Dans la section littéraire de 200 élèves, on compte 65 % d'élèves qui étudient l'anglais, 60 % l'allemand et 50 % l'espagnol. On dénombre aussi 35 % d'élèves qui étudient au moins l'anglais et l'allemand ; 25 % d'élèves qui étudient au moins l'anglais et l'espagnol ; 30 % d'élèves qui étudient au moins l'allemand et l'espagnol et 10 % d'élèves qui étudient les trois langues.

Q1. Combien sont-ils à étudier les trois langues ?

A. 10 **B.** 15 **C.** 20 **D.** 25

Q2. Combien d'élèves étudient seulement l'anglais ?

A. 5 % **B.** 10 % **C.** 15 % **D.** 20 %

Q3. Combien d'élèves étudient seulement l'allemand ?

A. 5 % **B.** 10 % **C.** 15 % **D.** 20 %

Q4. Combien d'élèves étudient seulement l'espagnol ?

A. 5 % **B.** 10 % **C.** 15 % **D.** 20 %

Q5. Combien d'élèves étudient l'anglais et l'allemand ?

A. 15 % **B.** 20 % **C.** 25 % **D.** 30 %

Q6. Combien d'élèves étudient l'anglais et l'espagnol ?

A. 5 % **B.** 10 % **C.** 15 % **D.** 20 %

Q7. Combien d'élèves étudient l'allemand et l'espagnol ?

A. 5 % **B.** 10 % **C.** 15 % **D.** 20 %

Q8. Combien d'élèves n'étudient aucune langue ?

A. 5 % **B.** 10 % **C.** 15 % **D.** 20 %

Q9. Combien d'élèves étudient seulement deux langues ?

A. 65 % **B.** 60 % **C.** 55 % **D.** 50 %

Q10. Combien d'élèves n'étudient pas trois langues ?

A. 95 % **B.** 90 % **C.** 85 % **D.** 80 %

Corrections

On dessine trois cercles comme sur l'image suivante. Chaque cercle représente l'ensemble des élèves pratiquant une langue étrangère.
Dans l'intersection des trois cercles, il faut placer le nombre d'élèves étudiant les trois langues. Ils représentent 10 % de l'effectif total.

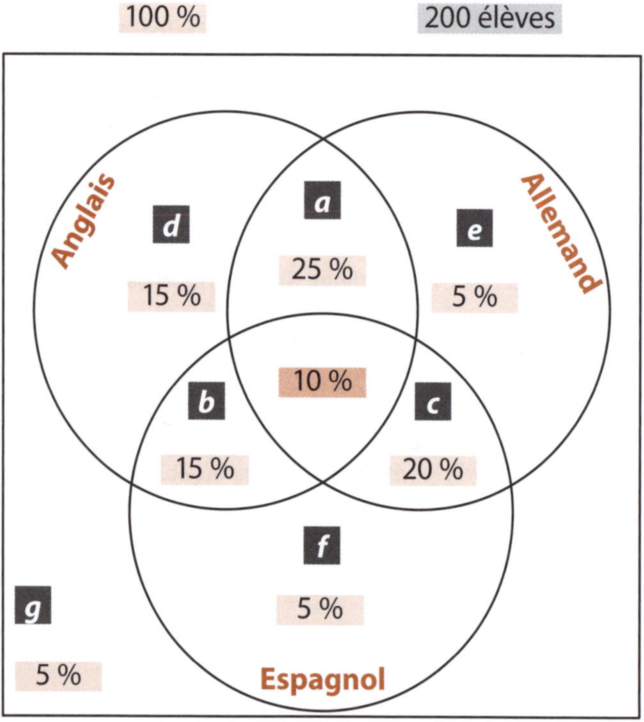

• Si 35 % d'élèves étudient <u>au moins</u> l'anglais et l'allemand, il y a alors : 35 % – 10 % = 25 % d'entre eux qui étudient <u>uniquement</u> l'anglais et l'allemand. On place cette valeur à l'intersection des cercles « anglais » et « allemand ». Repère ***a***.

• Si 25 % d'élèves étudient <u>au moins</u> l'anglais et l'espagnol, il y a alors : 25 % – 10 % = 15 % d'entre eux qui étudient <u>uniquement</u> l'anglais et l'espagnol. On place cette valeur à l'intersection des cercles « anglais » et « espagnol ». Repère ***b***.

• Si 30 % d'élèves étudient <u>au moins</u> l'allemand et l'espagnol, il y a alors : 30 % – 10 % = 20 % d'entre eux qui étudient <u>uniquement</u> l'allemand et l'espagnol. On place cette valeur à l'intersection des cercles « allemand » et « espagnol ». Repère ***c***.

• Comme il y a 65 % d'élèves qui étudient l'anglais, il y a : 65 % – ^25 % + 10 % + 15 %h= 15 % d'élèves qui étudient <u>uniquement</u> l'anglais. On place cette valeur à côté de « anglais ». Repère ***d***.

• Comme il y a 60 % d'élèves qui étudient l'allemand, il y a : 60 % – ^25 % + 10 % + 20 %h= 5 % d'élèves qui étudient <u>uniquement</u> l'allemand. On place cette valeur à côté de « allemand ». Repère ***e***.

• Comme il y a 50 % d'élèves qui étudient l'espagnol, il y a : 50 % – ^15 % + 10 % + 20 %h= 5 % d'élèves qui étudient <u>uniquement</u> l'espagnol. On place cette valeur à côté de « espagnol ». Repère ***f***.

• En additionnant tous les pourcentages, on remarque qu'il y a 5 % d'élèves qui n'étudient pas les langues citées. Repère ***g***.

Réponses aux questions posées

Q1. La section littéraire compte 200 élèves ; 10 % de 200 élèves représentent 20 élèves. Réponse **C**.

Q2. On lit dans le schéma : 15 %. Réponse **C**.

Q3. On lit dans le schéma : 5 %. Réponse **A**.

Q4. On lit dans le schéma : 5 %. Réponse **A**.

Q5. On lit dans le schéma : 25 %. Réponse **C**.

Q6. On lit dans le schéma : 15 %. Réponse **C**.

Q7. On lit dans le schéma : 20 %. Réponse **D**.

Q8. On lit dans le schéma : 5 %. Réponse **A**.

Q9. On obtient : 25 % + 20 % + 15 % = 60 %. Réponse **B**.

Q10. On obtient : 100 % – 10 % = 90 %. Réponse **B**.

Raisonnement logique n° 4

10 min

Les nombres placés dans chaque disque vérifient une suite logique. Vous devez déterminer les nombres qui doivent remplacer les symboles **?1** et **?2**.

Q1. Quel est le nombre qui doit remplacer le symbole noté **?1** ?
A. 18 **B.** 21 **C.** 23 **D.** 31

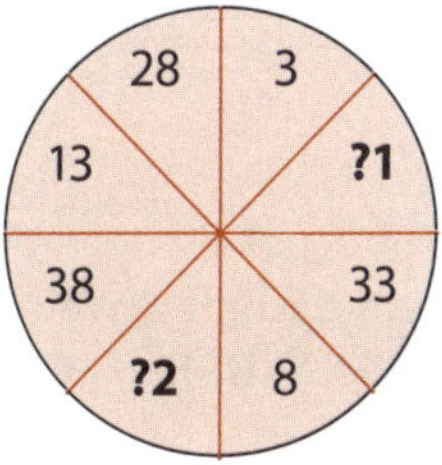

Q2. Quel est le nombre qui doit remplacer le symbole noté **?2** ?
A. 18 **B.** 21 **C.** 23 **D.** 31

Q3. Quel est le nombre qui doit remplacer le symbole noté **?1** ?
A. 3 **B.** 6 **C.** 9 **D.** 10

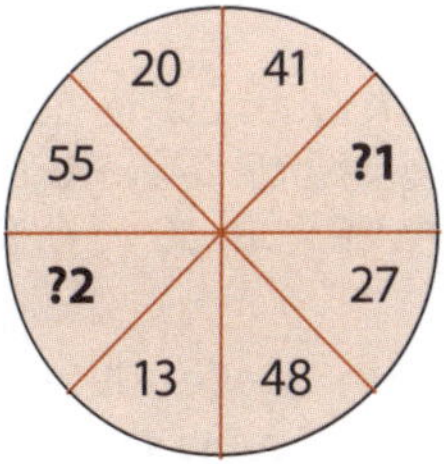

Q4. Quel est le nombre qui doit remplacer le symbole noté **?2** ?
A. 24 **B.** 27 **C.** 29 **D.** 34

Q5. Quel est le nombre qui doit remplacer le symbole noté **?1** ?
A. 19 **B.** 17 **C.** 21 **D.** 26

Q6. Quel est le nombre qui doit remplacer le symbole noté **?2** ?
A. 11 **B.** 14 **C.** 15 **D.** 17

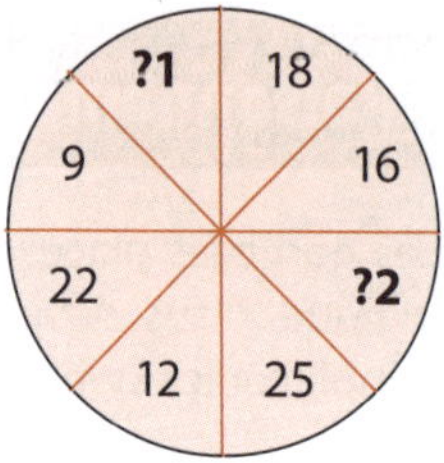

Q7. Quel est le nombre qui doit remplacer le symbole noté **?1** ?
A. 14 **B.** 15 **C.** 16 **D.** 17

Q8. Quel est le nombre qui doit remplacer le symbole noté **?2** ?
A. 12 **B.** 13 **C.** 14 **D.** 15

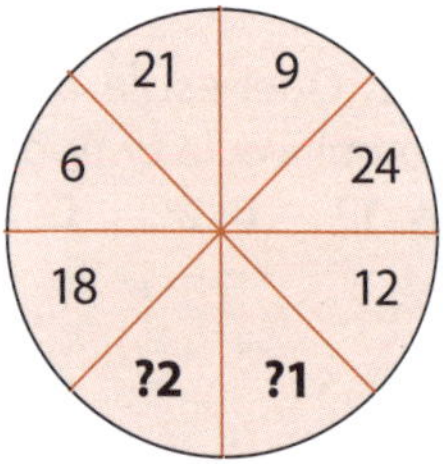

Q9. Quel est le nombre qui doit remplacer le symbole noté **?1** ?
A. 29 **B.** 38 **C.** 53 **D.** 61

Q10. Quel est le nombre qui doit remplacer le symbole noté **?2** ?
A. 23 **B.** 27 **C.** 31 **D.** 35

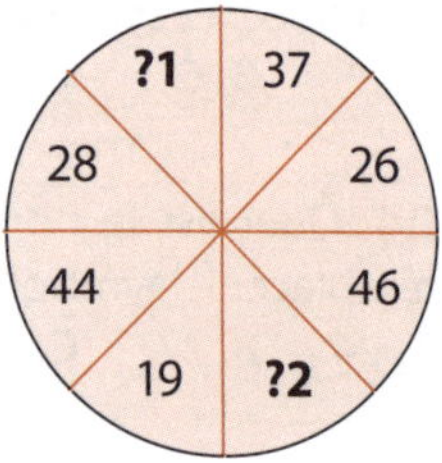

Q11. Quel est le nombre qui doit remplacer le symbole noté **?1** ?
A. 8 **B.** 13 **C.** 17 **D.** 20

Q12. Quel est le nombre qui doit remplacer le symbole noté **?2** ?
A. 47 **B.** 53 **C.** 59 **D.** 63

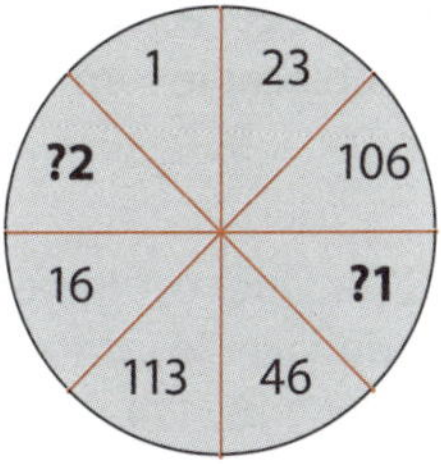

Q13. Quel est le nombre qui doit remplacer le symbole noté **?1** ?
A. 33 **B.** 37 **C.** 41 **D.** 49

Q14. Quel est le nombre qui doit remplacer le symbole noté **?2** ?
A. 39 **B.** 44 **C.** 48 **D.** 51

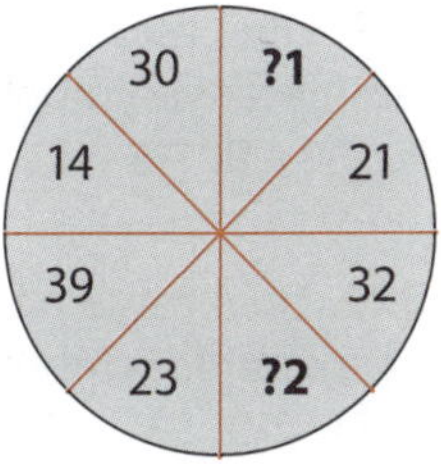

Q15. Quel est le nombre qui doit remplacer le symbole noté **?1** ?
A. 28 **B.** 32 **C.** 35 **D.** 37

Q16. Quel est le nombre qui doit remplacer le symbole noté **?2** ?
A. 39 **B.** 37 **C.** 35 **D.** 33

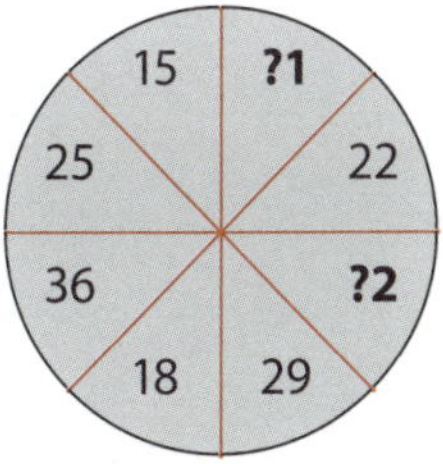

Q17. Quel est le nombre qui doit remplacer le symbole noté **?1** ?
A. 0 **B.** 4 **C.** 3 **D.** 2

Q18. Quel est le nombre qui doit remplacer le symbole noté **?2** ?
A. 84 **B.** 124 **C.** 128 **D.** 136

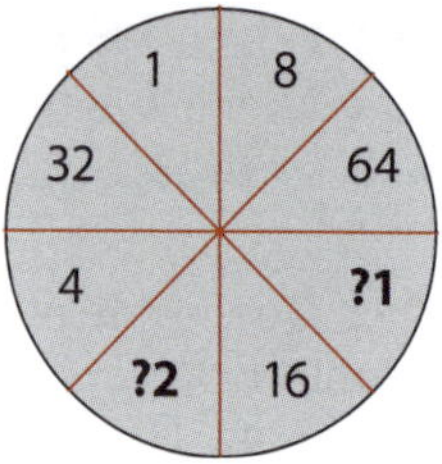

Q19. Quel est le nombre qui doit remplacer le symbole noté **?1** ?
A. 108 **B.** 116 **C.** 128 **D.** 138

Q20. Quel est le nombre qui doit remplacer le symbole noté **?2** ?
A. 51 **B.** 53 **C.** 55 **D.** 57

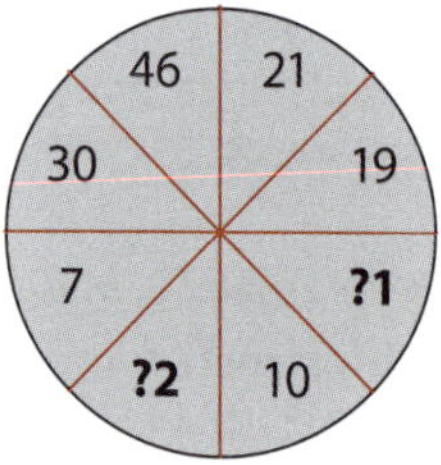

Corrections

Q1. Réponse **A.**
Q2. Réponse **C.**

On ajoute 5 à chaque nombre en suivant les flèches.
Seules les trois premières flèches sont tracées.

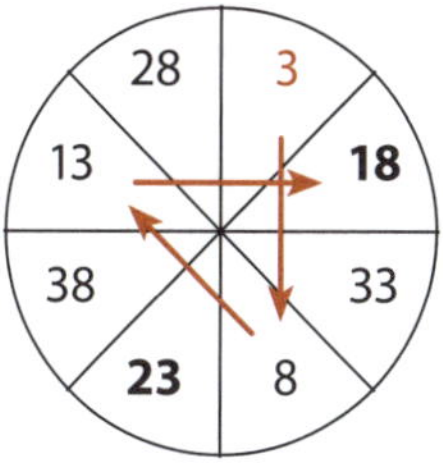

Q3. Réponse **B.**
Q4. Réponse **D.**

On ajoute 7 à chaque nombre en suivant les flèches.
Seules les trois premières flèches sont tracées.

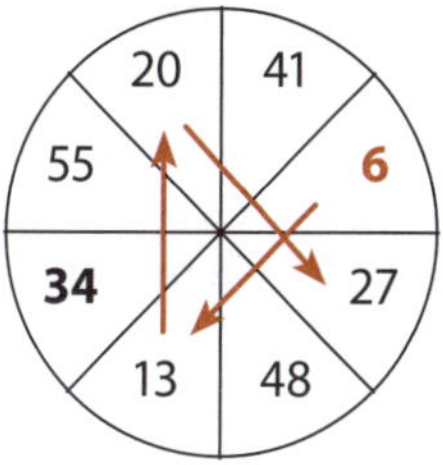

Q5. Réponse **A.**
Q6. Réponse **C.**
On ajoute 7 au premier nombre pour obtenir le 2e, puis on retranche 4 pour obtenir le 3e, et ainsi de suite. Seules les trois premières flèches sont tracées.

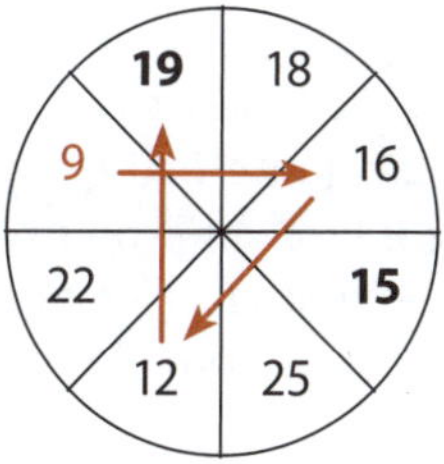

Q7. Réponse **B.**
Q8. Réponse **D.**
On retranche 9 au premier nombre pour obtenir le deuxième, puis on ajoute 6 pour obtenir le troisième, et ainsi de suite. Seules les trois premières flèches sont tracées.

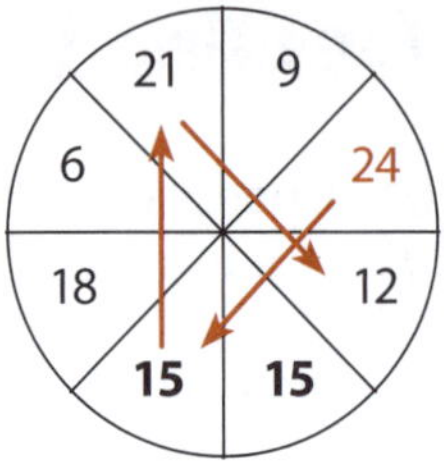

Q9. Réponse **C.**
Q10. Réponse **D.**
On retranche 7 au premier nombre pour obtenir le 2e, puis on retranche 2 pour obtenir le 3e, et ainsi de suite. Seules les trois premières flèches sont tracées.

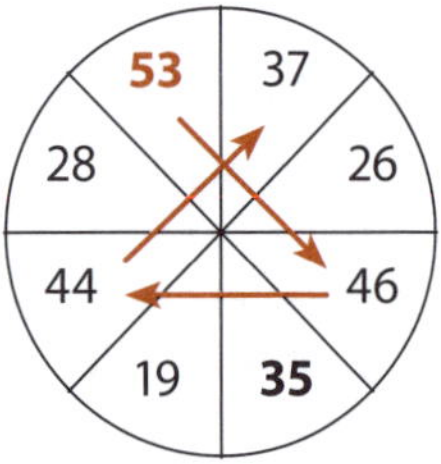

Q11. Réponse **A.**
Q12. Réponse **B.**
On ajoute 7 au 1er nombre pour obtenir le 2e, puis on multiplie par 2 pour obtenir le 3e, et ainsi de suite. Seules les trois premières flèches sont tracées.

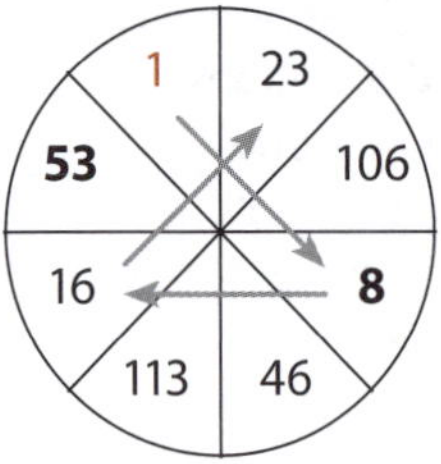

Q13. Réponse **C.**
Q14. Réponse **C.**
On ajoute 7 au premier nombre pour obtenir le deuxième, puis on ajoute 2 pour obtenir le troisième ; et ainsi de suite. Seules les trois premières flèches sont tracées.

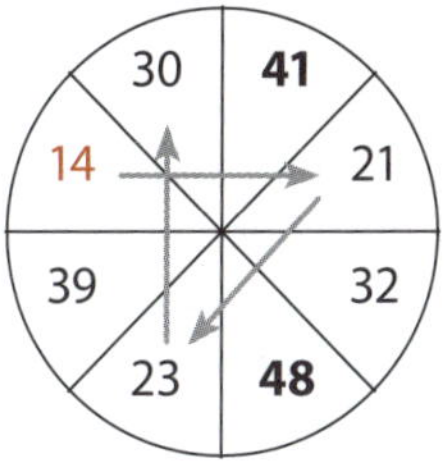

Q15. Réponse **B.**
Q16. Réponse **A.**
On retranche 3 au premier nombre pour obtenir le deuxième, puis on retranche 4 pour obtenir le troisième ; et ainsi de suite. Seules les trois premières flèches sont tracées.

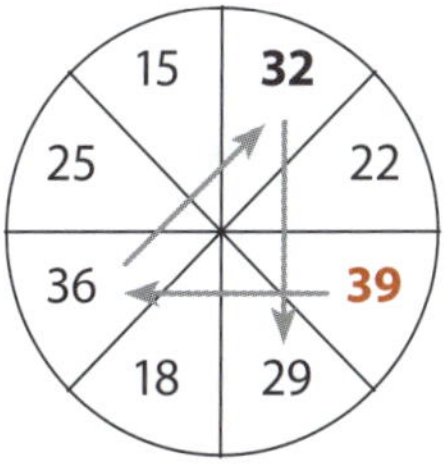

Q17. Réponse **D.**
Q18. Réponse **C.**
On multiplie par 2 le premier nombre pour obtenir le deuxième et ainsi de suite. Seules les trois premières flèches sont tracées.

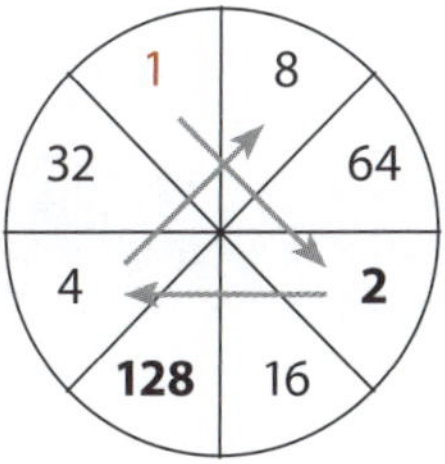

Q19. Réponse **D.**

Q20. Réponse **D.**

On multiplie par 3 le 1er nombre pour obtenir le 2e, puis on retranche 11 pour obtenir le 3e ; et ainsi de suite. Seules les trois premières flèches sont tracées.

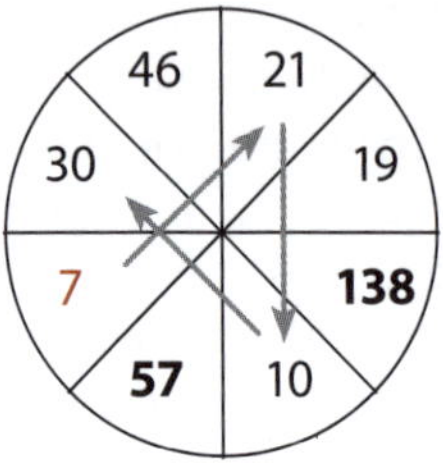

Raisonnement logique n° 5

5 min

Pour chaque question, vous devez déterminer la proposition de réponse qui satisfait toutes les lignes de l'énoncé.

Voici la suite des lettres utilisées :	Q	R	S	T	U	V

U	T	S	R	Deux lettres communes bien placées.
V	T	U	R	Deux lettres communes bien placées.
U	T	R	V	Une lettre commune bien placée et une lettre commune mal placée.
U	R	S	T	Une lettre commune bien placée et une lettre commune mal placée.
U	V	S	R	Une lettre commune bien placée et une lettre commune mal placée.

Q1. **A.** V T S Q **B.** V R S T **C.** Q S T V **D.** Q T R S

S	R	U	V	Une lettre commune bien placée et une lettre commune mal placée.
Q	R	U	V	Deux lettres communes bien placées.
U	R	S	T	Trois lettres communes bien placées.
T	U	Q	S	Trois lettres communes mal placées.
U	S	T	V	Deux lettres communes mal placées.

Q2. **A.** Q R S T **B.** T S Q R **C.** S T R Q **D.** T S R Q

T	U	V	Q	Deux lettres communes bien placées.
Q	V	R	U	Une lettre commune bien placée et une lettre commune mal placée.
V	S	R	U	Deux lettres communes bien placées.
S	T	Q	U	Trois lettres communes mal placées.
U	Q	V	R	Deux lettres communes mal placées.

Q3. **A.** T S R Q **B.** T R Q S **C.** S T Q R **D.** S V R Q

V	S	U	Q	Deux lettres communes mal placées.
V	U	R	S	Trois lettres communes mal placées.
Q	S	T	V	Trois lettres communes mal placées.
U	Q	S	R	Une lettre commune bien placée et une lettre commune mal placée.
V	Q	R	U	Deux lettres communes mal placées.

Q4. **A.** R V S T **B.** S V T R **C.** S R T V **D.** R S T Q

V	S	T	U	Une lettre commune bien placée et une lettre commune mal placée.
R	Q	T	S	Deux lettres communes mal placées et deux lettres communes bien placées.
S	U	T	V	Deux lettres communes bien placées.
S	Q	R	V	Deux lettres communes bien placées et une lettre commune mal placée.
V	Q	T	S	Deux lettres communes bien placées et une lettre commune mal placée.

Q5. **A.** T Q S R **B.** S Q T R **C.** Q S T V **D.** Q R T S

R	S	V	Q	Deux lettres communes bien placées.
S	T	U	Q	Trois lettres communes bien placées.
Q	R	V	S	Deux lettres communes mal placées.
T	R	Q	V	Trois lettres communes mal placées.
R	Q	V	S	Une lettre commune bien placée et une lettre commune mal placée.

Q6. **A.** Q T V R **B.** V T Q R **C.** R T U Q **D.** T Q V R

U	R	Q	S	Trois lettres communes mal placées.
R	S	Q	U	Deux lettres communes bien placées et une lettre commune mal placée.
T	R	U	Q	Une lettre commune bien placée et une lettre commune mal placée.
S	R	U	T	Deux lettres communes mal placées.
T	U	R	S	Deux lettres communes mal placées.

Q7. **A.** U S Q R **B.** V S Q R **C.** U S Q V **D.** R S V Q

U	Q	R	T	S	Deux lettres communes bien placées et deux lettres communes mal placées.
R	Q	V	U	T	Deux lettres communes bien placées et deux lettres communes mal placées.
V	Q	S	R	U	Deux lettres communes bien placées et deux lettres communes mal placées.
U	Q	R	S	V	Trois lettres communes bien placées et une lettre commune mal placée.
U	V	R	S	T	Trois lettres communes bien placées et une lettre commune mal placée.

Q8. **A.** V Q R S T **B.** U Q R T S **C.** U Q T S R **D.** T S R Q V

Rappel de la suite des lettres utilisées	Q	R	S	T	U	V

R	V	U	Q	S	Trois lettres communes mal placées et une lettre commune bien placée.
Q	V	U	T	S	Deux lettres communes bien placées et deux lettres communes mal placées.
R	Q	T	V	S	Quatre lettres communes mal placées et une lettre commune bien placée.
U	R	S	V	T	Trois lettres communes mal placées et une lettre commune bien placée.
U	R	T	Q	S	Deux lettres communes bien placées et deux lettres communes mal placées.

Q9. **A.** R U S T Q **B.** R S V T Q **C.** V R Q T S **D.** S T Q R U

T	V	U	Q	R	Trois lettres communes mal placées et une lettre commune bien placée.
S	U	R	T	Q	Trois lettres communes mal placées et une lettre commune bien placée.
U	Q	S	V	R	Deux lettres communes bien placées et deux lettres communes mal placées.
V	R	S	Q	U	Deux lettres communes bien placées et deux lettres communes mal placées.
T	R	Q	S	U	Deux lettres communes bien placées et deux lettres communes mal placées.

Q10. **A.** V U S R T **B.** V S T R U **C.** Q R S T V **D.** T R S V Q

Corrections

Méthode : une lettre commune est bien placée quand elle occupe la même position dans l'énoncé et dans la proposition de réponse. Dans le cas contraire, on dit que la lettre commune est mal placée.

Suite des lettres utilisées :	Q	R	S	T	U	V

Q1. On compare la proposition **A** avec les lignes de l'énoncé.					
V**TS**Q	U	**T**	**S**	R	Deux lettres communes bien placées.
VTSQ	**V**	**T**	U	R	Deux lettres communes bien placées.
VTSQ	U	T	R	**V**	Une lettre commune bien placée et une lettre commune mal placée.
V**TS**Q	U	R	**S**	**T**	Une lettre commune bien placée et une lettre commune mal placée.
VT**S**Q	U	**V**	**S**	R	Une lettre commune bien placée et une lettre commune mal placée.

Conclusion : la proposition de réponse **A** vérifie toutes les lignes de l'énoncé. C'est donc la réponse à retenir.

Remarque : on peut vérifier que les autres propositions de réponse ne vérifient pas <u>toutes</u> les lignes de l'énoncé.

On note en gras une lettre commune bien placée, et en gras et en italique une lettre commune mal placée.

Q2. Réponse **A.** Q R S T

S	**R**	U	V	Une lettre commune bien placée et une lettre commune mal placée.
Q	**R**	U	V	Deux lettres communes bien placées.
U	**R**	**S**	**T**	Trois lettres communes bien placées.
T	U	***Q***	***S***	Trois lettres communes mal placées.
U	***S***	***T***	V	Deux lettres communes mal placées.

Q3. Réponse **A.** T S R Q

T	U	V	**Q**	Deux lettres communes bien placées.
Q	V	**R**	U	Une lettre commune bien placée et une lettre commune mal placée.
V	**S**	**R**	U	Deux lettres communes bien placées.
S	***T***	***Q***	U	Trois lettres communes mal placées.
U	***Q***	V	***R***	Deux lettres communes mal placées.

Q4. Réponse **A.** R V S T

V	***S***	U	Q	Deux lettres communes mal placées.
V	U	***R***	***S***	Trois lettres communes mal placées.
Q	***S***	***T***	***V***	Trois lettres communes mal placées.
U	Q	**S**	***R***	Une lettre commune bien placée et une lettre commune mal placée.
V	Q	***R***	U	Deux lettres communes mal placées.

Q5. Réponse **B.** S Q T R

V	***S***	**T**	U	Une lettre commune bien placée et une lettre commune mal placée.
R	**Q**	**T**	***S***	Deux lettres communes mal placées et deux lettres communes bien placées.
S	U	**T**	V	Deux lettres communes bien placées.
S	**Q**	***R***	V	Deux lettres communes bien placées et une lettre commune mal placée.
V	**Q**	**T**	***S***	Deux lettres communes bien placées et une lettre commune mal placée.

Q6. Réponse **C.** R T U Q

R	S	V	**Q**	Deux lettres communes bien placées.
S	**T**	U	**Q**	Trois lettres communes bien placées.
Q	***R***	V	S	Deux lettres communes mal placées.
T	***R***	***Q***	V	Trois lettres communes mal placées.
R	***Q***	V	S	Une lettre commune bien placée et une lettre commune mal placée.

Q7. Réponse **D.** R S V Q

U	***R***	***Q***	***S***	Trois lettres communes mal placées.
R	**S**	***Q***	U	Deux lettres communes bien placées et une lettre commune mal placée.
T	***R***	U	**Q**	Une lettre commune bien placée et une lettre commune mal placée.
S	***R***	U	T	Deux lettres communes mal placées.
T	U	***R***	***S***	Deux lettres communes mal placées.

Q8. Réponse **A.** V Q R S T

U	**Q**	**R**	***T***	***S***	Deux lettres communes bien placées et deux lettres communes mal placées.
R	**Q**	***V***	U	***T***	Deux lettres communes bien placées et deux lettres communes mal placées.
V	**Q**	***S***	***R***	U	Deux lettres communes bien placées et deux lettres communes mal placées.
U	**Q**	**R**	**S**	***V***	Trois lettres communes bien placées et une lettre commune mal placée.
U	***V***	**R**	**S**	**T**	Trois lettres communes bien placées et une lettre commune mal placée.

Q9. Réponse **C.** V R Q T S

R	***V***	U	***Q***	**S**	Trois lettres communes mal placées et une lettre commune bien placée.
Q	***V***	U	**T**	**S**	Deux lettres communes bien placées et deux lettres communes mal placées.
R	***Q***	***T***	***V***	**S**	Quatre lettres communes mal placées et une lettre commune bien placée.
U	**R**	***S***	***V***	***T***	Trois lettres communes mal placées et une lettre commune bien placée.
U	**R**	***T***	***Q***	**S**	Deux lettres communes bien placées et deux lettres communes mal placées.

Q10. Réponse **D.** T R S V Q

T	***V***	***U***	***Q***	***R***	3 lettres communes mal placées et 1 lettre commune bien placée.
S	U	***R***	***T***	**Q**	3 lettres communes mal placées et 1 lettre commune bien placée.
U	***Q***	**S**	**V**	***R***	2 lettres communes bien placées et 2 lettres communes mal placées.
V	**R**	**S**	***Q***	U	2 lettres communes bien placées et 2 lettres communes mal placées.
T	**R**	***Q***	***S***	U	2 lettres communes bien placées et 2 lettres communes mal placées.

Raisonnement logique n° 6

10 min

Le but de ce test est de déterminer les lettres qui doivent remplacer les symboles de **?1** à **?5**.

		P**?1**		
		?2L		
S**?3**	DN		FR	**?4**G
		EP		
		?5I		

Q1. Quelle lettre doit remplacer le symbole noté : **?1** ?

A. C **B.** D **C.** E **D.** F

Q2. Quelle lettre doit remplacer le symbole noté : **?2** ?

A. C **B.** D **C.** E **D.** F

Q3. Quelle lettre doit remplacer le symbole noté : **?3** ?

A. H **B.** I **C.** J **D.** K

Q4. Quelle lettre doit remplacer le symbole noté : **?4** ?

A. P **B.** L **C.** Q **D.** M

Q5. Quelle lettre doit remplacer le symbole noté : **?5** ?

A. P **B.** R **C.** Q **D.** M

Déterminer les lettres qui doivent remplacer les symboles de **?1** à **?5**.

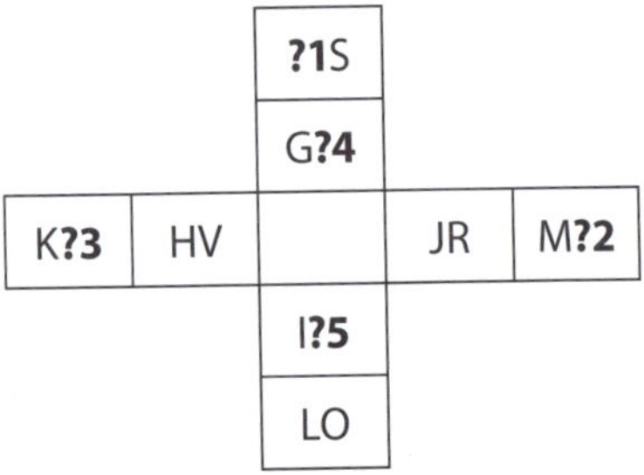

Q6. Quelle lettre doit remplacer le symbole noté : **?1** ?

A. L **B.** M **C.** N **D.** O

Q7. Quelle lettre doit remplacer le symbole noté : **?2** ?

A. L **B.** M **C.** N **D.** O

Q8. Quelle lettre doit remplacer le symbole noté : **?3** ?

A. N **B.** O **C.** P **D.** Q

Q9. Quelle lettre doit remplacer le symbole noté : **?4** ?

A. P **B.** L **C.** Q **D.** M

Q10. Quelle lettre doit remplacer le symbole noté : **?5** ?

A. R **B.** S **C.** T **D.** U

Corrections

On observe uniquement les lettres en caractères gras.

1. À partir de la lettre **P**, on décrit les autres lettres dans l'ordre alphabétique en tournant dans le sens horaire.

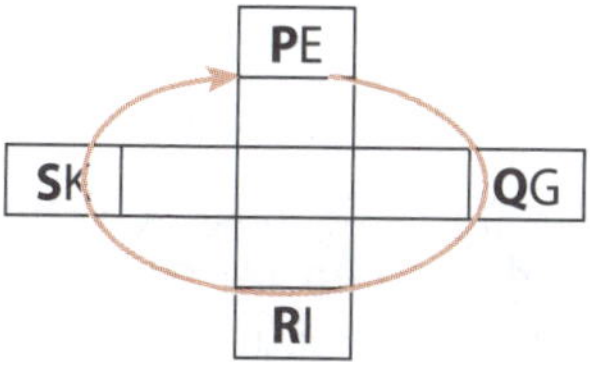

2. À partir de la lettre **C**, on décrit les autres lettres dans l'ordre alphabétique en tournant dans le sens antihoraire.

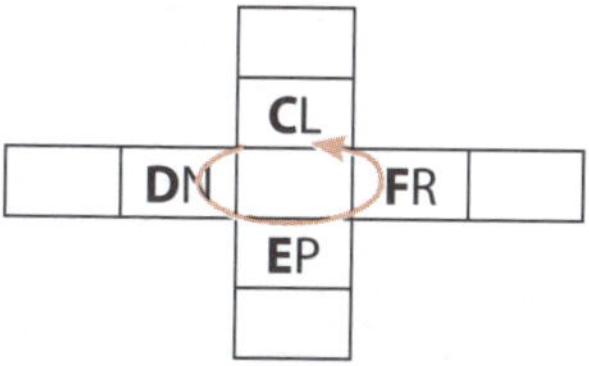

3. À partir de la lettre **E**, on décrit les autres lettres dans l'ordre alphabétique en ne retenant qu'une lettre sur 2, et en tournant dans le sens horaire.

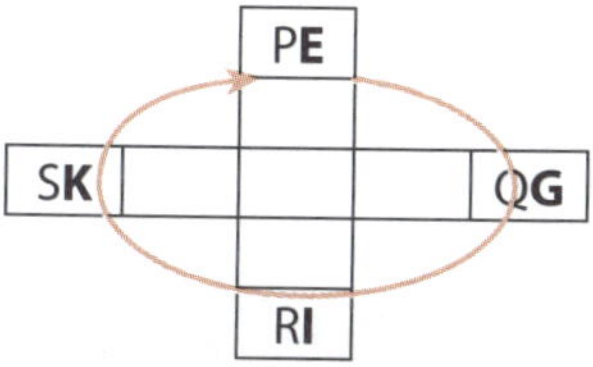

4. À partir de la lettre **L**, on décrit les autres lettres dans l'ordre alphabétique en ne retenant qu'une lettre sur 2, et en tournant dans le sens antihoraire.

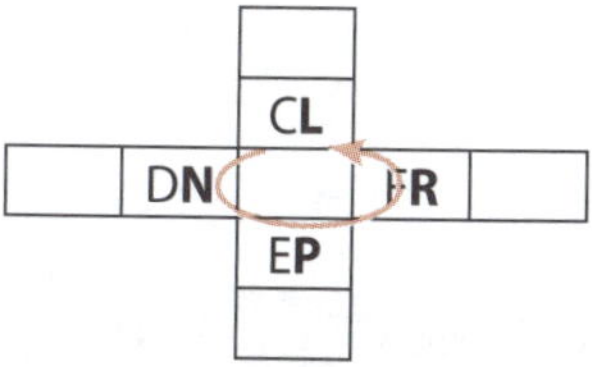

Question	Q1	Q2	Q3	Q4	Q5
Réponse	C	A	D	C	B

On observe uniquement les lettres en caractères gras.

1. À partir de la lettre **K**, on décrit les autres lettres dans l'ordre alphabétique en tournant dans le sens antihoraire.

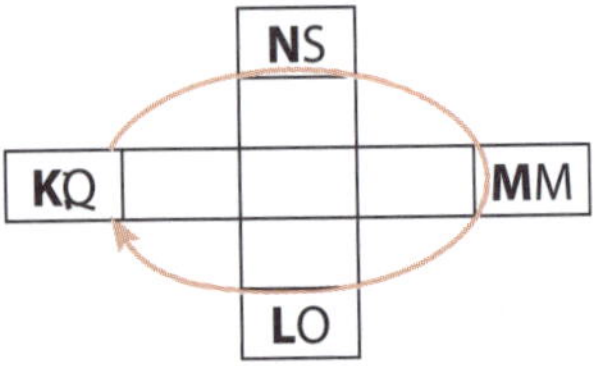

2. À partir de la lettre **J**, on décrit les autres lettres dans l'ordre alphabétique inverse en tournant dans le sens horaire.

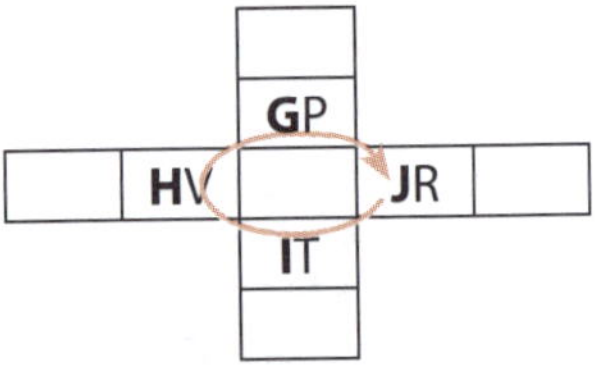

3. À partir de la lettre **M**, on décrit les autres lettres dans l'ordre alphabétique en ne retenant qu'une lettre sur 2, et en tournant dans le sens antihoraire.

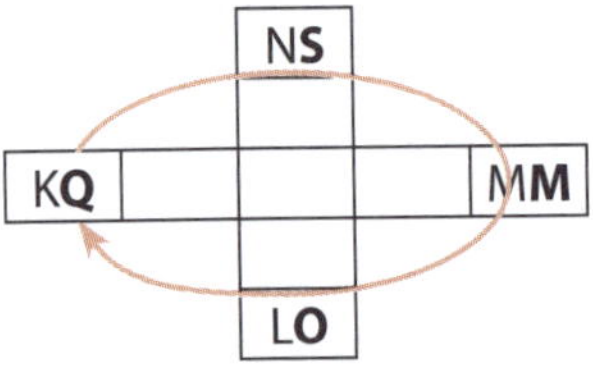

4. À partir de la lettre **V**, on décrit les autres lettres dans l'ordre alphabétique inverse en ne retenant qu'une lettre sur 2, et en tournant dans le sens antihoraire.

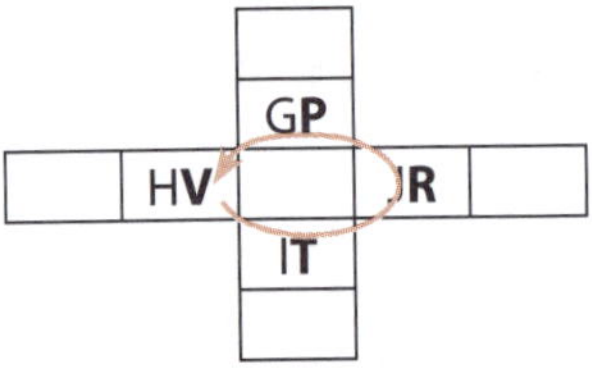

Question	Q6	Q7	Q8	Q9	Q10
Réponse	**C**	**B**	**D**	**A**	**C**

Raisonnement logique n° 7

10 min

Le but de ce test est de déterminer les chiffres qui doivent remplacer les lettres de **P** à **T**.

5	4	7	1	3	6	**P**	8	2	2	3	**Q**	7	**R**	0	**S**	**T**	6	3	0

Pour vos essais, vous disposez d'une grille supplémentaire.

5	4	7	1	3	6		8	2	2	3		7		0			6	3	0

Q1. Quel chiffre doit remplacer le symbole noté : **P** ?

A. 5 **B.** 6 **C.** 7 **D.** 8

Q2. Quel chiffre doit remplacer le symbole noté : **Q** ?

A. 6 **B.** 7 **C.** 8 **D.** 9

Q3. Quel chiffre doit remplacer le symbole noté : **R** ?

A. 2 **B.** 3 **C.** 4 **D.** 5

Q4. Quel chiffre doit remplacer le symbole noté : **S** ?

A. 3 **B.** 4 **C.** 5 **D.** 6

Q5. Quel chiffre doit remplacer le symbole noté : **T** ?

A. 5 **B.** 6 **C.** 7 **D.** 8

Le but de ce test est de déterminer un élément de chaque série.

Q6. Par quelle proposition de réponse doit-on remplacer le point d'interrogation ?

Dur	Mou	Boue	?

A. Terre **B.** Caillou **C.** Bijou **D.** Vase

Q7. Même question

Vide	Lacet	?	Flamant

A. Cursus **B.** Truite **C.** Fumier **D.** Alcool

Q8. Même question

?	Effacer	Ghetto	Histoire

A. Hymen **B.** Tribu **C.** Psaume **D.** Abscisse

Q9. Même question

Tir	?	Flairer	Incartade

A. Ah **B.** Hiver **C.** Honneur **D.** Encastrer

Q10. Même question

Taux	Noix	Lourd	?

A. Gorge **B.** Arbre **C.** Loi **D.** Vessie

Corrections

5	4	7	1	3	6	**P**	8	2	2	3	**Q**	7	**R**	0	**S**	**T**	6	3	0

Avec les cinq premiers nombres, on remarque que :

5	4	7	1	3

5 # 4 – 7 = 20 – 7 = 13 $ 1 3

Avec les cinq nombres suivants, on peut alors écrire que :

6	**P**	8	2	2

6	5	8	2	2

6 # 5 – 8 = 30 – 8 = 22 $ 2 2

Avec les cinq nombres suivants, on peut alors écrire que :

3	**Q**	7	**R**	0

3	9	7	2	0

3 # 9 – 7 = 27 – 7 = 20 $ 2 0

Avec les cinq derniers nombres, on peut alors écrire que :

S	**T**	6	3	0

6	6	6	3	0

6 # 6 – 6 = 36 – 6 = 30 $ 3 0

Question	Q1	Q2	Q3	Q4	Q5
Réponse	A	D	A	D	B

Q6. Réponse **B**. D'un mot à l'autre, le nombre de voyelles augmente d'une unité.

Q7. Réponse **A**. Chaque mot possède deux voyelles. D'un mot à l'autre, le nombre de lettres augmente d'une unité.

Q8. Réponse **D**. Chaque mot possède ses deux premières lettres consécutives dans l'ordre alphabétique.

Q9. Réponse **B**. Chaque mot possède une consonne de plus que le nombre de voyelles. D'un mot à l'autre, le nombre de lettres augmente de deux lettres.

Q10. Réponse **C**. Chaque mot possède uniquement deux voyelles consécutives.

Raisonnement logique n° 8

15 min

Quelle est la proposition de réponse qui est la suite logique des trois premiers groupes de chiffres ou de lettres ?

Réponses proposées				A	B	C	D
Q1	54	81	72	14	16	17	18
Q2	A63	43X	T50	63J	57H	F61	B65
Q3	D7J	E10O	C12U	G7E	L15Q	W9A	F13T
Q4	KKZ	CGT	UMP	PCF	UID	PKK	AGE
Q5	AXA	BCD	BL	HBC	BNP	UBS	FDA

Des figures se déplacent sur un carré d'une image à l'autre. Le but de ce test est de déterminer l'image qui doit remplacer celle avec un point d'interrogation.
Conseil : il faut distinguer les figures identiques sur une même image en les coloriant par exemple.

Q6. Quelle est la 4e image parmi les réponses proposées ?

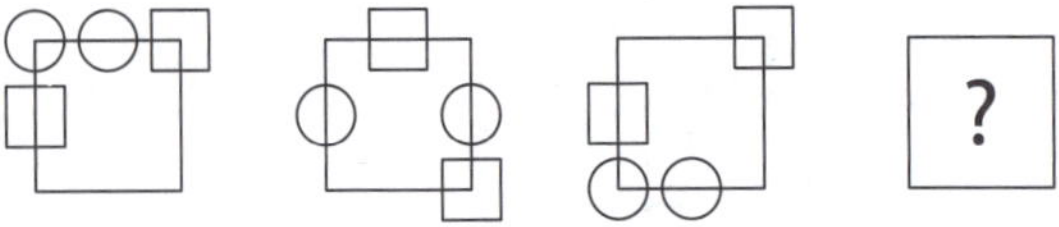

A. 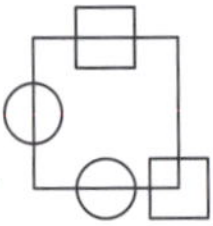 **B.** 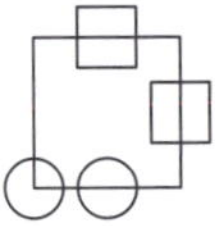 **C.** 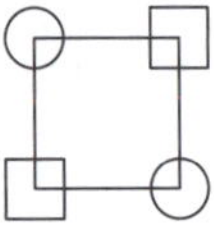 **D.** 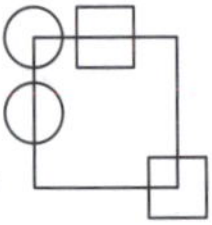

Q7. Quelle est la 4e image parmi les réponses proposées ?

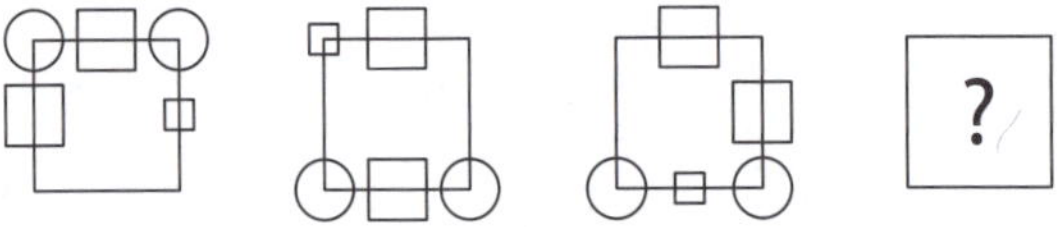

A. 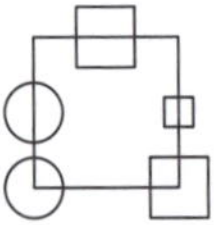 **B.** 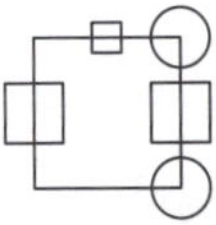 **C.** 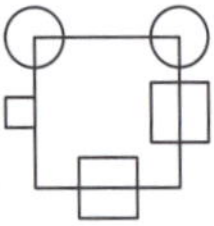 **D.** 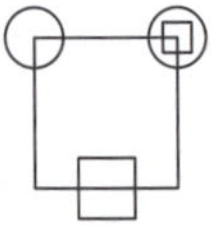

Q8. Quelle est la 4e image parmi les réponses proposées ?

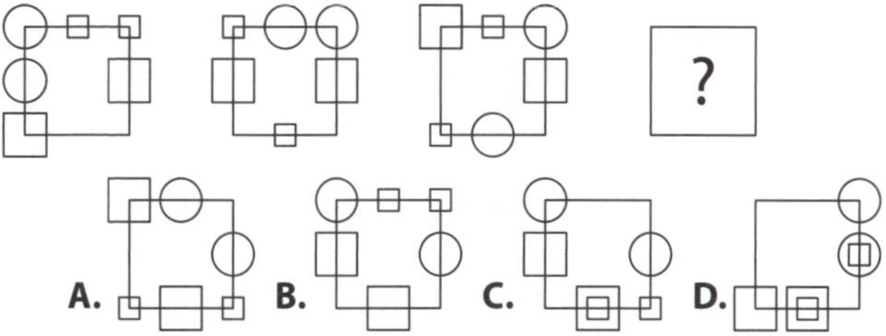

Q9. Quelle est la 4e image parmi les réponses proposées ?

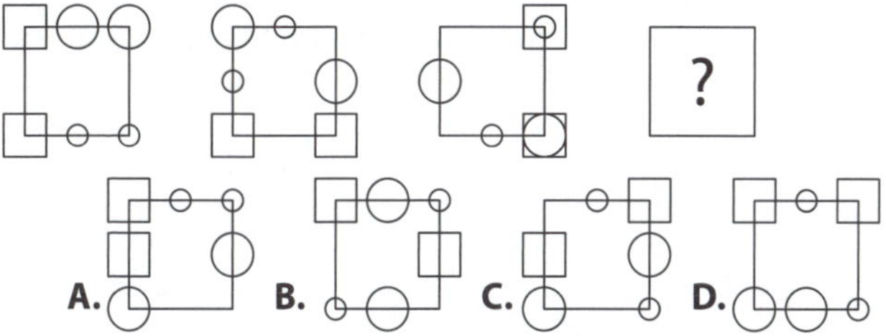

Q10. Quelle est la 4e image parmi les réponses proposées ?

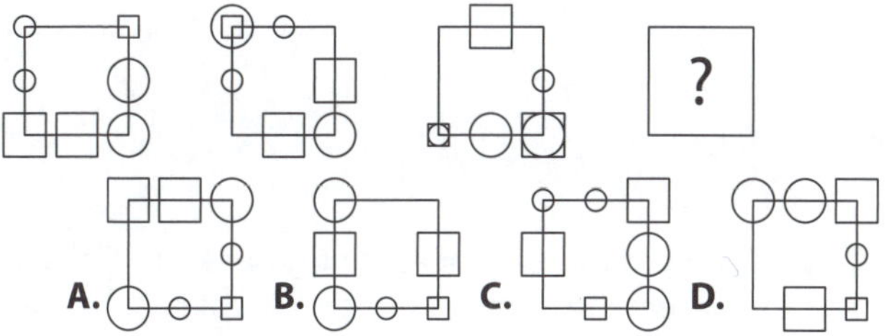

Corrections

	Réponses
Q1	**C.** Que des multiples de 9
Q2	**A.** La somme du rang de la lettre et du nombre progresse de 3 unités. A63 = 1 + 63 = 64 ; 43 X = 43 + 24 = 67 T50 = 20 + 50 = 70 ; 63 J = 63 + 10 = 73
Q3	**D.** La somme des rangs des deux lettres est le double du nombre.
Q4	**B.** Les deux lettres de rang impair sont suivies d'une lettre de rang pair.
Q5	**D.** Le produit des rangs des lettres est égal à 24.

Le tableau suivant donne les rangs des lettres dans l'ordre alphabétique.

A	B	C	D	E	F	G	H	I	J	K	L	M
1	2	3	4	5	6	7	8	9	10	11	12	13
N	**O**	**P**	**Q**	**R**	**S**	**T**	**U**	**V**	**W**	**X**	**Y**	**Z**
14	15	16	17	18	19	20	21	22	23	24	25	26

Les figures composant les images sont grisées afin d'observer leurs déplacements. L'image recherchée est la 4e image.

Q6. Réponse **A.**

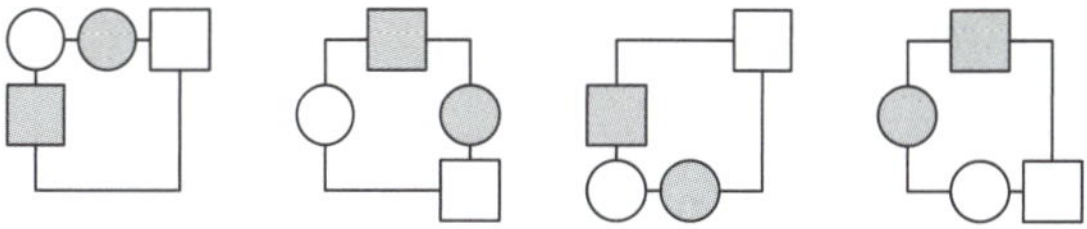

Le rond blanc fait 1/8 de tour dans le sens antihoraire.
Le rond gris fait 1/4 de tour dans le sens horaire.
Les carrés font 1/4 de tour dans le sens horaire, puis reviennent à leurs positions initiales.

Q7. Réponse **D.**

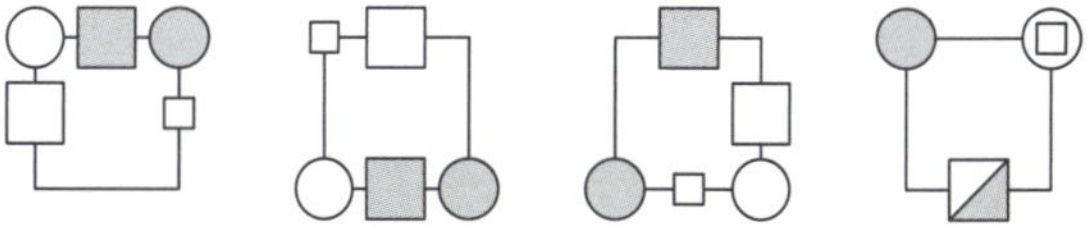

Le rond blanc fait 1/4 de tour dans le sens antihoraire.
Le rond gris fait 1/4 de tour dans le sens horaire.
Le carré blanc fait 1/4 de tour dans le sens horaire.
Le carré gris fait 1/2 tour.

Q8. Réponse **C.**

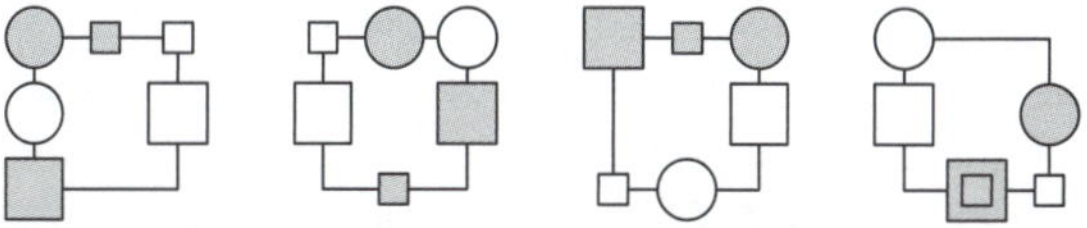

Le rond blanc fait 3/8 de tour dans le sens horaire.
Le rond gris fait 1/8 de tour dans le sens horaire.
Le grand carré blanc fait 1/2 tour.
Le grand carré gris fait 3/8 de tour dans le sens antihoraire.
Le petit carré blanc fait 1/4 de tour dans le sens antihoraire.
Le petit carré gris fait 1/2 tour.

Q9. Réponse **D.**

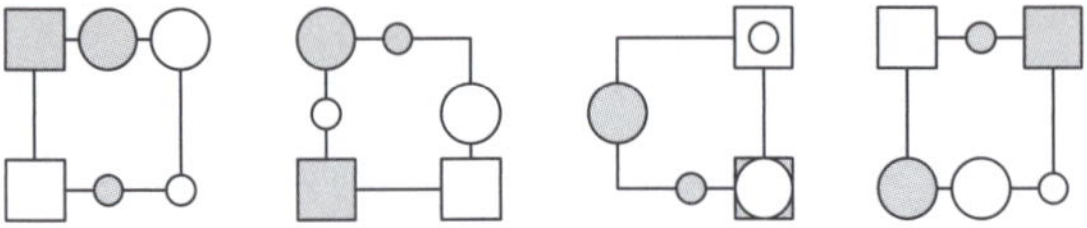

Le rond blanc fait 1/8 de tour dans le sens antihoraire.
Le rond gris fait 1/8 de tour dans le sens horaire.
Le grand carré blanc fait 1/4 de tour dans le sens antihoraire.
Le grand carré gris fait 1/4 de tour dans le sens antihoraire.
Le petit rond blanc fait 3/8 de tour dans le sens horaire.
Le petit rond gris fait 1/2 tour.

Q10. Réponse **B.**

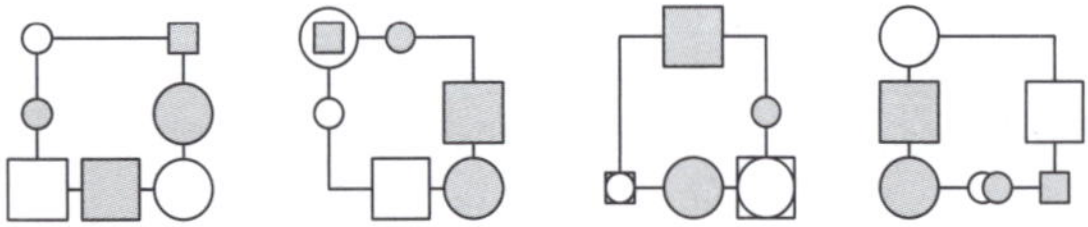

Le rond blanc fait 1/2 tour.
Le rond gris fait 1/8 de tour dans le sens horaire.
Le grand carré blanc fait 1/8 de tour dans le sens antihoraire.
Le grand carré gris fait 1/4 de tour dans le sens antihoraire.
Le petit rond blanc fait 1/8 de tour dans le sens antihoraire.
Le petit rond gris fait 1/4 de tour dans le sens horaire.
Le petit carré gris fait 1/4 de tour dans le sens antihoraire.

Remarque : les deux petits ronds de la dernière image sont normalement superposés. Ici, ils sont légèrement décalés.

Raisonnement logique n° 9

15 min

Parmi les propositions de réponse, déterminer celle qui est solution du raisonnement analogique suivant.

Exemple : on observe les transformations qui modifient la 1re image pour obtenir la 2e image. On applique ces transformations à l'envers pour passer de la 3e image à celle que l'on cherche.

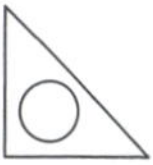 est à :  ce que :  est à : ?

A.  **B.** 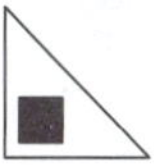 **C.**  **D.** 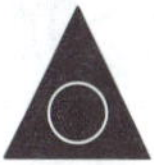

On remarque que le triangle extérieur devient un carré de même couleur. Le rond devient un carré qui change de couleur. La solution est alors la proposition **D**. Voir ci-dessous.

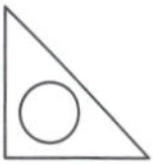 est à :  ce que :  est à : 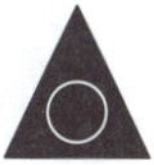

Q1. Quelle est la solution à ce test ?

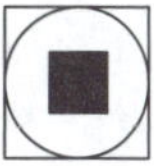 est à : 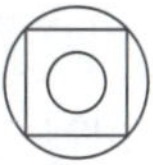 ce que : 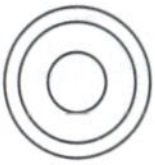 est à : ?

A.  **B.**  **C.** 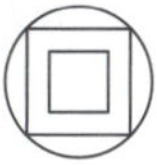 **D.** 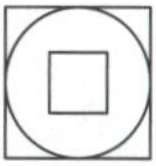

Q2. Quelle est la solution à ce test ?

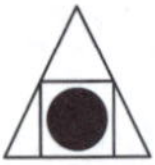 est à :  ce que :  est à : ?

A.  B.  C. 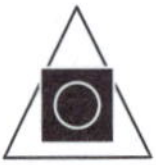 D. 

Q3. Quelle est la solution à ce test ?

 est à :  ce que :  est à : ?

A.  B.  C.  D. 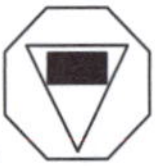

Q4. Quelle est la solution à ce test ?

 est à : 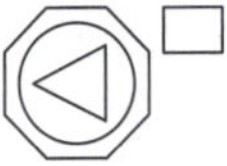 ce que : 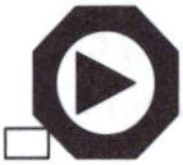 est à : ?

A.  B. 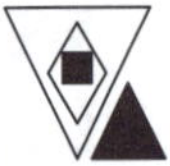 C.  D. 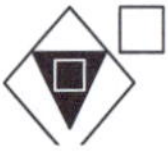

Q5. Quelle est la solution à ce test ?

 est à : 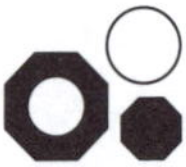 ce que : 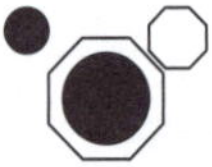 est à : ?

A. 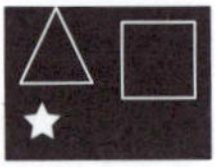 B. 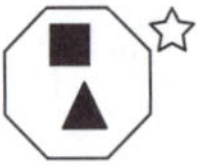 C.  D. 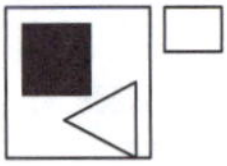

Le but de ce test est de déterminer toutes les propositions de réponse qui sont vraies.

Dans le test suivant, les lettres utilisées sont : **P**, **Q**, **R**, **S** et **T**.

Les lettres ne doivent pas être présentes plusieurs fois dans une ligne du tableau et dans les réponses.

Remarque : il y a parfois plusieurs réponses possibles.

Q6. Quelles sont les réponses proposées toujours **vraies** ?

Q	**R**	Possède une lettre commune bien placée.
Q	**P**	Il n'y a pas de lettre commune.
R	**S**	Possède une lettre commune mal placée.

A. Il y a plusieurs solutions à ce test.
B. La seconde lettre réponse est **R**.
C. La lettre **R** n'appartient pas à la solution.
D. La lettre **S** appartient à la solution.

Q7. Quelles sont les réponses proposées toujours **vraies** ?

S	**P**	**Q**	Possède une lettre commune bien placée.
Q	**T**	**R**	Possède deux lettres communes bien placées.

A. On peut déterminer la solution.
B. La 2e lettre réponse est **S**.
C. La lettre **R** n'appartient pas à la solution.
D. La lettre **Q** n'appartient pas à la solution.

Q8. Quelles sont les réponses proposées toujours **vraies** ?

Q	**P**	**R**	Possède une lettre commune mal placée et une lettre commune bien placée.
R	**S**	**Q**	*Idem.*
R	**T**	**S**	Possède deux lettres communes bien placées.

A. Il n'y a pas qu'une seule solution à ce test.
B. La première lettre réponse est **T**.
C. La lettre **R** appartient à la solution.
D. La lettre **S** n'appartient pas à la solution.

Q9. Quelles sont les réponses proposées toujours **vraies** ?

S	**P**	**R**	Possède une lettre commune bien placée.
T	**P**	**R**	Possède une lettre commune mal placée.
P	**S**	**Q**	Possède une lettre commune bien placée et une lettre commune mal placée.

A. La réponse à ce test est : **T S Q**.
B. La première lettre réponse est **P**.
C. La lettre **R** n'appartient pas à la solution.
D. La lettre **Q** appartient à la solution.

Q10. Quelles sont les réponses proposées toujours **vraies** ?

Q	**R**	**S**	Chaque ligne possède une lettre commune mal placée et une autre bien placée.
T	**P**	**R**	

A. Une réponse à ce test est : **R T S**.
B. Il y a plus de deux solutions à ce test.
C. La lettre **R** appartient à la solution.
D. La lettre **T** n'appartient jamais à la solution.

Corrections

Q1. Réponse **A**.
Le carré extérieur devient un rond.
Le rond devient un carré.
Le carré intérieur devient un rond, et change de couleur.
C'est le contraire pour les deux dernières images.

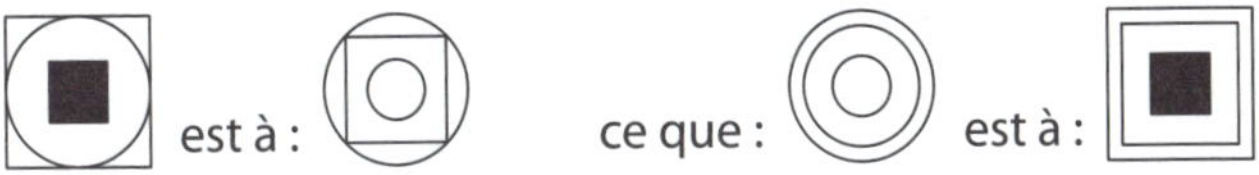

Q2. Réponse **D**.
Le triangle extérieur devient un rond.
Le carré devient un rond, et change de couleur.
Le rond intérieur devient un carré, et change de couleur.
C'est le contraire pour les deux dernières images.

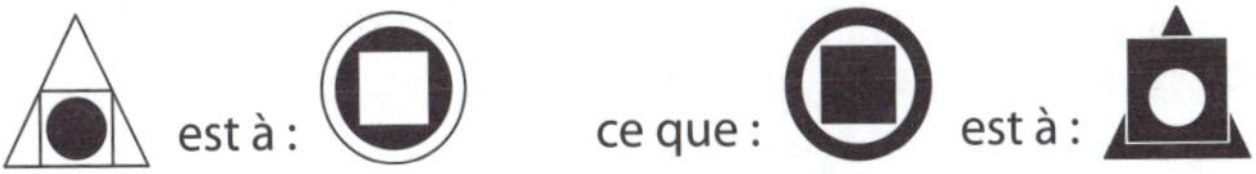

Q3. Réponse **B**.
L'octogone extérieur devient un triangle, et change de couleur.
Le rond devient un triangle de même couleur.
Le carré intérieur devient un rectangle, et change de couleur.
C'est le contraire pour les deux dernières images.

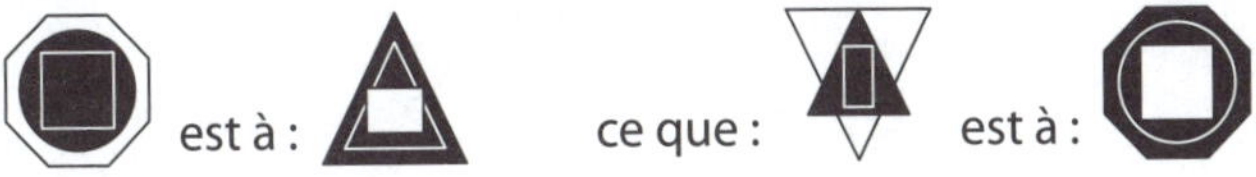

Q4. Réponse **A**.
Le losange extérieur devient un octogone de même couleur.
Le triangle devient un rond, et change de couleur.
Le carré intérieur devient un triangle, et change de couleur.
Le triangle du bas de la figure devient un rectangle, et passe en haut de la figure.
C'est le contraire pour les deux dernières images.

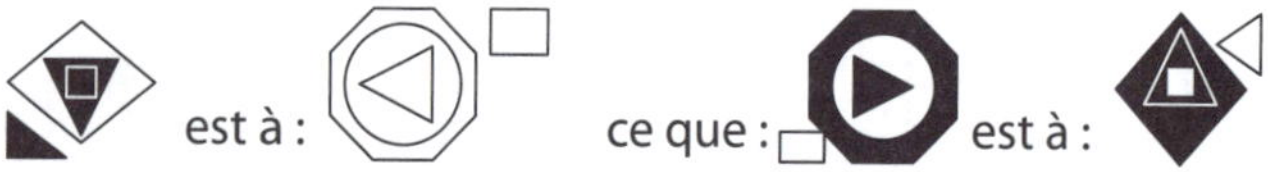

Q5. Réponse **C**.
Le rond extérieur devient un octogone, et change de couleur.
Le carré intérieur devient un rond extérieur de même couleur.
Le triangle intérieur devient un rond, et change de couleur.
L'étoile du haut de la figure devient un octogone, change de couleur et passe en bas de la figure.
C'est le contraire pour les deux dernières images.

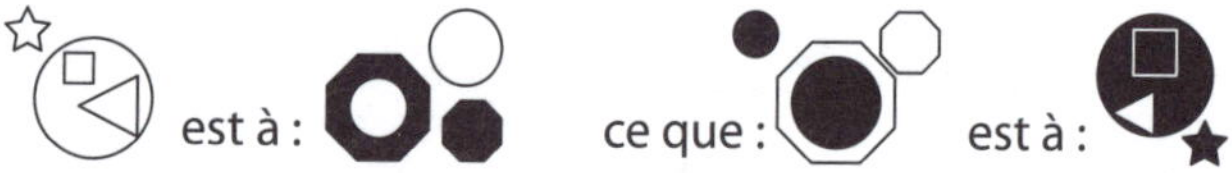

On considère que les lettres utilisées sont : **P**, **Q**, **R**, **S** et **T**.
Remarque : les lettres ne se répètent pas dans une ligne du tableau et dans la réponse à ce test.

Appliquons les règles de résolution à l'exemple suivant.

P	**Q**	Possède une lettre commune bien placée.
Q	**P**	Possède une lettre commune mal placée.
Q	**R**	Possède une lettre commune bien placée.

Règle n° 1. *Une lettre commune bien placée ne peut pas se trouver dans différentes colonnes.*

Exemple

P	**Q**	Possède une lettre commune bien placée.
R	**P**	Possède une lettre commune bien placée.

La lettre **P** ne peut pas appartenir à la solution, car si elle est bien placée, elle ne peut pas être dans la première colonne puis dans la seconde colonne.

Règle n° 2. *Une lettre commune mal placée ne peut pas se trouver dans toutes les colonnes.*

Exemple

P	**Q**	Possède une lettre commune mal placée.
R	**P**	Possède une lettre commune mal placée.

La lettre **P** ne peut pas appartenir à la solution, car si elle est mal placée, elle ne peut pas être dans la première colonne et aussi dans la seconde colonne.

Règle n° 3. *Une lettre commune bien placée dans une colonne ne peut pas être mal placée dans la même colonne.*

Exemple

P	**Q**	Possède une lettre commune bien placée.
P	**R**	Possède une lettre commune mal placée.

La lettre **P** ne peut pas appartenir à la solution, car si elle est bien placée comme on peut le lire à la première ligne du tableau, elle ne peut pas être mal placée à la seconde ligne du tableau tout en restant à la première colonne.

On applique ces règles à l'exemple précédent.
On regarde seulement les 1re et 3e lignes du tableau :

P	**Q**	Possède une lettre commune bien placée.
Q	**R**	Possède une lettre commune bien placée.

La lettre **Q** ne peut pas être la lettre bien placée.
Alors, à la première ligne du tableau, il faut que la lettre **P** soit la lettre commune bien placée.
De même, à la troisième ligne du tableau, la lettre commune bien placée est la lettre **R**.

La réponse à ce test est donc : **P R**.

Remarque : à la 2de ligne du tableau, la lettre commune mal placée est la lettre **P**.

Q6. Réponse **B**. La réponse à ce test est : **T R**.
Q n'est pas une lettre commune. Donc à la 1re ligne du tableau, **R** est la lettre commune bien placée.
P n'est pas une lettre commune.
À la 3e ligne du tableau, **R** est une lettre commune mal placée, et **S** n'est pas une lettre commune.
Parmi les lettres à notre disposition, seule la lettre **T** peut être placée en 1re position.

Q7. Réponses **A** et **D**. La réponse à ce test est : **S T R**.
À partir de l'énoncé, **T** et **R** sont bien placées à la 3e ligne, et **Q** n'appartient pas à la solution.
Alors, à la 1re ligne, **S** est en 1re position.

Q8. Réponse **C**. La réponse à ce test est : **R P S**.
Si on suppose qu'à la 3e ligne **R** et **S** sont bien placées, alors **T** ne fait pas partie de la solution.
Donc à la 2e ligne **Q** ne fait pas partie de la solution, et à la 1re ligne **P** est bien placée.

Q9. Réponse **D**. La réponse à ce test est : **S T Q**.
À partir des deux premières lignes de l'énoncé, on peut affirmer que **P** n'appartient pas à la solution.
Avec les 3e et 1re lignes de l'énoncé, on en déduit que **S** est en 1re position, que **Q** en 3e position, et que **R** n'appartient pas à la solution.
Avec la 2e ligne, on en déduit que **T** est en 2e position.

Q10. Réponses **B** et **C**. Les réponses sont : **Q T R**, **T R Q** et **R P S**.
Avec la 1re ligne de l'énoncé, on écrit toutes les solutions possibles : **Q S P**, **Q S T**, **Q P R**, **Q T R**, **S R P**, **S R T**, **P R Q**, **T R Q**, **R P S** et **R T S**.
On vérifie celles qui conviennent avec la 2de ligne de l'énoncé : **Q T R**, **T R Q** et **R P S**.

Raisonnement logique n° 10

5 min

On considère le programme de calcul suivant.

- Choisir un nombre.
- Ajouter 5.
- Prendre le carré de cette somme.
- Retrancher 2 au résultat.

Q1. Quel résultat obtient-on en choisissant le nombre – 2 ?

A. 5 **B.** 6 **C.** 7 **D.** 8

Q2. Quel résultat obtient-on en choisissant le nombre 2 ?

A. 47 **B.** 39 **C.** 32 **D.** 18

Q3. Peut-on obtenir – 3 ?

A. Oui **B.** Parfois **C.** 4 solutions **D.** Non

Q4. Obtient-on le même résultat en choisissant deux nombres opposés ?

A. Toujours **B.** 2 solutions **C.** Jamais **D.** 1 solution

Q5. Combien de nombres peut-on choisir pour obtenir 47 ?

A. 0 **B.** 1 **C.** 2 **D.** 3

On donne une série de notes de musique qui se répètent indéfiniment.

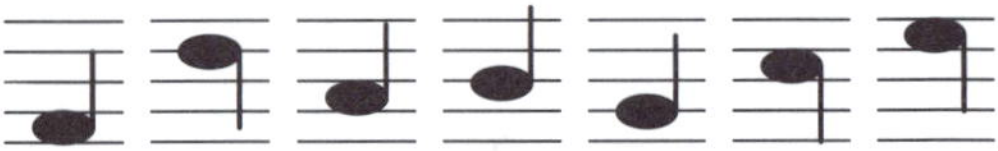

Le but de ce test est de déterminer la note de musique qui doit remplacer la « pause » dessinée par un rectangle et placée juste après le numéro de la question.

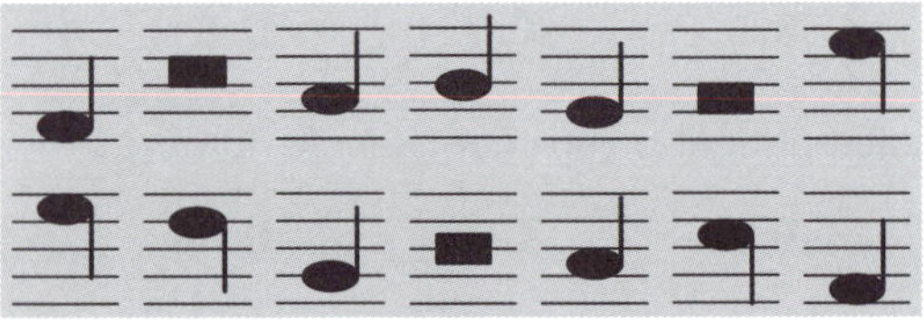

Q6. 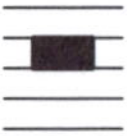 **A.** 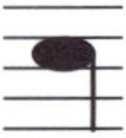 **B.** 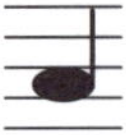 **C.** 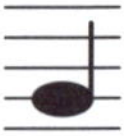 **D.** 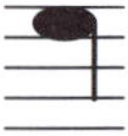

Q7. 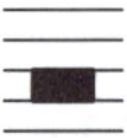 **A.** 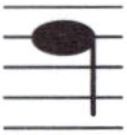 **B.** 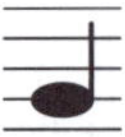 **C.** 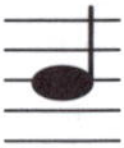 **D.** 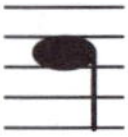

Q8. 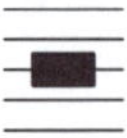 **A.** 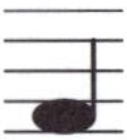 **B.** 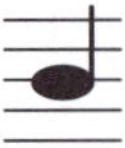 **C.** 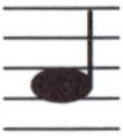 **D.** 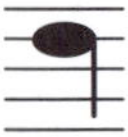

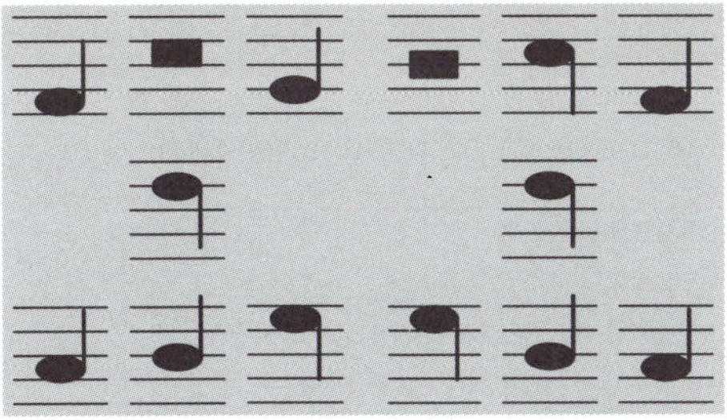

Q9. 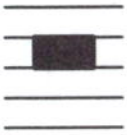 **A.** 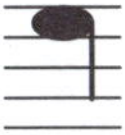 **B.** 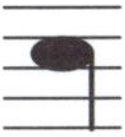 **C.** 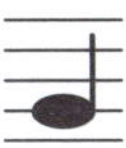 **D.** 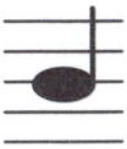

Q10. 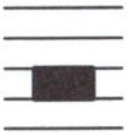 **A.** 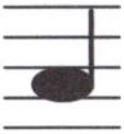 **B.** 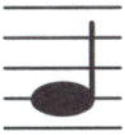 **C.** 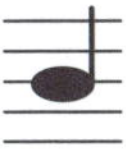 **D.** 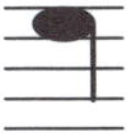

Corrections

On traduit le programme de calcul par une relation.

- Choisir un nombre : x.
- Ajouter 5 : $x + 5$.
- Prendre le carré de cette somme : $(x + 5)^2$.
- Retrancher 2 au résultat : $(x + 5)^2 - 2$.

Q1. Réponse **C**. On remplace x par – 2.

$$\mathbf{Q_1} = (x + 5)^2 - 2$$
$$\mathbf{Q_1} = (-2 + 5)^2 - 2$$
$$\mathbf{Q_1} = (3)^2 - 2$$
$$\mathbf{Q_1} = 9 - 2$$
$$\boxed{\mathbf{Q_1} = 7}$$

Q2. Réponse **A**. On remplace x par 2.

$$\mathbf{Q_2} = (x + 5)^2 - 2$$
$$\mathbf{Q_2} = (2 + 5)^2 - 2$$
$$\mathbf{Q_2} = 49 - 2$$
$$\boxed{\mathbf{Q_2} = 47}$$

Q3. Réponse **D**. On résout une équation.

$$(x + 5)^2 - 2 = -3$$
$$(x + 5)^2 - 2 + 3 = 0$$
$$(x + 5)^2 + 1 = 0$$

La somme de deux nombres positifs ne peut pas être égale à 0. Pas de solution.

Q4. Réponse **D.**

On remplace x par son opposé : $-x$. La relation devient :

$$(-x+5)^2-2$$

On égale les deux relations.

$$(x+5)^2-2=(-x+5)^2-2$$

Ces deux relations sont égales uniquement si : $x=-x$.

La seule solution est 0.

Q5. Réponse **C.**

On résout une équation.

$$(x+5)^2-2=47$$
$$(x+5)^2-49=0$$

On factorise avec la formule : $a^2-b^2=(a-b)(a+b)$

$$[(x+5)-7][(x+5)+7]=0$$

Un produit de facteurs est nul, si au moins l'un de ses facteurs est nul.

$$(x-2)(x+12)=0$$

$$x-2=0\ ;\ x+12=0$$
$$\boxed{x=2\ ;\ x=-12}$$

Questions de **Q6** à **Q8**, on décrit la suite en suivant les deux flèches.

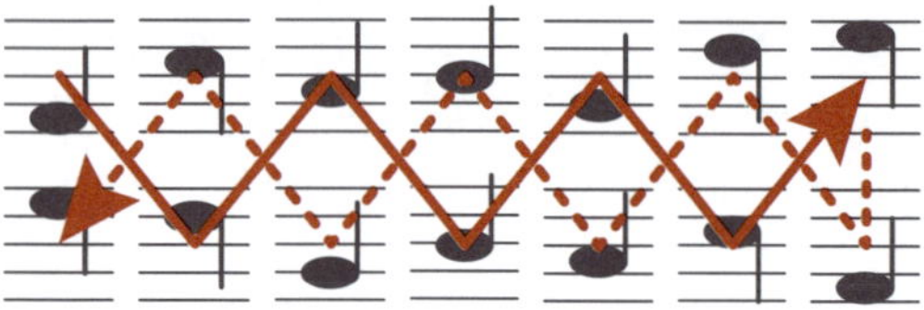

Questions **Q9** et **Q10**, on décrit la suite en suivant les deux flèches.

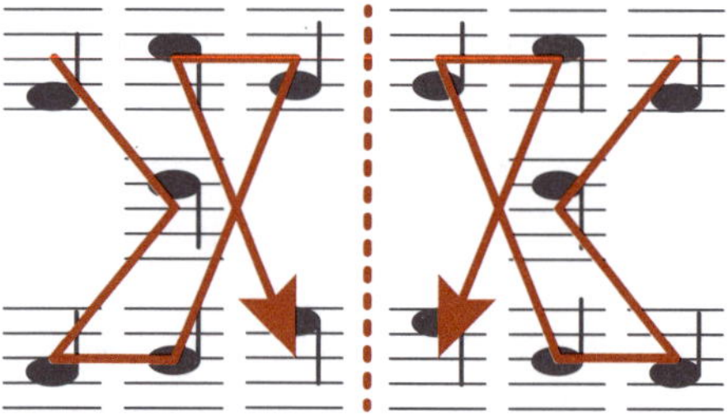

Question	**Q6**	**Q7**	**Q8**	**Q9**	**Q10**
Réponse	**A**	**A**	**B**	**B**	**C**

Raisonnement logique n° 11

10 min

Quels sont les nombres qui doivent remplacer les lettres de **P** à **T** ?

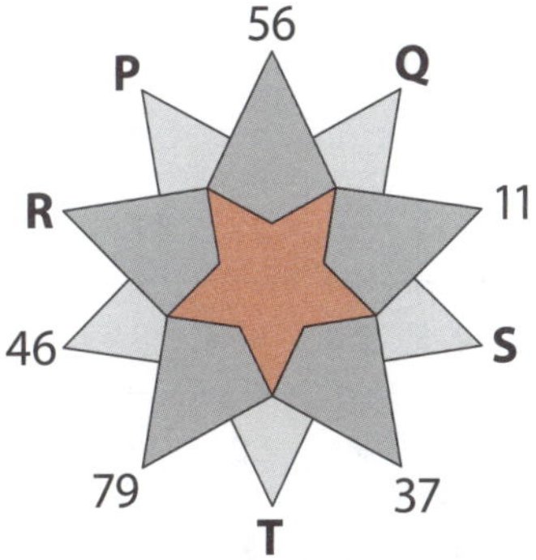

Q1. Quel nombre doit remplacer la lettre **P** ?

A. 5 **B.** 6 **C.** 7 **D.** 8

Q2. Quel nombre doit remplacer la lettre **Q** ?

A. 29 **B.** 30 **C.** 31 **D.** 32

Q3. Quel nombre doit remplacer la lettre **R** ?

A. 19 **B.** 20 **C.** 21 **D.** 22

Q4. Quel nombre doit remplacer la lettre **S** ?

A. 64 **B.** 65 **C.** 66 **D.** 67

Q5. Quel nombre doit remplacer la lettre **T** ?

A. 15 **B.** 16 **C.** 17 **D.** 18

On donne une série de nombres vérifiant une relation simple. Par analogie, vous devez déterminer le nombre qui doit remplacer le point d'interrogation.

Série de nombres					Réponses proposées			
					A	**B**	**C**	**D**
Q6	3	**?**	5	25	1	0	2	7
Q7	12	72	**?**	51	8	64	12	28
Q8	?	9	84	69	18	15	22	41
Q9	92	50	74	**?**	43	75	84	92
Q10	35	91	**?**	77	42	64	48	72

Corrections

On se déplace d'un nombre à l'autre en suivant les flèches.
On remplace la lettre **P** par 7.
On ajoute 4 pour obtenir 11.
On ajoute 5 pour obtenir 16 (**T**), puis 6 pour obtenir 22 (**R**), et enfin 7 pour obtenir 29 (**Q**).

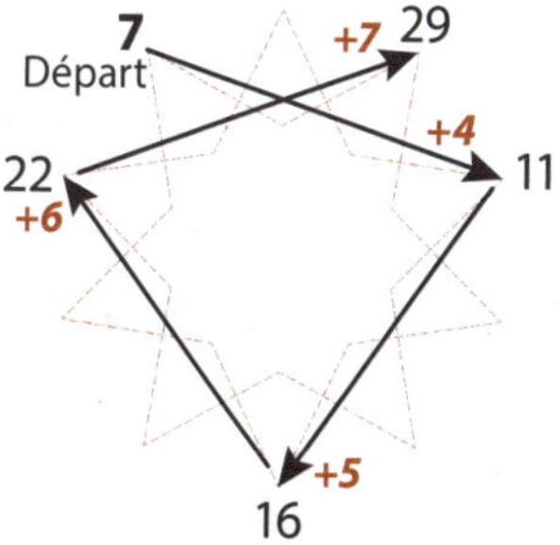

À partir de la lettre Q (29), on ajoute 8 pour obtenir 37.
On ajoute 9 pour obtenir 46, 10 pour obtenir 56, puis 11 pour obtenir 67 (**S**), et enfin 12 pour obtenir 79.

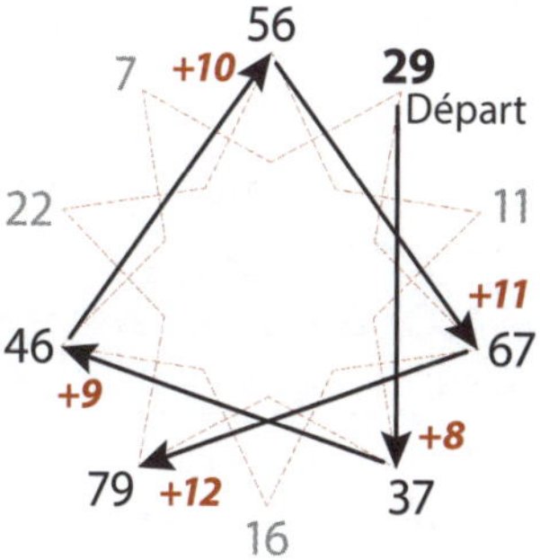

Synthèse

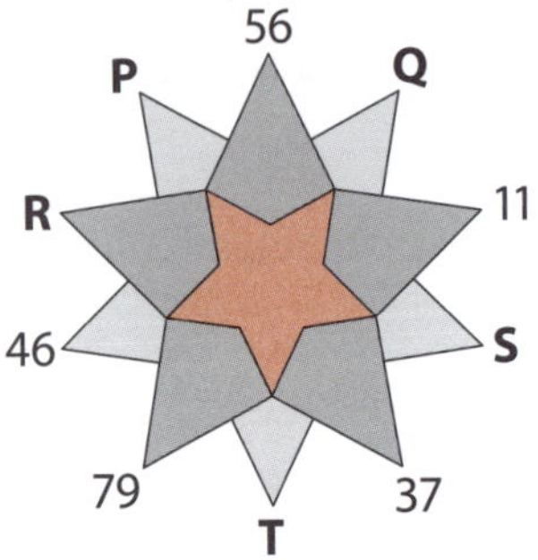

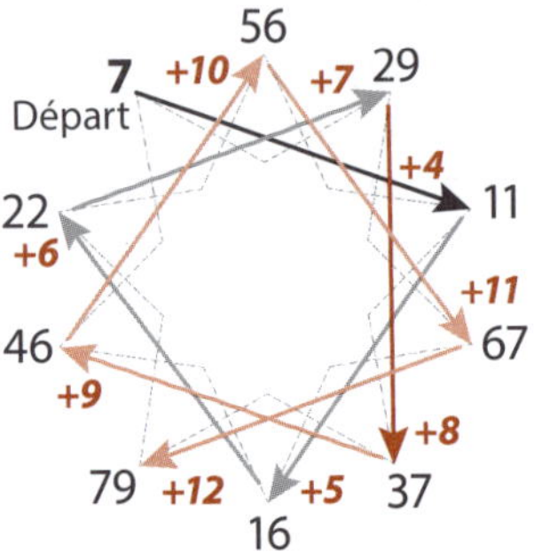

Question	Q1	Q2	Q3	Q4	Q5
Réponse	**C**	**A**	**D**	**D**	**B**

Q6	Réponse **A**. On divise le premier nombre par 3, on ajoute 4, on multiplie par 5.
Q7	Réponse **C**. Tous les nombres sont des multiples de 3.
Q8	Réponse **B**. La somme des chiffres de chaque nombre progresse de 3.
Q9	Réponse **A**. On ajoute 7 au chiffre des unités pour trouver celui des dizaines, puis 5, 3 et enfin 1.
Q10	Réponse **A**. Tous les nombres sont des multiples de 7.

Raisonnement logique n° 12

10 min

Le but de ce test est de déterminer la proposition de réponse qui respecte la même logique que les mots donnés.

Vache Cochon Chien Singe

Q1. Quelle est la proposition respectant la même logique ?

A. Poule **B.** Coq **C.** Dinde **D.** Chat

Vrai Blanc Bleu Stylo

Q2. Quelle est la proposition respectant la même logique ?

A. Faux **B.** Noir **C.** Vert **D.** Crayon

Vrai Nuit Faux Jour

Q3. Quelle est la proposition respectant la même logique ?

A. Noir **B.** Blanc **C.** Vert **D.** Jaune

Diesel Enduit Cyclone Cloche

Q4. Quelle est la proposition respectant la même logique ?

A. Médecin **B.** Pédiatre **C.** Nécessité **D.** Lépreux

Dièse Truite Concombre Cloche

Q5. Quelle est la proposition respectant la même logique ?

A. Bémol **B.** Bécarre **C.** Thon **D.** Boudon

Quelle est l'image qui doit remplacer le point d'interrogation ?

Q6.

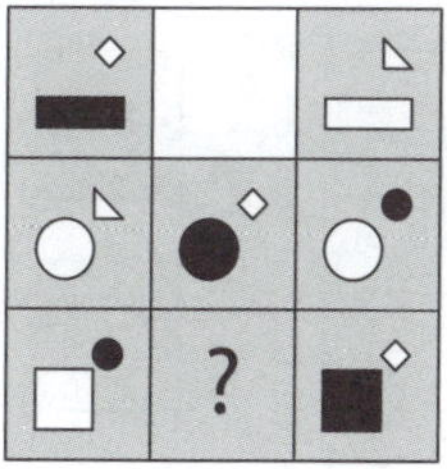

A. 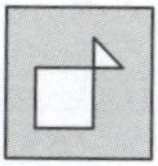

B. 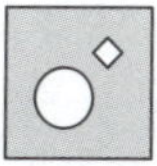

C. 

D. 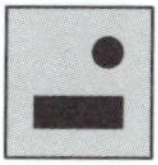

Q7.

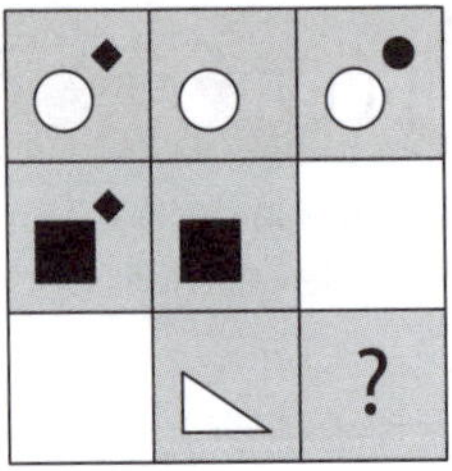

A. 

B. 

C. 

D. 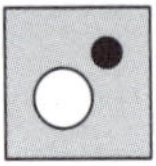

Q8.

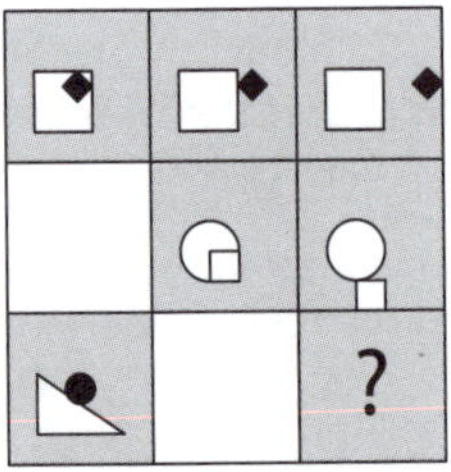

A. 

B. 

C. 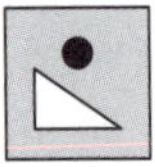

D. 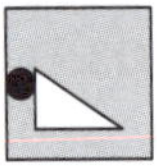

Q9.

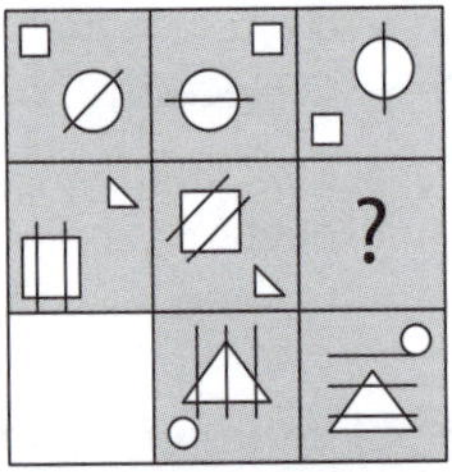

A. 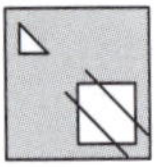

B. 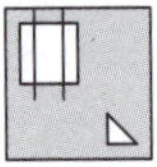

C. 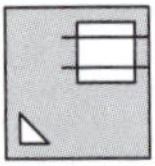

D. 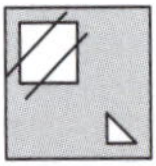

Q10.

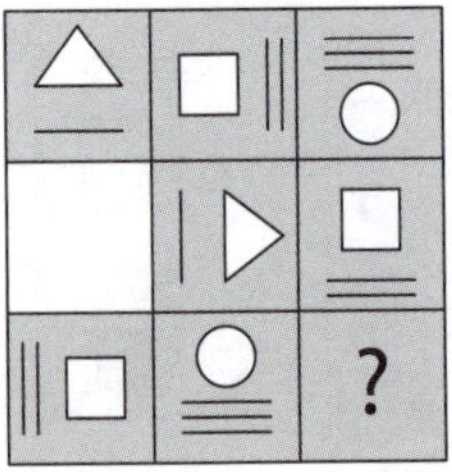

A. 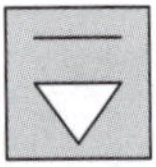

B. 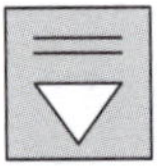

C. 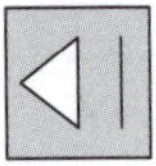

D. 

Corrections

Q1. Réponse **C**.
Chaque mot possède seulement deux voyelles.

Q2. Réponse **D**.
Les deux premières lettres de chaque mot sont des consonnes.

Q3. Réponse **A**.
Chaque mot possède autant de voyelles que de consonnes.

Q4. Réponse **B**.
Le début de chaque mot forme le mot : **encyclopédie**.

Q5. Réponse **B**.
Chaque mot commence par une consonne et finit par une voyelle.

La figure recherchée possède un fond gris foncé.
Dans chaque case au fond gris, il y a deux figures : une grande et une petite. Parfois, il y a aussi des traits.

Q6. Réponse **A**.

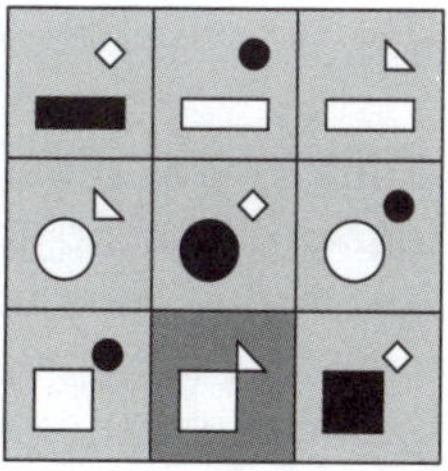

Sur chaque ligne et sur chaque colonne, on compte deux grandes figures blanches et une noire ainsi que deux petites figures blanches et une noire.

Q7. Réponse **B**.

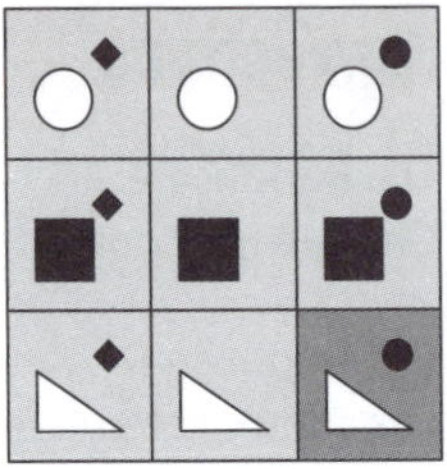

Sur chaque ligne les grandes figures sont d'une même couleur, les petites figures sont toujours noires. Sur la 2e colonne, les petites figures sont absentes.

Q8. Réponse **D**.

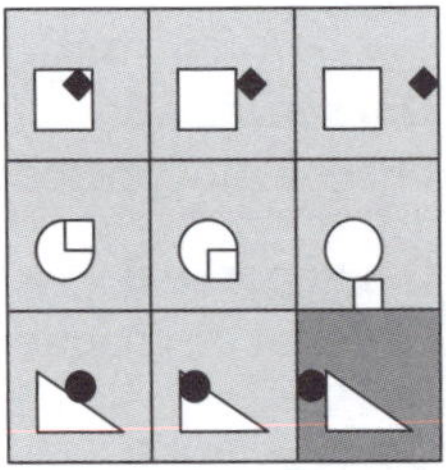

Les grandes figures sont toujours blanches. Sur chaque ligne, les petites figures sont d'une même couleur. Elles se déplacent dans la case grise.

Q9. Réponse **A**.

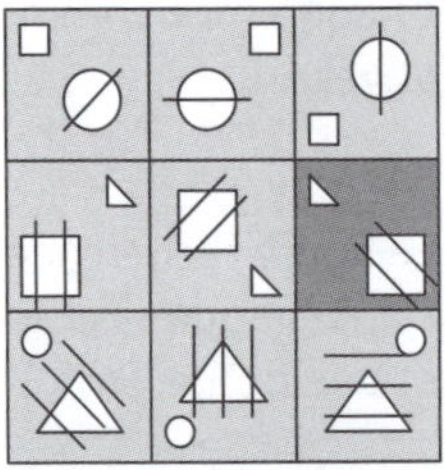

Sur chaque ligne il faut être attentif à la position des figures. Elles sont côté gauche, côté droit, en bas ou en haut. Sur une même ligne, les traits droits tournent d'abord de 45° puis de 90°.

Q10. Réponse **A**.

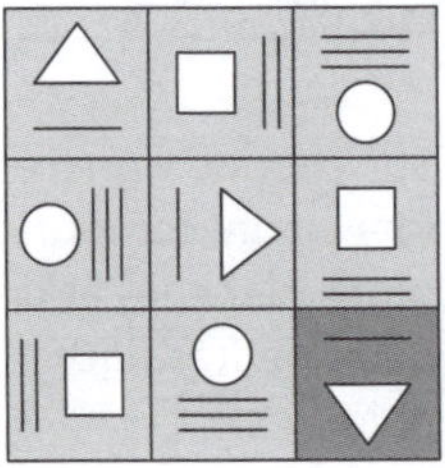

D'une ligne à l'autre, la même case au fond gris tourne d'un quart de tour. Sur chaque ligne et sur chaque colonne, il y a toujours un triangle, un disque et un carré, et de 1 à 3 traits.

Raisonnement logique n° 13

15 min

À partir d'une case d'une grille ci-dessous, on se déplace en respectant le code de cette case. Par exemple, si dans la case choisie il est écrit : E^1/S^1, cela signifie qu'il faut se déplacer d'une case vers la droite et d'un case vers le bas.
Le but de ce test est de déterminer la case de départ permettant d'obtenir la case notée de **A** à **E** en prenant le plus long chemin possible.

P E^1/S^1	**Q** E^1/S^1	O^1/S^2
E^2/S^1	**R** E^1/S^1	**S** O^2/N^1
E^1/N^1	O^1/N^2	**A**

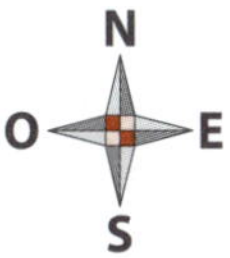

Q1. De quelle case faut-il débuter pour obtenir le plus long chemin menant à la case **A** ?

A. P **B.** Q **C.** R **D.** S

Q2. De quelle case faut-il débuter pour obtenir le plus long chemin menant à la case **B** ?

A. P **B.** Q **C.** R **D.** S

E^2/S^1	**P** O^1/S^1	**Q** O^1/S^1
R E^2/S^1	O^1/S^1	O^2/S^1
E^1/N^2	**S** O^1/N^2	**B**

Q3. De quelle case faut-il débuter pour obtenir le plus long chemin menant à la case **C** ?

A. P **B.** Q **C.** R **D.** S

E^2/S^1	E^1/S^2	**P** O^1/S^2
Q E^2/N^1	E^1/S^1	**R** O^1/N^1
S E^2/N^1	O^1/N^2	**C**

Q4. De quelle case faut-il débuter pour obtenir le plus long chemin menant à la case **D** ?

A. P **B.** Q **C.** R **D.** S

E^3/S^2	O^1/S^3	**P** E^2/S^3	O^3/S^4	E^2/S^1
E^3/N^1	O^1/S^2	E^2/S^3	E^1/S^1	O^3/S^2
R E^4/S^2	E^2/N^2	**Q** E^2/N^1	O^1/N^1	O^3/N^2
E^2/N^2	E^1/N^3	E^2/S^1	E^1/N^1	O^4/N^2
E^3/N^3	E^1/N^3	O^1/N^4	**S** O^1/N^3	**D**

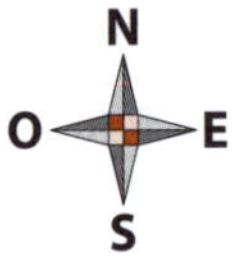

Q5. De quelle case faut-il débuter pour obtenir le plus long chemin menant à la case **E** ?

A. P **B.** Q **C.** R **D.** S

E^3/S^3	O^1/S^3	**P** O^1/S^2	O^2/S^1	O^3/S^4
O^1/S^3	E^2/S^1	**Q** O^1/N^1	O^1/S^2	O^1/N^1
E^4/N^2	O^1/S^2	E^1/S^1	O^1/S^1	O^2/S^1
E^4/S^2	**R** E^2/S^1	O^2/N^3	E^1/S^1	O^2/N^3
E^2/N^3	**S** E^3/N^1	O^2/N^4	O^3/N^2	**E**

Le but de ce test est de déterminer les chiffres ou les lettres qui doivent remplacer les lettres de **P** à **T**.

On sait que : 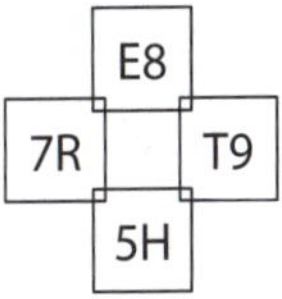

On en déduit que : 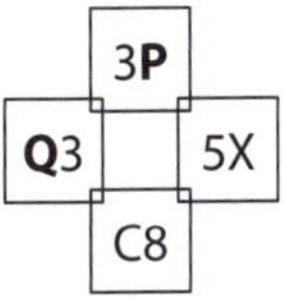

Q6. Par quelle lettre doit-on remplacer la lettre **P** ?
A. E **B.** B **C.** H **D.** R

Q7. Par quelle lettre doit-on remplacer la lettre **Q** ?
A. K **B.** F **C.** T **D.** V

On sait que : 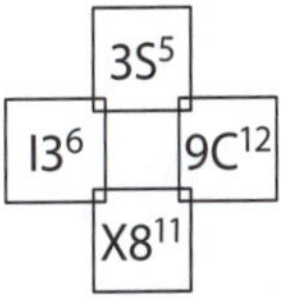

On en déduit que : 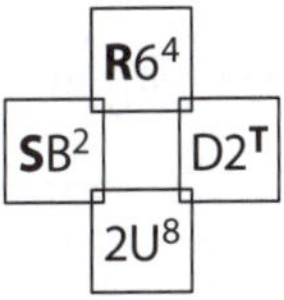

Q8. Par quelle lettre doit-on remplacer la lettre **R** ?
A. A **B.** T **C.** B **D.** Y

Q9. Par quel chiffre doit-on remplacer la lettre **S** ?
A. 4 **B.** 8 **C.** 1 **D.** 9

Q10. Par quel chiffre doit-on remplacer la lettre **T** ?
A. 5 **B.** 8 **C.** 6 **D.** 7

Corrections

Pour chaque question, on indique la case de départ par le chiffre **1**. Le chemin suit les nombres **2**, **3**, **4**...

Q1. Réponse **B.**

3 E^1/S^1	**1** E^1/S^1	O^1/S^2
E^2/S^1	**4** E^1/S^1	**2** O^2/N^1
E^1/N^1	O^1/N^2	**A**

Q2. Réponse **D.**

2 E^2/S^1	**5** O^1/S^1	O^1/S^1
6 E^2/S^1	O^1/S^1	**3** O^2/S^1
4 E^1/N^2	**1** O^1/N^2	**B**

Q3. Réponse **B.**

4 E^2/S^1	**6** E^1/S^2	**2** O^1/S^2
1 E^2/N^1	E^1/S^1	**5** O^1/N^1
E^2/N^1	**3** O^1/N^2	**C**

Q4. Réponse **B.**

E^3/S^2	**11** O^1/S^3	**4** E^2/S^3	**7** O^3/S^4	E^2/S^1
6 E^3/N^1	O^1/S^2	**13** E^2/S^3	**9** E^1/S^1	**2** O^3/S^2
E^4/S^2	E^2/N^2	**1** E^2/N^1	O^1/N^1	**10** O^3/N^2
12 E^2/N^2	**3** E^1/N^3	E^2/S^1	E^1/N^1	**5** O^4/N^2
8 E^3/N^3	E^1/N^3	O^1/N^4	O^1/N^3	**D**

Q5. Réponse **C**.

18 E^3/S^3	**11** O^1/S^3	**7** O^1/S^2	**14** O^2/S^1	**4** O^3/S^4
O^1/S^3	**15** E^2/S^1	**10** O^1/N^1	O^1/S^2	**13** O^1/N^1
3 E^4/N^2	**8** O^1/S^2	E^1/S^1	**16** O^1/S^1	O^2/S^1
12 E^4/S^2	**1** E^2/S^1	**17** O^2/N^3	**19** E^1/S^1	**6** O^2/N^3
9 E^2/N^3	**5** E^3/N^1	O^2/N^4	**2** O^3/N^2	**E**

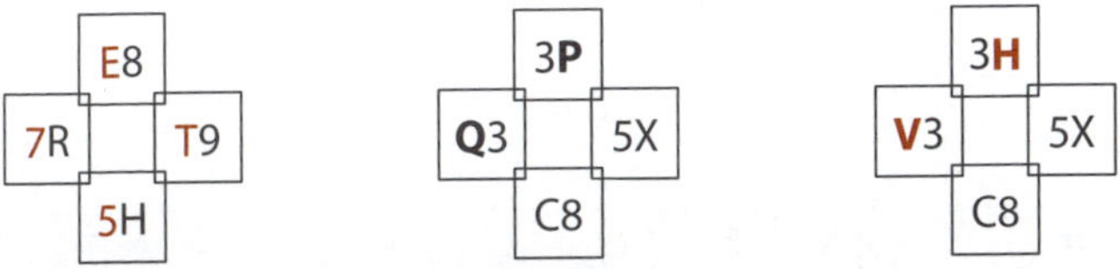

Sur la 2e colonne, les lettres et les chiffres correspondent d'après le tableau n° 1 donné à la page suivante.
Sur la 2e ligne, les lettres et les chiffres correspondent d'après le tableau n° 2 donné à la page suivante.

	$3S^{5}$	
13^{6}		$9C^{12}$
	$X8^{11}$	

	R6^{4}	
SB^{2}		$D2^{T}$
	$2U^{8}$	

	Y6^{4}	
4B^{2}		$D2^{6}$
	$2U^{8}$	

Sur la 2e colonne, les lettres et les chiffres correspondent d'après le tableau n° 2.
Sur la 2e ligne, les lettres et les chiffres correspondent d'après le tableau n° 1.
L'exposant correspond à la somme ou à la différence (sans le signe) des rangs du chiffre et de la lettre.

Tableau n° 1 : rang des lettres dans l'ordre alphabétique.

A	B	C	D	E	F	G	H	I	J	K	L	M
1	2	3	4	5	6	7	8	9	10	11	12	13
N	O	P	Q	R	S	T	U	V	W	X	Y	Z
14	15	16	17	18	19	20	21	22	23	24	25	26

Tableau n° 2 : rang des lettres dans l'ordre alphabétique inverse.

A	B	C	D	E	F	G	H	I	J	K	L	M
26	25	24	23	22	21	20	19	18	17	16	15	14
N	O	P	Q	R	S	T	U	V	W	X	Y	Z
13	12	11	10	9	8	7	6	5	4	3	2	1

Question	**Q6**	**Q7**	**Q8**	**Q9**	**Q10**
Réponse	**C**	**D**	**D**	**A**	**C**

Raisonnement logique n° 14

10 min

Quel est le cube correspondant à la vue éclatée donnée ?

Q1.

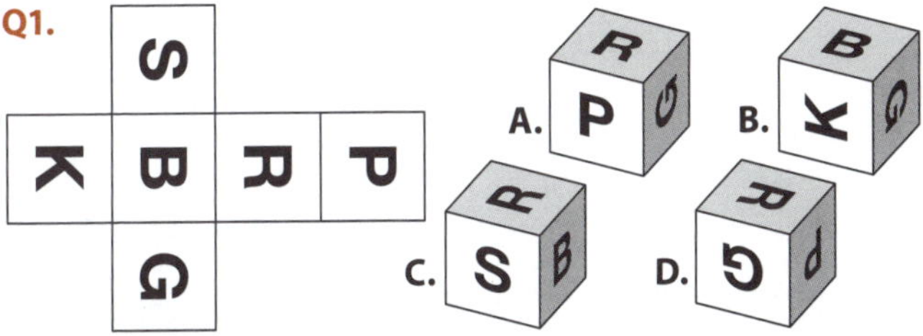

Q2.

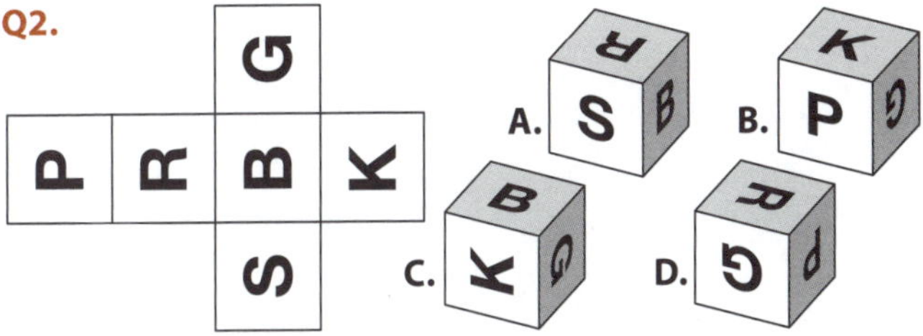

Q3.

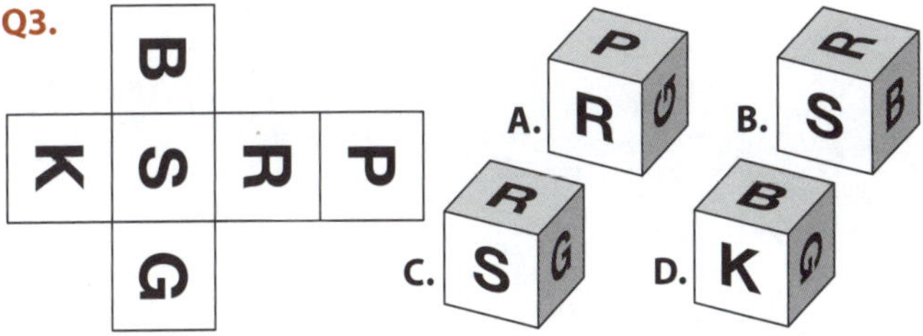

Q4.

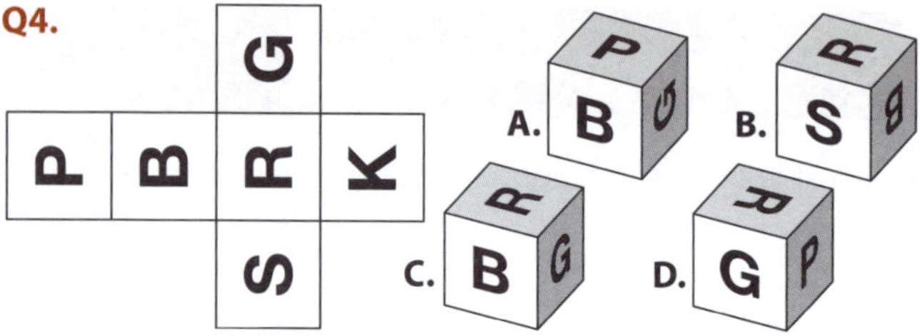

Q5.

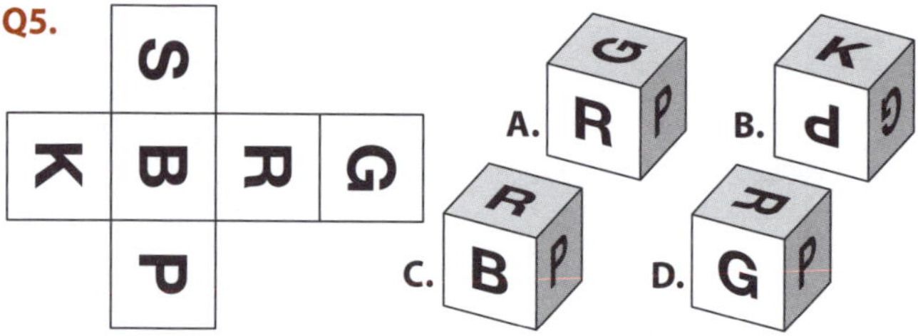

Dans la grille ci-dessous, on peut effectuer des opérations sur les lignes et sur les colonnes. Le but de ce test est de remplacer les lettres de **P** à **T** par un chiffre.

3	×	**P**	–	**Q**	=	7
+		÷		+		–
R	÷		–	2	=	
÷		–		–		×
S	×	1	+		=	**T**
=		=		=		=
	×		–	4	=	2

Par quel chiffre doit-on remplacer la lettre...		Réponses proposées			
		A	**B**	**C**	**D**
Q6	... P ?	1	2	3	4
Q7	... Q ?	5	6	7	8
Q8	... R ?	4	5	6	7
Q9	... S ?	2	3	4	5
Q10	... T ?	3	4	5	6

Corrections

Pour un même patron, on ne peut construire que 6 cubes différents comme le montre l'image ci-dessous.

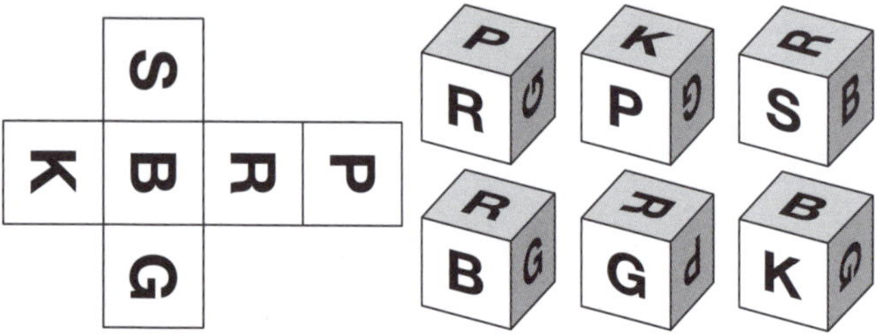

Q1. Réponse **C.**

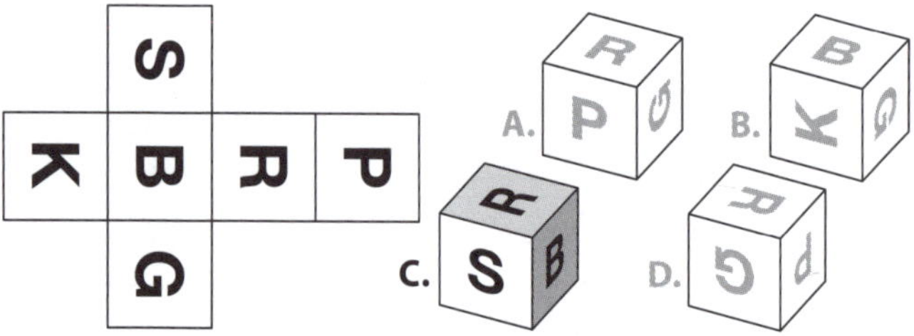

Q2. Réponse **B.**

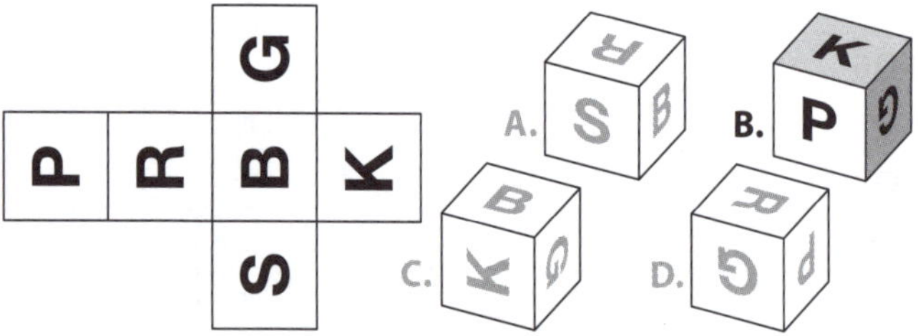

Q3. Réponse **C.**

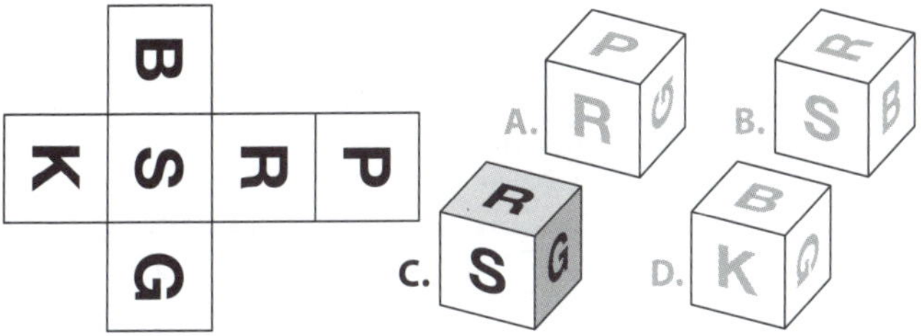

Q4. Réponse **A.**

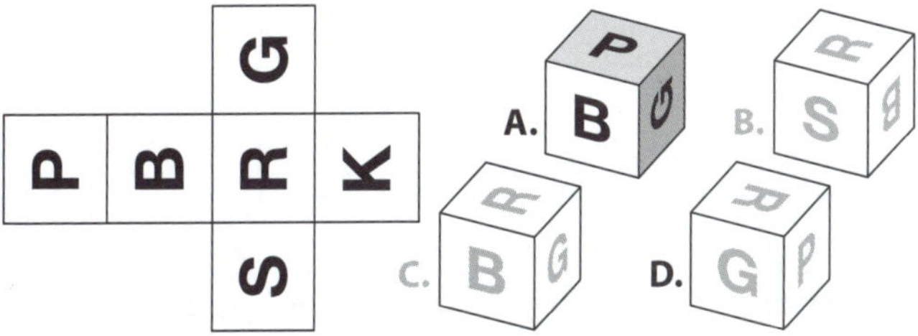

Q5. Réponse **C.**

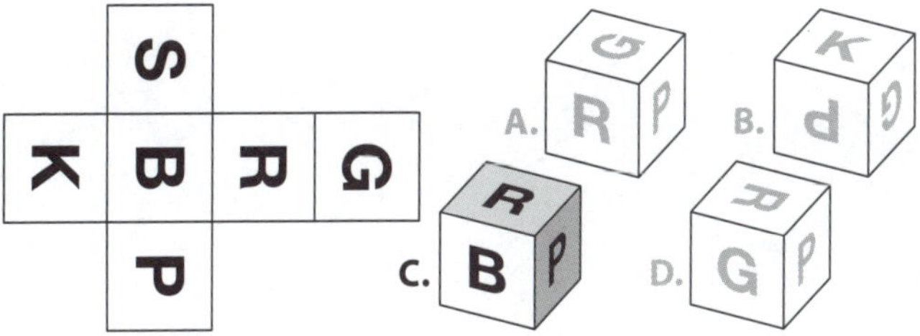

Méthode : on procède par essais successifs à partir des réponses proposées.

Remarque : il faut respecter les priorités des opérations. La multiplication et la division sont prioritaires par rapport à l'addition et la soustraction.

3	×	**4**	–	**5**	=	7
+		÷		+		–
6	÷	2	–	2	=	1
÷		–		–		×
2	×	1	+	3	=	**5**
=		=		=		=
6	×	1	–	4	=	2

3	×	**P**	–	**Q**	=	7
+		÷		+		–
R	÷		–	2	=	
÷		–		–		×
S	×	1	+		=	**T**
=		=		=		=
	×		–	4	=	2

Question	Q6	Q7	Q8	Q9	Q10
Réponse	**D**	**A**	**C**	**A**	**C**

Raisonnement logique n° 15

10 min

Le but de ce test est de déterminer les chiffres qui doivent remplacer les lettres de **P** à **T**.

Dans la 1re figure côté gauche, les chiffres vérifient une relation simple. On applique cette même relation sur les deux autres figures pour déterminer les valeurs numériques associées aux lettres.

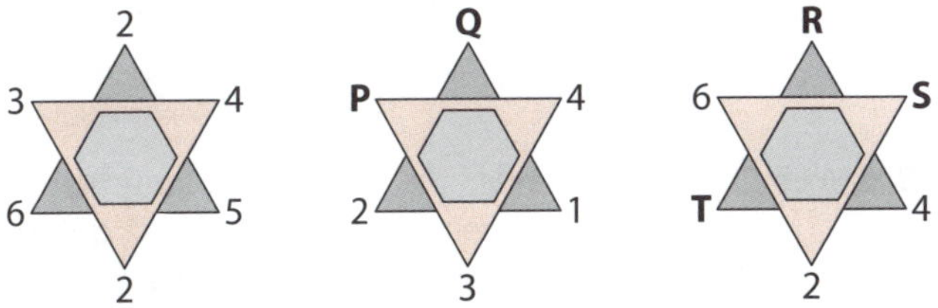

Q1. Par quel chiffre faut-il remplacer la lettre **P** ?

A. 2 **B.** 3 **C.** 4 **D.** 5

Q2. Par quel chiffre faut-il remplacer la lettre **Q** ?

A. 6 **B.** 7 **C.** 8 **D.** 9

Q3. Par quel chiffre faut-il remplacer la lettre **R** ?

A. 0 **B.** 1 **C.** 2 **D.** 3

Q4. Par quel chiffre faut-il remplacer la lettre **S** ?

A. 5 **B.** 6 **C.** 7 **D.** 8

Q5. Par quel chiffre faut-il remplacer la lettre **T** ?

A. 7 **B.** 8 **C.** 9 **D.** 1

Q6. Quel jour est le surlendemain du jour qui est trois jours avant l'avant-veille du jour qui est deux jours après le jour qui précède la veille du mardi ?

A. Mercredi **B.** Jeudi **C.** Vendredi **D.** Samedi

Q7. Quel jour est la veille du jour qui précède les trois jours après le jour qui suit le surlendemain du jour qui est l'avant-veille de la veille du lundi ?

A. Lundi **B.** Mardi **C.** Mercredi **D.** Jeudi

Q8. Quel jour est le lendemain de l'avant-veille du surlendemain du jour qui précède la veille de la veille du jour qui suit le surlendemain du jour qui précède le dimanche ?

A. Dimanche **B.** Lundi **C.** Mardi **D.** Mercredi

Q9. Quel jour est la veille de l'avant-veille du jour qui précède les deux jours avant le jour qui suit le lendemain du surlendemain du jour qui précède la veille de la veille du jeudi ?

A. Jeudi **B.** Vendredi **C.** Samedi **D.** Dimanche

Q10. Quel jour précède la veille du surlendemain du jour qui suit l'avant-veille de la veille du jour qui précède trois jours avant le jour qui précède la veille de la veille du mercredi ?

A. Lundi **B.** Mardi **C.** Mercredi **D.** Jeudi

Corrections

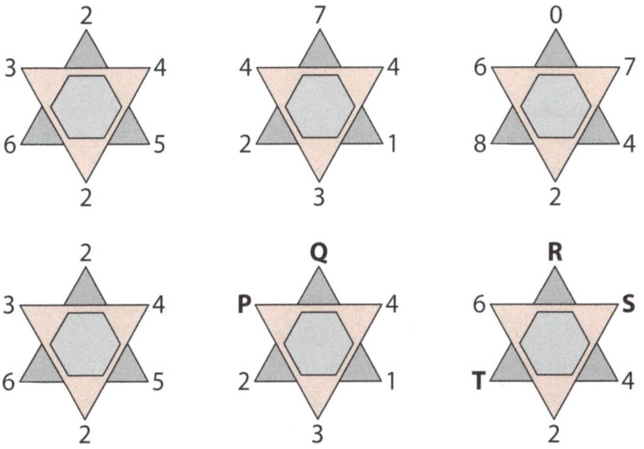

Dans la 1re figure côté gauche, on remarque que tous les chiffres sont utilisés dans la relation :

[3] # [2] + [4] # [5] = [2] [6]

3 # 2 + 4 # 5 = 26

6 + 20 = 26

Dans cette même figure, on remarque aussi d'autres relations :

[6] # [2] + [5] # [4] = [3] [2]

[2] # [2] + [5] # [6] = [3] [4]

Cependant, les propositions de réponses ne conviennent pas.

Q1. Réponse **C**. **Q2.** Réponse **B**, car : 4 # 7 + 4 # 1 = 32.
Q3. Réponse **A**. **Q4.** Réponse **C**.
Q5. Réponse **B**, car : 6 # 0 + 7 # 4 = 28.

Exemple.

Quel jour est le lendemain de l'avant-veille du jeudi ? Le lendemain du jeudi est le vendredi. L'avant-veille du vendredi est le mercredi.

Méthode.

Le lendemain d'un jour est le jour suivant (+ 1).
La veille d'un jour est le jour précédent (– 1).
Le surlendemain correspond à deux jours après (+ 2).
L'avant-veille correspond à deux jours avant (– 2).

Application à la question **Q6.** Le début est le mardi.
Le surlendemain du jour, c'est le jeudi.
Trois jours avant, c'est le lundi.
L'avant-veille du jour, c'est le samedi.
Deux jours après le jour, c'est le lundi.
Le jour qui précède la veille, c'est le **samedi**. Réponse **D**.

Q7. Réponse **C**. *On reprend la phrase.*
Lundi, dimanche, mercredi, samedi, **mercredi**.

Q8. Réponse **A**. *On reprend la phrase.*
Dimanche, lundi, vendredi, lundi, **dimanche**.

Q9. Réponse **B**. *On reprend la phrase.*
Jeudi, lundi, vendredi, lundi, **vendredi**.

Q10. Réponse **A**. *On reprend la phrase.*
Mercredi, mercredi, lundi, jeudi, **lundi**.

Raisonnement logique n° 16

10 min

On donne une série de deux images liées par un processus logique. On propose une nouvelle image. Le but de ce test est de déterminer l'image qui suit le même processus logique.

Q1. Quelle est l'image qui suit logiquement la 3e image ?

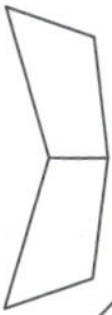 est à : 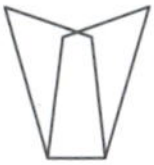 ce que : 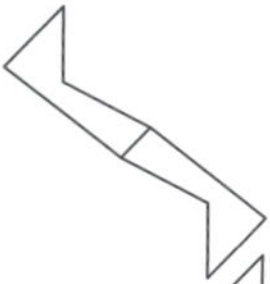 est à :

A. 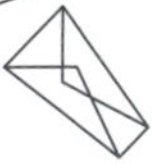 **B.** 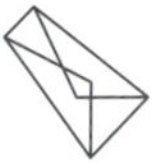 **C.** 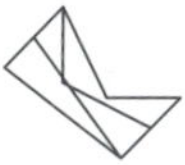 **D.** 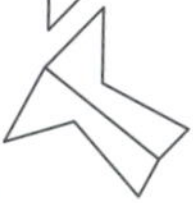

Q2. Quelle est l'image qui suit logiquement la 3e image ?

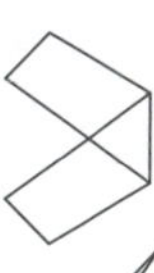 est à : 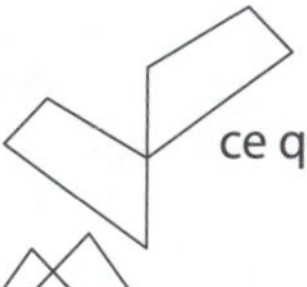 ce que : 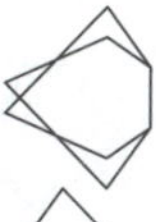 est à :

A. 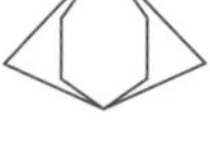 **B.** 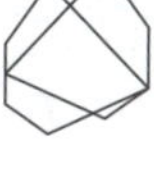 **C.** 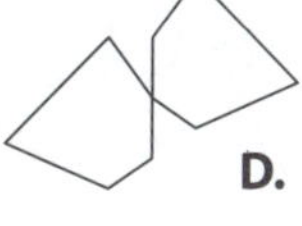 **D.** 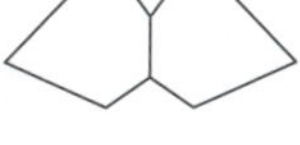

Q3. Quelle est l'image qui suit logiquement la 3e image ?

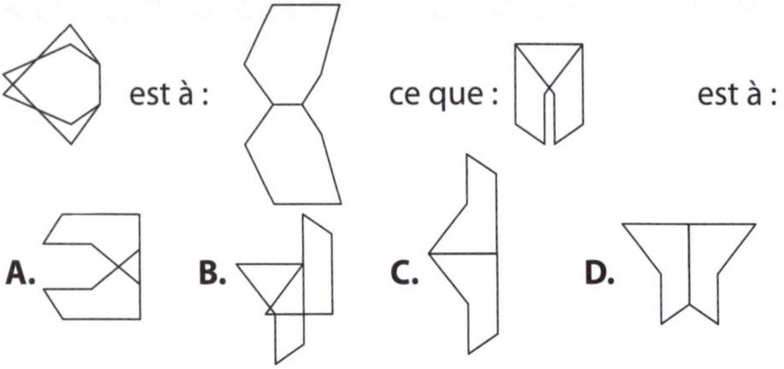

Q4. Quelle est l'image qui suit logiquement la 3e image ?

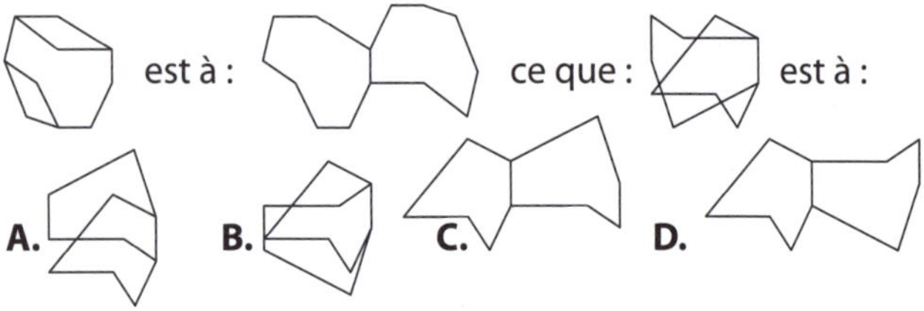

Q5. Quelle est l'image qui suit logiquement la 3e image ?

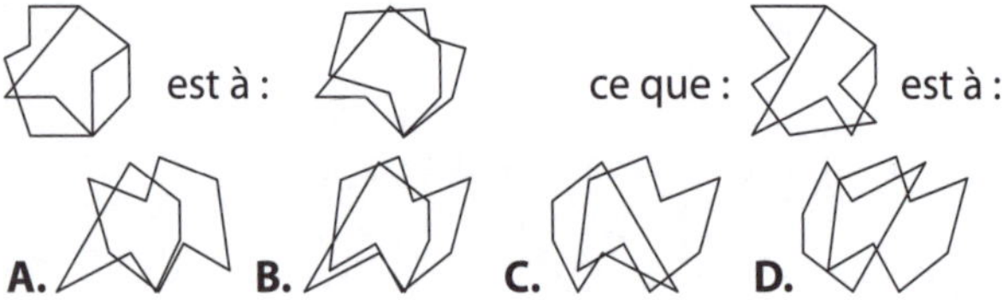

Le but de ce test est de déterminer les chiffres qui doivent remplacer les lettres de **P** à **T** dans la division suivante.

P	0	**Q**	3,	8	9	**R**91
	5	4	**S**			8,**T**9
		6	2	1		
					0	

Pour vos recherches

	0		3,	8	9	91
	5	4				8, 9
		6	2	1		
					0	

Q6. Par quel chiffre faut-il remplacer la lettre **P** ?
A. 0 G **P** < 2 **B.** 2 G **P** < 4 **C.** 4 G **P** < 6 **D.** 6 G **P** G 9

Q7. Par quel chiffre faut-il remplacer la lettre **Q** ?
A. 0 G **Q** < 2 **B.** 2 G **Q** < 4 **C.** 4 G **Q** < 7 **D.** 7 G **Q** G 9

Q8. Par quel chiffre faut-il remplacer la lettre **R** ?
A. 0 G **R** < 2 **B.** 2 G **R** < 5 **C.** 5 G **R** < 7 **D.** 7 G **R** G 9

Q9. Par quel chiffre faut-il remplacer la lettre **S** ?
A. 0 G **S** < 2 **B.** 2 G **S** < 5 **C.** 5 G **S** < 8 **D.** 8 G **S** G 9

Q10. Par quel chiffre faut-il remplacer la lettre **T** ?
A. 0 G **T** < 3 **B.** 3 G **T** G 5 **C.** 5 < **T** G 7 **D.** 7 < **T** G 9

Corrections

On décompose chaque image en deux figures différemment colorées. Sur la première ligne d'images, on montre les transformations appliquées. Sur la seconde ligne d'images, on applique les mêmes transformations. L'image au fond gris clair est immobile.

Q1. Réponse **A**.

L'image au fond gris foncé est d'abord transformée par une symétrie suivant un axe horizontal et par une translation. Ensuite, cette image est transformée par symétrie suivant un axe horizontal.

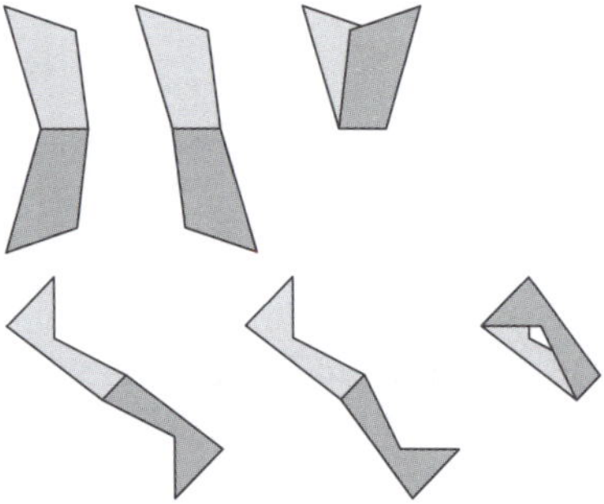

Q2. Réponse **C**.

L'image au fond gris foncé est d'abord transformée par une rotation et par une translation. Ensuite, cette image est transformée par translation.

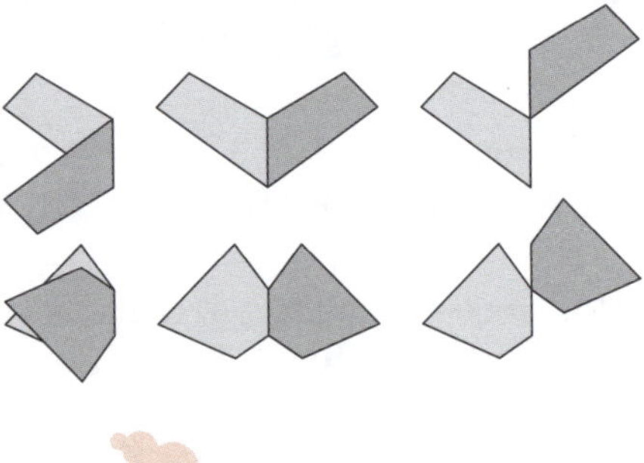

Q3. Réponse **C**.

L'image au fond gris foncé est d'abord transformée par une rotation et par une translation. Ensuite, cette image est transformée par translation.

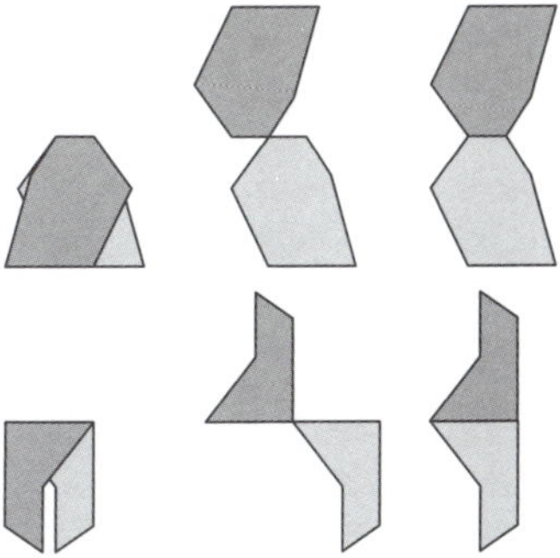

Q4. Réponse **C**.

L'image au fond gris foncé est d'abord transformée par une rotation. Ensuite, cette image est transformée par translation.

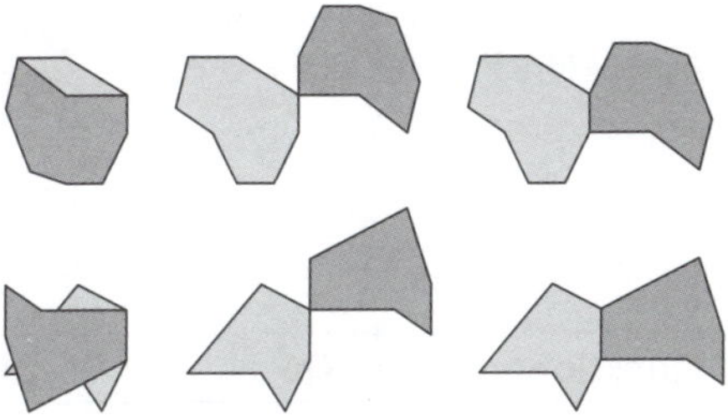

Q5. Réponse **B**.

L'image au fond gris foncé est d'abord transformée par une rotation. Ensuite, cette image est transformée par translation.

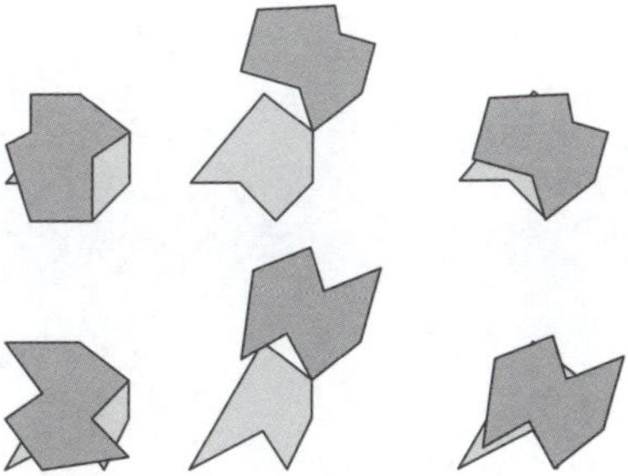

On commence par la division suivante. Alors **R = 6**.

```
P 0 Q 3, 8 9 | 691
  5 4 S      |------
    6 2 1 9  | 8,T9
          0  |
```

On poursuit par la division suivante. Alors **S = 5** et **T = 7**.

```
P 0 Q 3, 8 9 | 691
  5 4 5 8    |------
    6 2 1    | 8,79
          0  |
```

On termine par la division suivante. Alors **P = 6** et **Q = 7**.

```
6 0 7 3, 8 9 | 691
  5 4 5      |------
    6 2 1    | 8,79
          0  |
```

Question	Q6	Q7	Q8	Q9	Q10
Réponse	D	D	C	C	C

Raisonnement logique n° 17

20 min

Le but de ce test est de déterminer les propositions de réponse qui sont exactes.

Remarque : plusieurs réponses sont possibles.

Au cours d'une soirée, quelques orthophonistes ravis d'avoir répondu correctement à l'épreuve de tests d'aptitude, décident d'organiser un jeu amusant. Ils forment une troupe de comédiens composée de quatre personnes. Julie pose des questions à ses camarades de scène et les autres artistes en herbe répondent à leur façon.

• À une question posée, Cécile se gratte le ventre quand elle pense qu'il faut répondre OUI et se bouche le nez quand elle pense qu'il faut répondre NON. Parfois, elle ne sait pas répondre.

• À la même question posée, Isabelle se bouche le nez quand elle ne sait pas répondre, se gratte le ventre quand elle pense qu'il faut répondre NON et ne répond pas quand elle pense qu'il faut répondre OUI.

• Enfin, Pascal, à la même question se gratte le ventre quand il pense qu'il faut répondre NON ou qu'il ne sait pas répondre et se bouche le nez quand il pense qu'il faut répondre OUI.

Q1. Julie pose une question où la réponse exacte est NON. Cécile se bouche le nez. Son attitude nous montre qu'elle pense répondre ?

A. NON
B. OUI
C. Ne sait pas répondre
D. On ne peut pas se prononcer avec certitude.

Q2. Julie pose une question où la réponse fausse est OUI. Cécile ne répond pas. Que pouvons-nous affirmer ?

A. Que Cécile pense que la réponse est OUI.
B. Que Cécile pense que la réponse est NON.
C. Que Cécile ne sait pas répondre.
D. Que l'on ne peut pas se prononcer avec certitude.

Q3. Julie pose une question où la réponse exacte est NON. Isabelle se bouche le nez et Pascal se gratte le ventre. Que peut-on dire sur l'attitude d'Isabelle ?

A. Elle ne sait pas répondre.
B. Elle pense que la réponse est OUI.
C. Elle pense que la réponse est NON.
D. On ne peut pas se prononcer avec certitude.

Q4. Julie pose une question où la réponse fausse est NON. Isabelle se bouche le nez et Pascal se gratte le ventre. Que peut-on dire sur les attitudes d'Isabelle et de Pascal ?

A. Isabelle pense que la réponse est NON.
B. Pascal ne sait peut-être pas répondre.
C. Isabelle ne sait pas répondre.
D. Pascal pense que la réponse est OUI.

Q5. À une question posée par Julie, Pascal et Isabelle répondent correctement en se grattant le ventre ! Quelle est la réponse correcte à la question posée par Julie ?

A. OUI
B. On ne peut pas se prononcer avec certitude.
C. La question posée est incompréhensible.
D. NON

Q6. Julie pose une question où la réponse fausse est NON. Toutes les personnes connaissent la bonne réponse. Les deux filles répondent en se grattant le ventre et le garçon se bouche le nez. Que peut-on affirmer ?

A. Cécile ment.
B. Pascal ment.
C. Isabelle ment.
D. On ne peut pas se prononcer avec certitude.

Q7. À une question posée par Julie, toutes les personnes répondent en se bouchant le nez. Que peut-on en déduire ?

A. Cécile pense que la réponse est NON.
B. Pascal pense que la réponse est NON.
C. Isabelle ne sait pas répondre.
D. La réponse la plus probable à la question posée par Julie est OUI.

Q8. Le jeu se complique un peu plus. Julie pose une question tout doucement à l'oreille de Pascal qui répond correctement en se grattant le ventre. Les deux filles observent Pascal et imaginent alors la réponse à la question.
Que peut-on affirmer ?

A. Cécile pense que la réponse est OUI. Elle a raison.
B. Isabelle pense que la réponse est NON. Elle a raison.
C. Cécile veut répondre correctement et se gratte le ventre.
D. La réponse à la question posée par Julie est NON.

Q9. Cécile se tourne vers Isabelle et se bouche le nez. Tout le monde éclate de rire ! Isabelle ne se laisse pas impressionner et se gratte le ventre. Pascal, qui n'a d'yeux que pour Isabelle, se gratte le ventre à son tour. Julie, qui fait une fixation sur Pascal dit alors à haute voix que la réponse à la prochaine question qu'elle posera dans cinq minutes est OUI. Tout ceci n'est qu'un jeu, bien sûr !
Parmi les propositions suivantes quelle est ou quelles sont celles qui sont fausses ?

A. Cécile, Isabelle et Pascal ne pensent pas la même réponse.

B. Isabelle pense que la réponse est OUI.

C. Pascal pense ce que dit tout haut Julie.

D. Julie ne dit pas tout haut ce que pensent les trois autres personnes.

Q10. Si la réponse exacte à la question posée par Julie est la même que celle que pense Isabelle en se grattant le ventre, alors il faut que Cécile se bouche le nez pour montrer qu'elle pense la même chose.
Quelle est ou quelles sont les propositions fausses ?

A. Cécile et Isabelle pensent que la réponse est OUI.

B. Isabelle est la seule à penser que la réponse est NON.

C. On ne connaît pas avec certitude ce que pense Pascal.

D. La réponse à la question posée par Julie est NON.

Corrections

Avec les informations contenues dans l'énoncé, on peut écrire les tableaux suivants. Pour répondre aux questions posées, il faut toujours se référer à ces tableaux.

Cécile		Pense répondre		
		O	N	Ne sait pas répondre
Répond	Se gratte le ventre	×		
	Se bouche le nez		×	
Ne répond pas				

Isabelle		Pense répondre		
		O	N	Ne sait pas répondre
Répond	Se gratte le ventre		×	
	Se bouche le nez			×
Ne répond pas		×		

Pascal		Pense répondre		
		O	N	Ne sait pas répondre
Répond	Se gratte le ventre		×	×
	Se bouche le nez	×		
Ne répond pas				

Q1. Réponse **A**. En se référant au tableau, on remarque que si Cécile répond en se bouchant le nez cela signifie qu'elle pense répondre NON.

Q2. Réponse **D**. Si Cécile ne répond pas, on ne peut pas connaître sa pensée. On ne peut donc pas se prononcer avec certitude.

Q3. Réponse **A**. Si Isabelle se bouche le nez cela signifie qu'elle ne sait pas répondre.

Q4. Réponses **B** et **C**. Si Isabelle se bouche le nez cela signifie qu'elle ne sait pas répondre. Si Pascal se gratte le ventre cela signifie qu'il ne sait pas répondre ou qu'il pense que la réponse est négative.

Q5. Réponse **D**. Si Isabelle et Pascal se grattent le ventre tout en répondant correctement, cela signifie que la réponse exacte est NON. C'est la seule réponse commune aux deux tableaux.

Q6. Réponse **C**. La réponse exacte est OUI. Si toutes les personnes connaissent la réponse, elles doivent avoir les attitudes suivantes : Cécile se gratte le ventre, Isabelle ne répond pas, Pascal se bouche le nez. C'est donc Isabelle qui ment.

Q7. Réponses **A** et **C**. Si toutes les personnes répondent en se bouchant le nez, cela signifie que : Cécile pense que la réponse est négative, Isabelle ne sait pas répondre, Pascal pense que la réponse est positive.

Q8. Réponses **B** et **D**. Si Pascal répond correctement en se grattant le ventre, cela signifie que la réponse exacte est NON. Cécile devrait alors se boucher le nez pour répondre correctement.

Q9. Réponses **A**, **B** et **C**. Cécile se bouche le nez, elle pense que la prochaine réponse à la question que posera Julie dans cinq minutes est NON. Isabelle se gratte le ventre. Elle pense la même chose, à savoir NON ; de même pour Pascal.

Q10. Réponses **A** et **B**. Si Isabelle se gratte le ventre, cela signifie qu'elle pense que la réponse est NON. La réponse exacte posée par Julie est donc NON. Si Cécile pense la même chose, elle doit le montrer en se bouchant le nez.

Raisonnement logique n° 18

5 min

Q1. Lors d'une course à pied, vous doublez uniquement la personne qui était en troisième position par rapport à l'arrivée. Quelle position allez-vous occuper ?
A. La troisième position.
B. Il n'y a pas de solution à ce problème.
C. La deuxième position.
D. L'énoncé ne permet pas de répondre avec certitude.

Q2. Vous vous approchez d'un chantier, et vous regardez le travail effectué par les ouvriers municipaux. Devant vous, il y a un grand trou dans le sol. Ce trou a une forme cylindrique de un mètre de rayon et de un mètre de haut. Quel est le volume de terre à enlever dans ce trou ?
A. Le volume est environ égal à 3,14 m^3 de terre.
B. Le volume est supérieur à 1 m^3.
C. La solution n'est pas l'une des réponses proposées.
D. L'énoncé ne permet pas de répondre avec certitude.

Q3. Jacques rentre dans un salon de coiffure où travaillent le patron et son apprenti. Le patron coiffe de façon remarquable, mais son apprenti est un jeune débutant qui coiffe encore très mal. Tous les matins, le patron coiffe son apprenti et *vice versa*. Jacques met les pieds pour la première fois dans ce salon et ne connaît pas les talents des personnes qui coiffent, mais il sait que tous les matins une personne coiffe l'autre et *vice versa*. Jacques souhaite bien sûr être bien coiffé. À qui va-t-il demander de le coiffer ?

A. À l'apprenti coiffeur.
B. Il n'y a pas de solution à ce problème.
C. L'énoncé ne permet pas de répondre avec certitude.
D. Au patron.

Q4. Vous participez à une course à pied en ligne droite et vous doublez la personne placée en dernière position. À quelle position vous retrouvez-vous ?
A. L'énoncé ne permet pas de répondre avec certitude.
B. Vous serez en dernière position.
C. Il n'y a pas de solution à ce problème.
D. Vous serez à l'avant-dernière position.

Q5. Marcel habite un appartement situé dans un immeuble de vingt étages. Il croise le concierge et lui dit : « Cher Monsieur, comme vous le savez, j'ai trois enfants : Chantal, Fabienne et Nadia. Devinez quels sont les âges respectifs de mes filles, sachant que la somme des âges est inférieure au nombre d'étages de l'immeuble et que le produit des âges est égal au nombre d'étages de l'immeuble. » Le concierge regarde alors Marcel d'un air serein et lui dit qu'il lui est impossible de lui répondre avec certitude. Marcel ajoute qu'il a deux filles jumelles. Quel est la somme des âges des trois filles ?
A. Dix ans.
B. Neuf ans.
C. Treize ans.
D. Il n'y a pas de solution à ce problème.

Q6. Cécile et Isabelle veulent se rendre le plus rapidement possible au bal distant de cinq kilomètres de leur maison. Elles ne disposent que d'une seule bicyclette. Si l'une est à vélo, l'autre va à pied. En vélo, elles roulent à 10 km/h en moyenne. À pied, elles marchent à 5 km/h en moyenne. Quelle est la solution la plus rapide ?

A. Cécile et Isabelle partent en même temps à pied.

B. Cécile et Isabelle partent en même temps. L'une prend le vélo puis s'arrête au milieu du trajet. Elle laisse le vélo et repart à pied. Sa sœur, partie à pied, prend le vélo à mi-distance et arrive au bal.

C. Cécile part à pied et Isabelle part en vélo.

D. Il y a une solution plus rapide qui n'est pas l'une des trois propositions précédentes.

Q7. Denise se rend au salon de coiffure où travaillent Julie, Magali et Pierrette. L'une coiffe très bien, une autre coiffe correctement et la troisième coiffe particulièrement mal. Tous les matins, les trois coiffeuses se coiffent mutuellement : l'une coiffant l'autre et ainsi de suite. Ce jour là, Julie est très bien coiffée, Magalie est correctement coiffée et Pierrette est très mal coiffée.

Bien sûr, Denise ne souhaite pas être mal coiffée. Elle demande donc à l'une des trois personnes de la coiffer. Elle sort du salon satisfaite du travail effectué. Quelques temps après, elle se rend à nouveau dans le même salon. À qui va-t-elle demander de la coiffer ?

A. À Magali.

B. À Pierrette.

C. À Julie.

D. Il n'y a pas de solution à ce problème.

Q8. Dans une usine de fabrication de vêtements, Maryse met une heure pour effectuer seule le ménage. Sarah met deux heures pour effectuer seule ce même travail. Combien de temps mettront-elles ensemble pour effectuer ce travail ?

A. Ce problème n'a pas de solution.

B. Trente minutes.

C. Un temps différent de trente et quarante minutes.

D. Quarante minutes.

Q9. Quand Claude se rend au bal, il a une chance sur deux de danser avec une jolie fille. En effectuant deux danses successives, combien a-t-il de chances de danser avec une jolie fille ?

A. Une chance sur quatre.

B. Une chance sur trois.

C. Trois chances sur quatre.

D. Deux chances sur trois.

Q10. Nathalie veut découper un gâteau circulaire, du type tarte aux pommes pour le goûter des enfants. En deux coups de couteau, sans déplacer la tarte, combien va-t-elle couper de parts ?

A. Trois parts égales.

B. Plus de cinq parts.

C. Cinq parts.

D. Quatre parts.

Corrections

Q1. Réponse **A.**
Si vous doublez uniquement la personne qui était en troisième position, vous allez prendre sa place, et vous vous retrouvez en troisième position.

Q2. Réponse **C.**
Le trou étant déjà effectué, il n'y a pas de terre à enlever.

Q3. Réponse **D.**
Le patron coiffe son apprenti qui sera bien coiffé. À son tour, l'apprenti coiffe son patron qui sera mal coiffé. Jacques va choisir la personne mal coiffée (le patron), car il est sûr qu'elle le coiffera correctement.

Q4. Réponse **C.**
Il n'est pas possible de doubler une personne placée en dernière position. En effet, en dernière position, il n'y a plus personne derrière. Il n'y a donc pas de solution à ce problème.

Q5. Réponse **B.**
La somme des âges des trois filles est inférieure à vingt et le produit des âges est égal à vingt. Voici les différentes solutions possibles :

Âges des trois filles			Somme des âges	Produit des âges
1	2	10	13	20
1	4	5	10	20
2	2	5	9	20

Marcel ajoute qu'il a deux filles jumelles. C'est donc la dernière ligne du tableau qui répond au problème. La somme des âges est égale à 9 ans.

Q6. Réponse **B.**
La durée la plus petite est celle où les deux filles partent ensemble et arrivent ensemble. L'une des filles prend le vélo et s'arrête au milieu du trajet. Elle effectue donc 2,5 km à la vitesse de 10 km/h. Cela lui prendra un quart d'heure. Elle effectue le reste (2,5 km) à pied à la vitesse de 5 km/h. Il lui faudra donc une demi-heure. La durée du trajet total est donc égale à 45 min. La seconde fille commence à marcher sur 2,5 km, puis prend le vélo sur le trajet restant. Toutes les deux effectuent le trajet en 45 min. Elles arriveront au bal en même temps.

Q7. Réponse **B.**
Le premier jour où Denise se rend au salon de coiffure, elle voit Julie très bien coiffée, Magali correctement coiffée et Pierrette très mal coiffée. Elle demande donc à Pierrette de la coiffer car elle est sûre que la personne qui coiffe très mal est l'une des deux autres personnes. Elle sort du salon satisfaite du travail effectué. Cela signifie qu'elle est soit très bien coiffée soit correctement coiffée. La fois suivante, en demandant à Pierrette de la coiffer, elle sera sûre d'être encore très bien coiffée ou correctement coiffée.

Q8. Réponse **D.**
Comme Maryse travaille deux fois plus vite que Sarah, alors en deux heures les deux personnes effectuent ensemble l'équivalent de trois fois le ménage. Donc pour effectuer une seule fois le ménage, la durée du travail est égale au tiers de deux heures soit quarante minutes.

Q9. Réponse **C.**
Les différents cas possibles sont donnés dans le tableau suivant.

Première danse	Seconde danse
Claude ne danse pas avec une jolie fille.	Claude ne danse pas avec une jolie fille.
Claude ne danse pas avec une jolie fille.	Claude danse avec une jolie fille.
Claude danse avec une jolie fille.	Claude ne danse pas avec une jolie fille.
Claude danse avec une jolie fille.	Claude danse avec une jolie fille.

Sur les trois dernières lignes du tableau, Claude danse au moins une fois avec une jolie fille. Il a donc trois chances sur quatre de danser comme il le souhaite.

Q10. Réponse **D**.

En 2 coups de couteau on peut former 2 parts, 3 parts inégales ou 4 parts. Mais on ne peut pas former 3 parts égales ou plus de 4 parts.

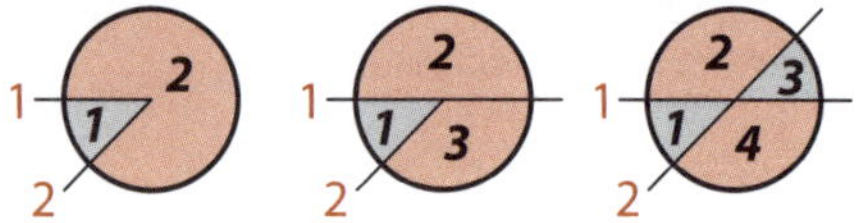

Raisonnement logique n° 19

5 min

Le but de ce test est de déterminer un nombre remplacé par un point d'interrogation dans une série de cinq nombres.

Exemple : déterminer le nombre qui doit remplacer le point d'interrogation.

Q	Série de nombres					Réponses proposées			
						A	B	C	D
Ex.	1	3	5	?	9	7	16	17	18

À partir du deuxième nombre, on remarque qu'on obtient un nombre en ajoutant 2 au nombre précédent.

Le nombre qui doit remplacer le point d'interrogation est donc égal à 7. C'est la réponse **A**.

Q	Séries de nombres					Réponses proposées			
						A	B	C	D
Q1	1	2	6	?	120	9	12	18	24
Q2	?	12	4	2	2	24	18	48	15
Q3	5	12	?	15	11	8	9	10	14
Q4	12	?	6	−3	−6	1	3	9	15
Q5	?	12	36	9	4	8	10	14	18
Q6	8	3	12	4	?	2	4	6	8
Q7	37	?	10	3	1	12	15	28	30
Q8	86	?	16	64	67	80	70	59	50
Q9	?	8	1	8	48	12	14	17	19
Q10	−1	7	1	6	?	1	2	4	5

Corrections

Q	Série de nombres					Suites	R.
Q1	1	2	6	**24**	120	×2 ; ×3 ; ×4 ; ×5	D
Q2	**48**	12	4	2	2	÷4 ; ÷3 ; ÷2 ; ÷1	C
Q3	5	12	**8**	15	11	+7 ; −4 ; +7 ; −4	A
Q4	12	**3**	6	−3	−6	−9 ; ×2 ; −9 ; ×2	B
Q5	**10**	12	36	9	4	+2 ; ×3 ; ÷4 ; −5	B
Q6	8	3	12	4	**6**	−5 ; ×4 ; ÷3 ; +2	C
Q7	37	**30**	10	3	1	−7 ; ÷3 ; −7 ; ÷3	D
Q8	86	**80**	16	64	67	−6 ; ÷5 ; ×4 ; +3	A
Q9	**17**	8	1	8	48	−9 ; ÷8 ; +7 ; ×6	C
Q10	−1	7	1	6	**1**	+8 ; ÷7 ; ×6 ; −5	A

Raisonnement logique n° 20

10 min

Le but de ce test est de déterminer les deux dominos qui doivent remplacer l'image avec un point d'interrogation.

Q1.

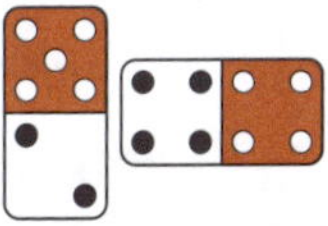

est à :

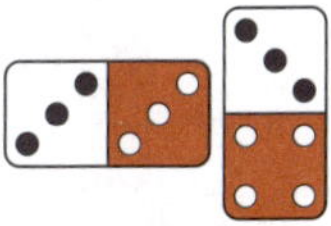

ce que :

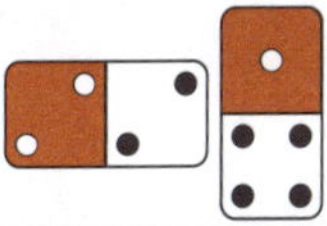

est à :

?

A. 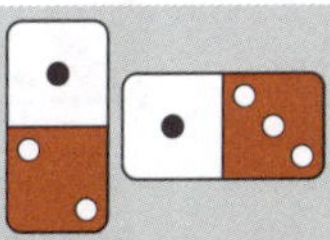

B. 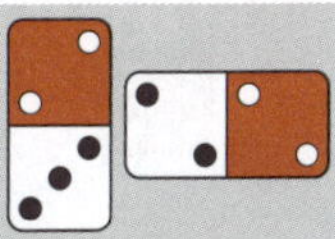

C. 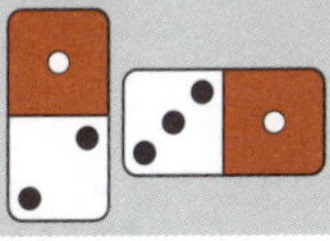

D. 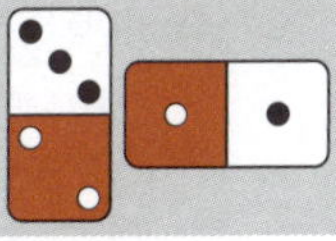

Q2.

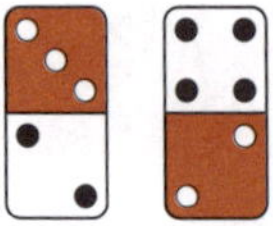

est à :

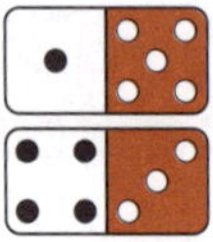

ce que :

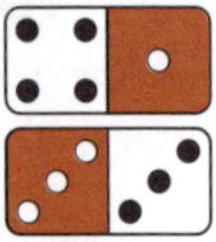

est à : ?

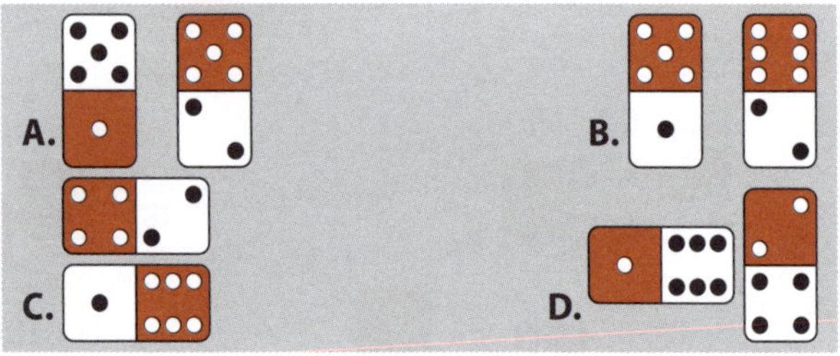

Q3.

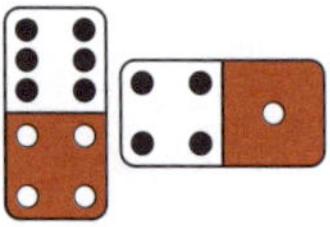

est à :

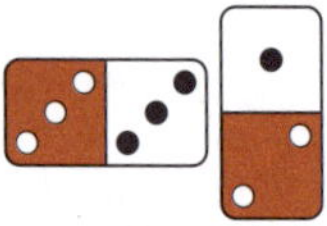

ce que :

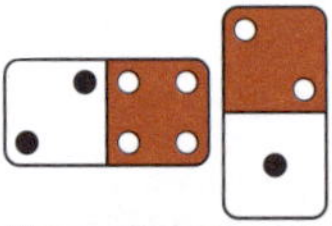

est à : ?

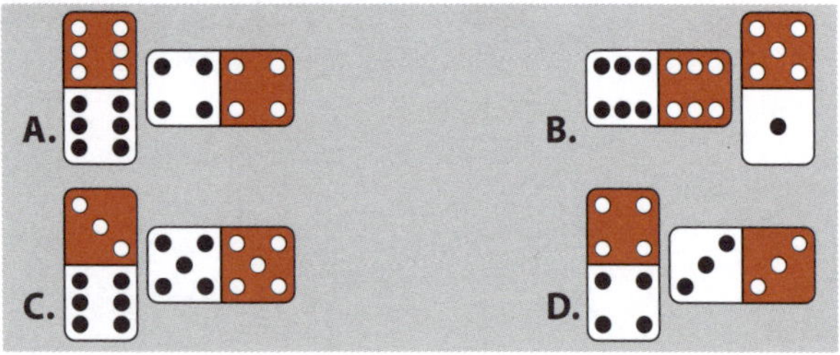

Q4.

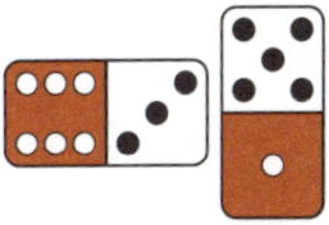

est à :

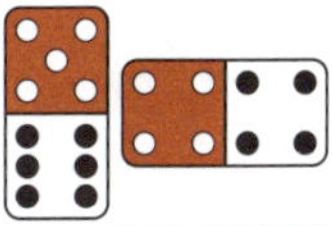

ce que :

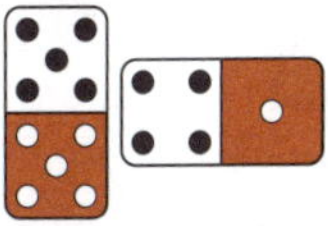

est à : ?

A. 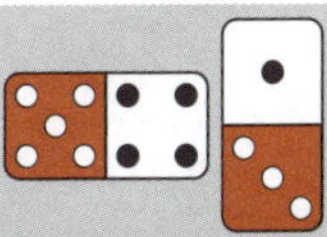

B. 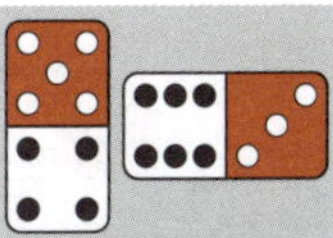

C. 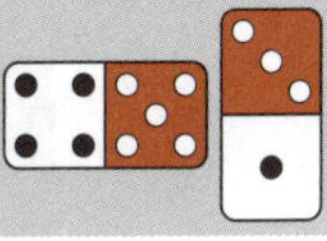

D. 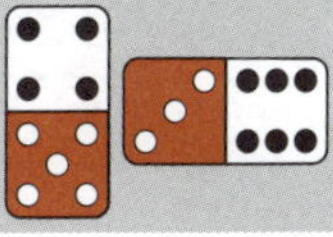

Q5.

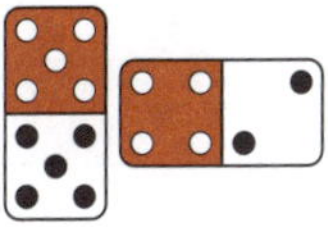

est à :

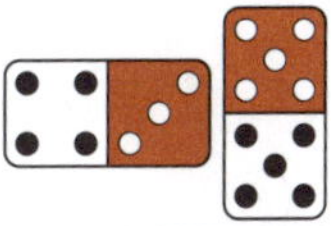

ce que :

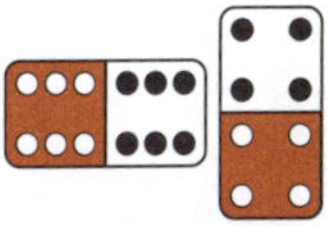

est à : ?

A. 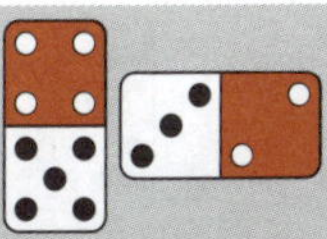

B. 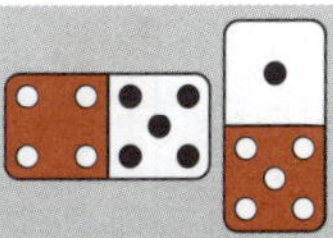

C. 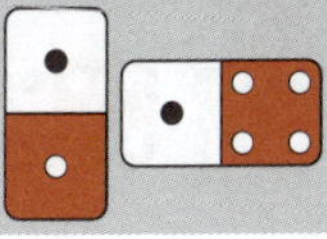

D. 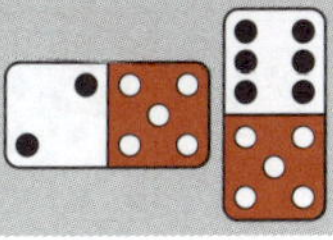

Q6. 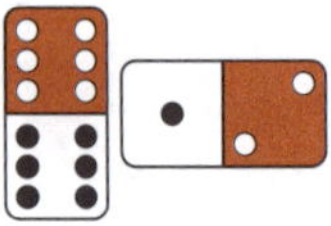 est à : 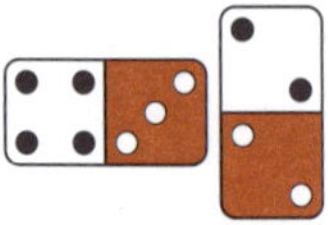

ce que : 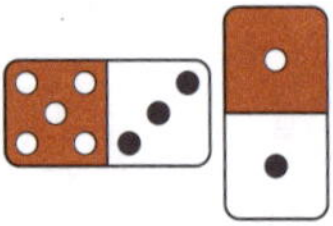 est à : ?

A. 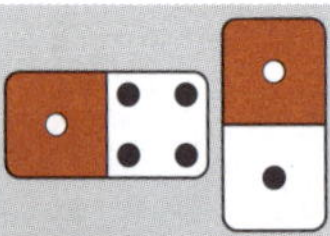

B. 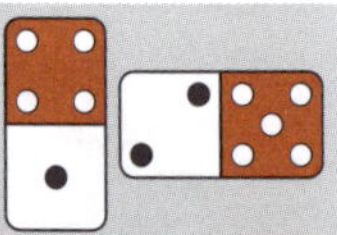

C. 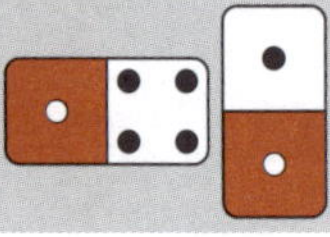

D. 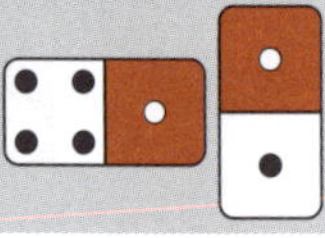

Q7. 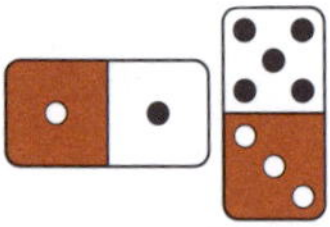 est à : 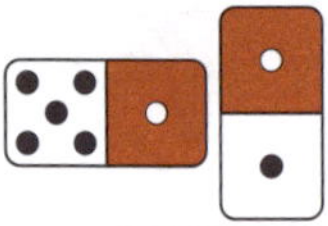

ce que : 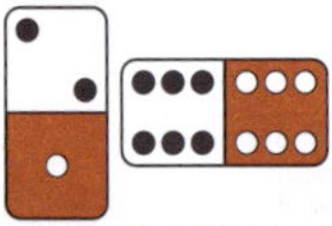 est à : ?

A. 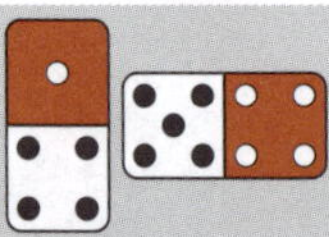

B. 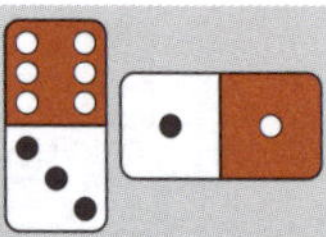

C. 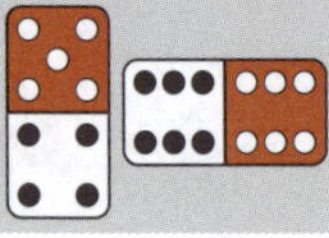

D. 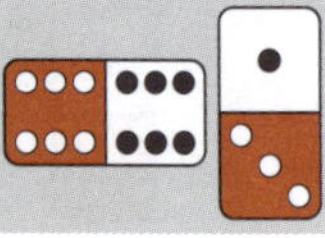

Q8. 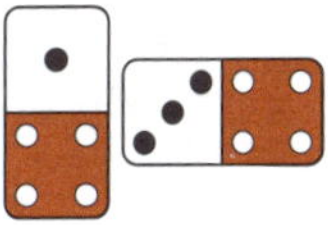 est à : 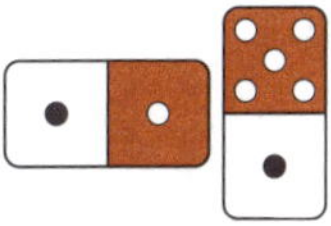

ce que : 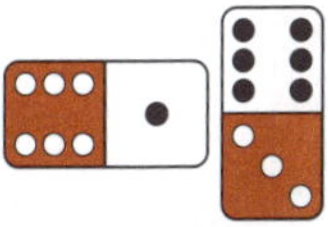 est à : ?

A. 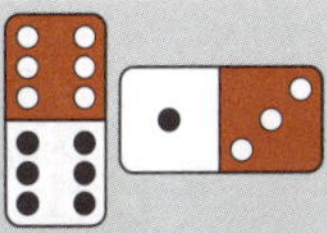

B. 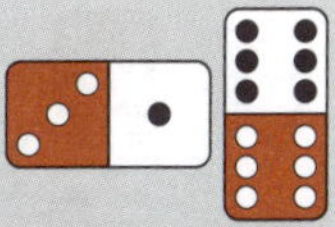

C. 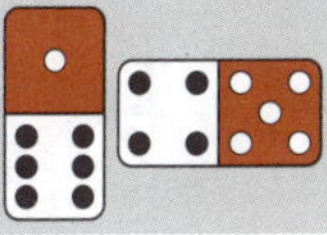

D. 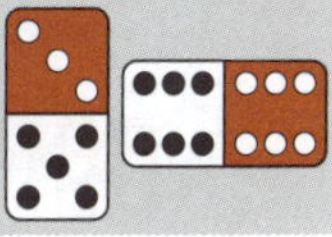

Q9. 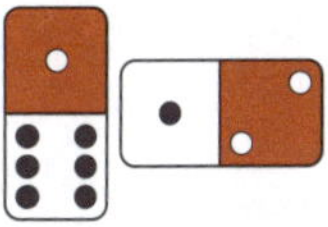 est à : 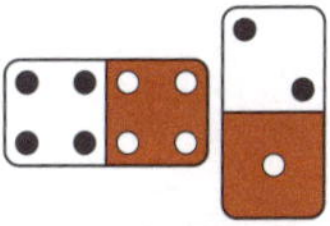

ce que : 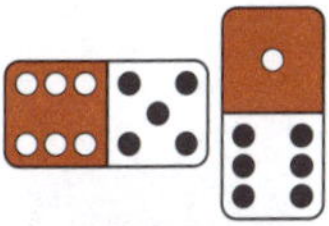 est à : ?

A. 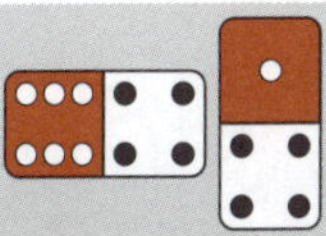

B. 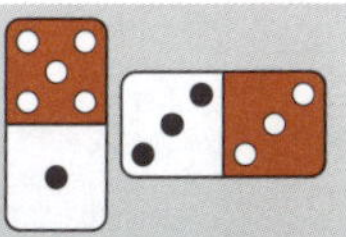

C. 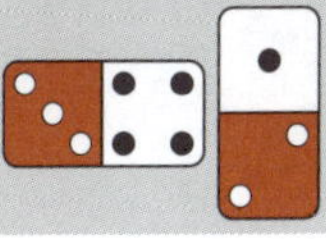

D. 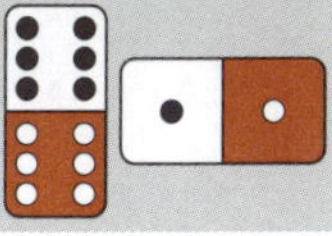

Q10.

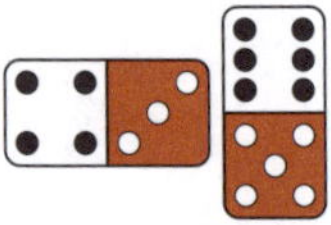 est à : 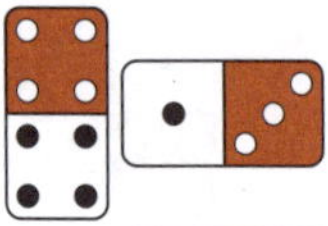

ce que : 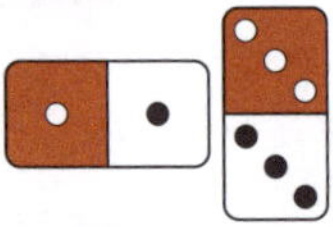 est à : ?

A. 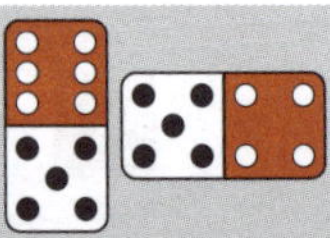

B. 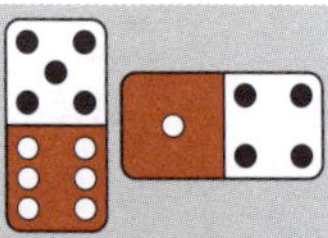

C. 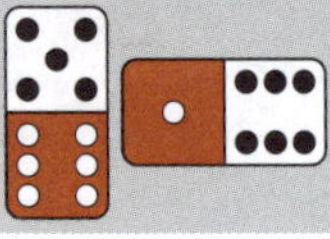

D. 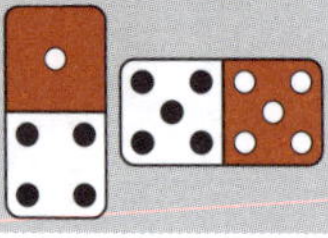

Corrections

Pour chaque réponse, on fait les sommes des points des deux dominos. On note la variation de ces deux sommes. Cette même variation est appliquée sur le groupe des deux dominos suivants. Par analogie on fait de même sur les deux groupes de paires de dominos suivants.

Q1. Réponse **C**.

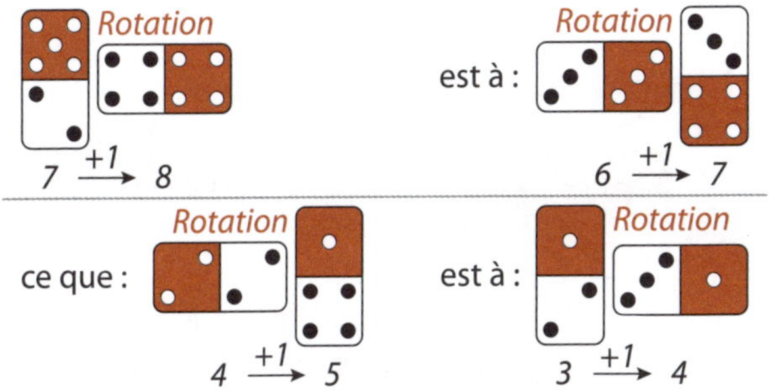

Q2. Réponse **A**.

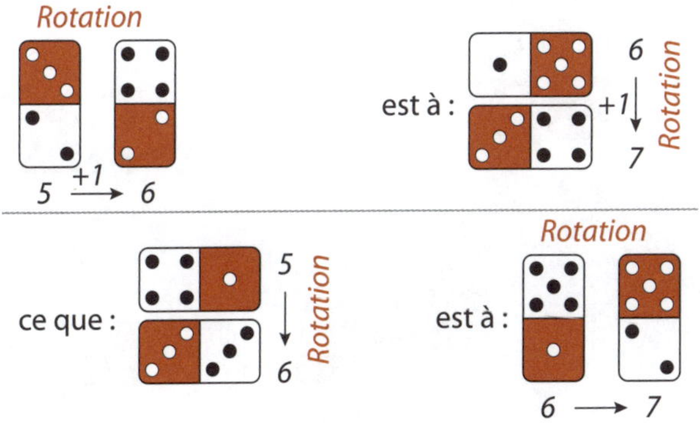

Q3. Réponse **B.**

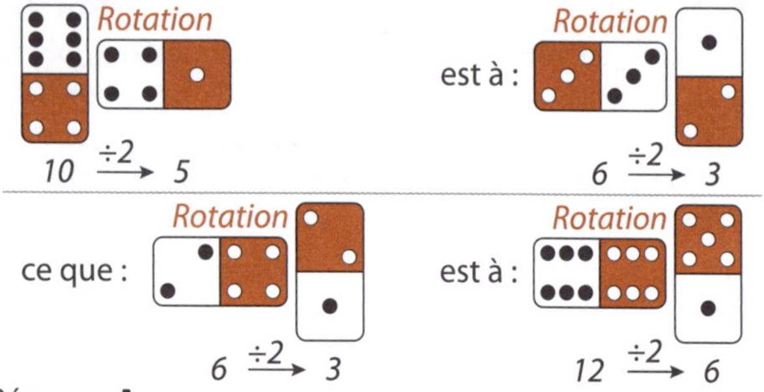

Q4. Réponse **A.**

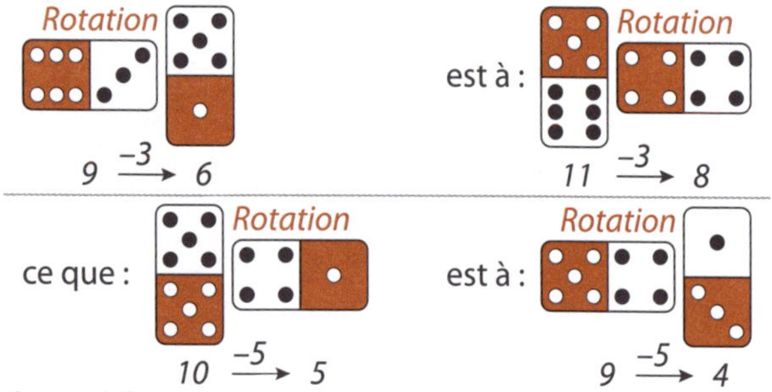

Q5. Réponse **C.**

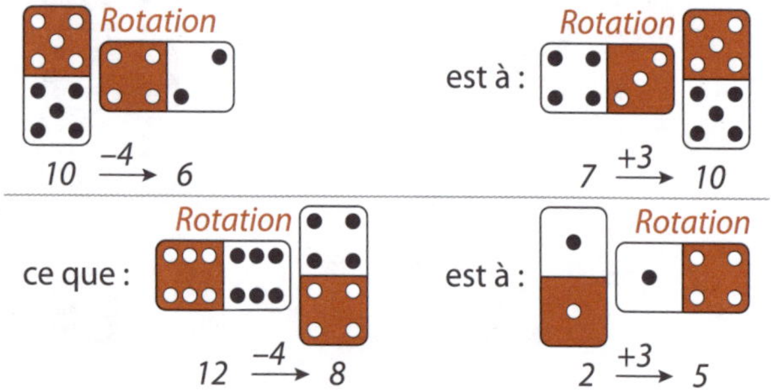

Q6. Réponse **A.**

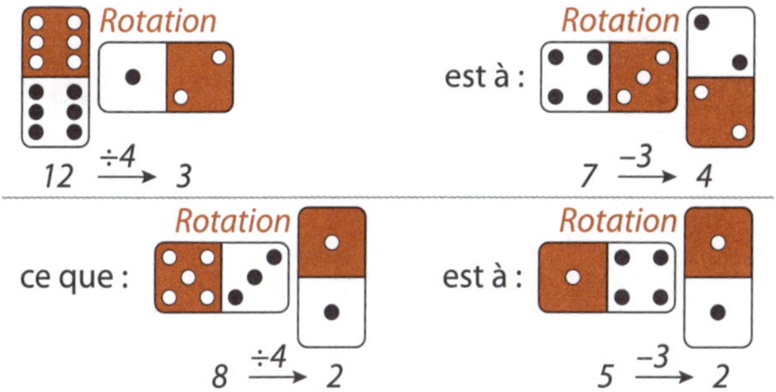

Q7. Réponse **D.**

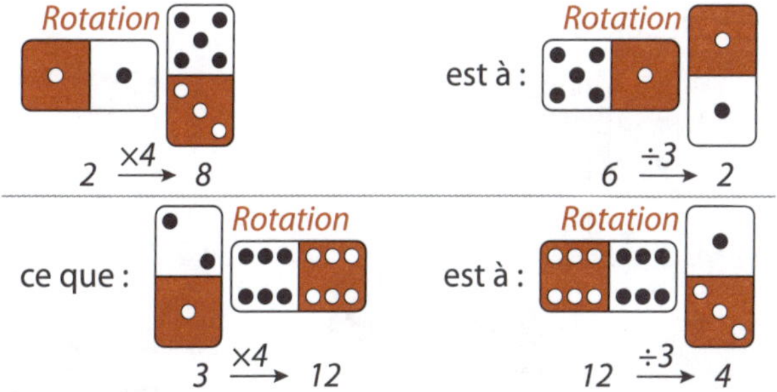

Q8. Réponse **B.**

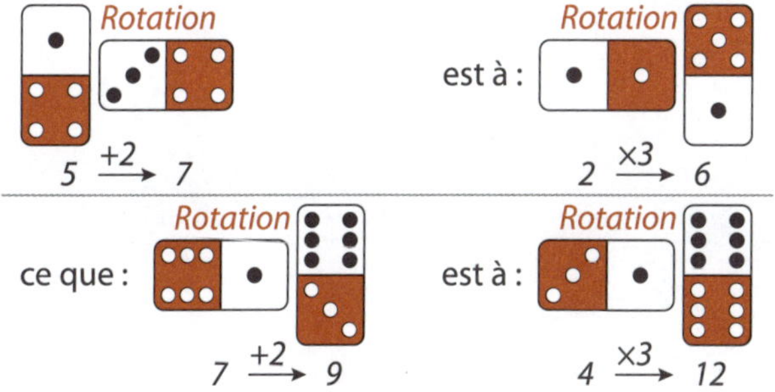

Q9. Réponse **A**.

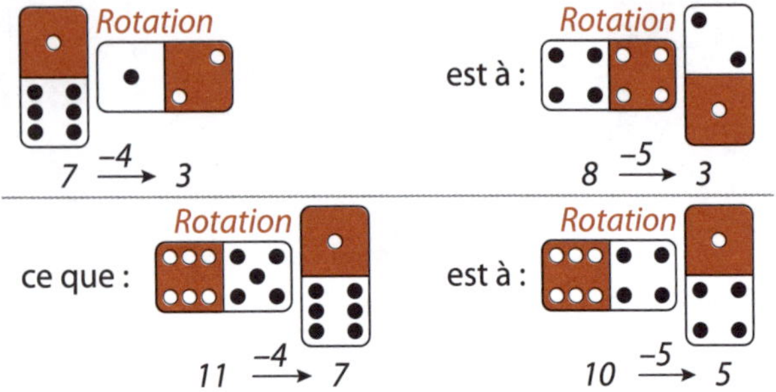

Q10. Réponse **C**.

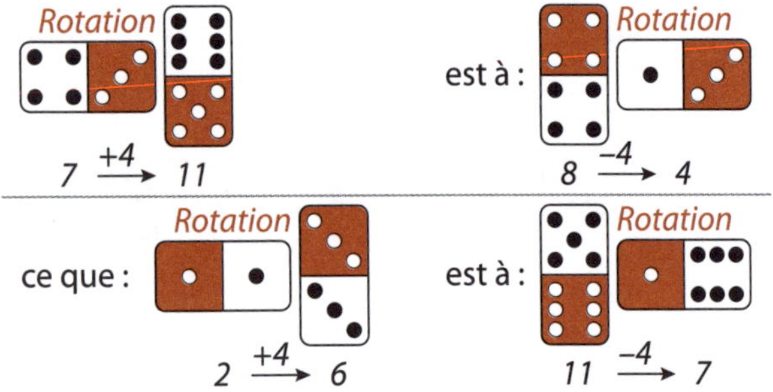

Raisonnement logique n° 21

15 min

On donne une série de nombres ou de lettres à compléter.

***Remarque :** la lettre **P** concerne la 1re question, et la lettre **Q** la 2de question.*

Quel est le nombre ou la lettre qui remplace les lettres **P** et **Q** ?									Réponses proposées			
									A	**B**	**C**	**D**
Q1	b	c	d	**P**	g	h	**Q**	k	f	e	a	i
Q2									e	j	i	o
Q3	7	g	**P**	k	5	**Q**	15	O	10	11	12	13
Q4									d	e	f	g
Q5	c	**P**	d	1	t	4	**Q**	5	5	1	4	9
Q6									t	v	k	n
Q7	**P**	d	21	g	15	f	1	**Q**	5	6	7	8
Q8									e	b	v	r
Q9	AE	5	DG	28	**PF**	12	OB	3**Q**	D	Q	R	B
Q10									9	2	0	4

Q11. CHIEN est à CHAT ce que MOUTON est à :
A. MOTTE **B.** MOUSSE **C.** CHÈVRE **D.** CHATON

Q12. DENT est à NEZ ce que TEMPS est à :
A. GRÊLE **B.** VENT **C.** PLUIE **D.** NEIGE

Q13. MOUCHE est à VIANDE ce que HERBE est à :
A. PRAIRIE **B.** PARC **C.** POULE **D.** MOUTON

Q14. CENT est à VINGT ce que DOUZE est à :
A. HEURE **B.** TROMPE **C.** MOIS **D.** ONZE

Q15. GAUCHE est à PCF ce que DROITE est à :
A. FN **B.** PS **C.** UDI **D.** PRG

Q16. CLIMAT est à NATURE ce que POULET est à :
A. FEMMES **B.** ANIMAUX **C.** COCHON **D.** HOMMES

Q17. SEIN est à FEMME ce que BEAU est à :
A. ÉPOUSE **B.** HOMME **C.** FLEURS **D.** COCHON

Q18. ENFANT est à PIGEON ce que CANCRE est à :
A. SONGER **B.** HUMAIN **C.** BLONDE **D.** FÉMININ

Q19. ACTEUR est à DOCTRINE ce que SPECTRE est à :
A. INSPECTEUR **B.** DOCTRINAL **C.** ÉLECTRICITÉ **D.** COMPTEUR

Q20. ALCOOL est à WHISKY ce que SUCRE est à :
A. CIDRE **B.** CACAO **C.** BLANC **D.** VODKA

Corrections

Q1. Réponse **A** **Q2.** Réponse **B**	b	c	d	**f**	g	h	**j**	k
Q3. Réponse **B** **Q4.** Réponse **B**	7	g	**11**	k	5	**e**	15	O
Q5. Réponse **B** **Q6.** Réponse **B**	c	**1**	d	1	t	4	**v**	5
Q7. Réponse **B** **Q8.** Réponse **B**	**6**	d	21	g	15	f	1	**b**
Q9. Réponse **D** **Q10.** Réponse **C**	AE	5	DG	28	**B**F	12	OB	3**0**

Le tableau suivant donne les rangs des lettres dans l'ordre alphabétique.

A	B	C	D	E	F	G	H	I	J	K	L	M
1	2	3	4	5	6	7	8	9	10	11	12	13
N	**O**	**P**	**Q**	**R**	**S**	**T**	**U**	**V**	**W**	**X**	**Y**	**Z**
14	15	16	17	18	19	20	21	22	23	24	25	26

Q1 et **Q2.** Succession des consonnes de l'alphabet.

Q3 et **Q4.** Les lettres sont précédées de leurs rangs respectifs dans l'ordre alphabétique.

Q5 et **Q6.** La lettre *c* possède 1 voyelle avant elle dans l'ordre alphabétique. De même pour la lettre *d*. En revanche, la lettre *t* possède 4 voyelles avant elle dans l'ordre alphabétique. Ce sont les voyelles *a*, *e*, *i* et *o*. Ainsi de suite.

Q7 et **Q8.** Le nombre indique la somme des rangs des lettres qui précédent la lettre placée après ce nombre dans le tableau. Ainsi la lettre *d* possède les lettres *a*, *b* et *c* placées avant elle dans l'ordre alphabétique. La somme des rangs des ces lettres est : 1 + 2 + 3 = 6. Ainsi de suite.

A	B	C	D
1	+ 2	+ 3	= 6

A	B	C	D	E	F	G
1	+ 2	+ 3	+ 4	+ 5	+ 6	= 21

Q9 et **Q10.** Le nombre indique le produit des rangs des lettres placées à gauche de ce nombre dans le tableau. Le produit des rangs des lettres A et E est égal : 1 # 5 = 5.
Ainsi de suite.

Q11. Réponse **A.**
CHIEN possède 5 lettres dont les deux premières sont CH.
CHAT possède 4 lettres dont les deux premières sont CH.
Par analogie :
MOUTON possède 6 lettres dont les deux premières sont MO.
MOTTE possède 5 lettres dont les deux premières sont MO.

Q12. Réponse **B.**
DENT possède 4 lettres dont la 2ᵉ est E.
NEZ possède 3 lettres (une de moins) dont la 2ᵉ est E.
Par analogie :
TEMPS possède 5 lettres dont la 2ᵉ est E.
VENT possède 4 lettres (une de moins) dont la 2ᵉ est E.

Q13. Réponse **C.**
MOUCHE possède 6 lettres dont la dernière est E.
VIANDE possède aussi 6 lettres dont la dernière est E.

Par analogie :
HERBE possède 5 lettres dont la dernière est E.
POULE possède aussi 5 lettres dont la dernière est E.

Q14. Réponse **B.**
CENT possède 4 lettres dont la dernière est T.
VINGT possède une lettre de plus (5) dont la dernière est T.
Les deux mots possèdent une autre lettre commune N.
Par analogie :
DOUZE possède 5 lettres dont la dernière est E.
TROMPE possède une lettre de plus (6) dont la dernière est E.
Les deux mots possèdent une autre lettre commune O.

Q15. Réponse **D.**
GAU**C**HE possède 6 lettres.
P**C**F possède 3 lettres.
Les deux mots possèdent une lettre commune.
Par analogie :
D**R**OITE possède 6 lettres.
P**R**G possède 3 lettres.
Les deux mots possèdent une lettre commune.

Q16. Réponse **D.**
CLIM**AT** possède 6 lettres.
N**AT**URE possède aussi 6 lettres.
Les deux mots possèdent 2 lettres communes.
Par analogie :
P**O**UL**E**T possède 6 lettres.
H**O**MM**E**S possède aussi 6 lettres.
Les deux mots possèdent 2 lettres communes.

Q17. Réponse **B.**
S**E**IN possède 4 lettres.
F**E**MME possède 5 lettres.
Les deux mots possèdent la lettre commune E.
Par analogie :
B**E**AU possède 4 lettres.
HOMM**E** possède 5 lettres.
Les deux mots possèdent la lettre commune E.

Q18. Réponse **B.**
ENFANT possède 6 lettres dont 2 voyelles.
PIGEON possède 6 lettres dont 3 voyelles (1 de plus).
Par analogie :
CANCRE possède 6 lettres dont 2 voyelles.
HUMAIN possède 6 lettres dont 3 voyelles (1 de plus).

Q19. Réponse **B.**
ACTEUR possède 6 lettres.
DOCTRINE possède 8 lettres (2 de plus).
Les deux mots possèdent les lettres communes : C, T et R.
Par analogie :
SPECTRE possède 7 lettres.
DOCTRINAL possède 9 lettres (2 de plus).
Les deux mots possèdent les lettres communes : C, T et R.

Q20. Réponse **C.**
ALCOOL possède 6 lettres dont 3 voyelles.
WHISKY possède 6 lettres dont 2 voyelles (1 de moins).
Par analogie :
SUCRE possède 5 lettres dont 2 voyelles.
BLANC possède 5 lettres dont 1 voyelle (1 de moins).

Raisonnement logique n° 22

10 min

Quel est le mot qui doit remplacer le point d'interrogation ?

Q1. Désintoxication – Boulier – Glaciologue – Cajolerie – ?

A. Rectangulaire
B. Hyperglycémies
C. Oreiller
D. Aviculture

Q2. Abandon – Arbre – Plébiscite – Accabler – ?

A. Bouillon
B. Transborder
C. Verbe
D. Tribu

Q3. Cancre – Effort – Gravier – Immeuble – ?

A. Boue
B. Joie
C. Loisir
D. Képi

Q4. Accordéon – Affabuler – Homme – Consonne – ?

A. Violon
B. Addiction
C. Plaisir
D. Psychose

Q5. Rififi – Épineux – Obsolète – Corbeille – ?

A. Miraculeuse
B. Cicatrisant
C. Samaritain
D. Latiniste

Q6. Crabe – Lot – Raclette – Caricatures – ?

A. Bardeau
B. Sténodactylographes
C. Aristocratiquement
D. Oto-rhino-laryngologiste

Q7. Tunnel – Xénon – Loup – Manger – ?

A. Roseraie
B. Thym
C. Yaourt
D. Trémolo

Q8. Linge – Élan – Enlever – Voilage – ?

A. Viticole
B. Meule
C. Accalmie
D. Valoriser

Q9. Arbre – Manger – Mouvement – Polissable – ?

A. Commandant
B. Palindrome
C. Rhétorique
D. Clafoutis

Q10. Bille – Enlever – Cooccurrence – Abracadabra – ?

A. Effectif
B. Aman
C. Inintentionnellement
D. Trottinettes

Corrections

Q1. Réponse **A.**
Désintoxication (15) – Boulier (7) – Glaciologue (11) – Cajolerie (9) – Rectangulaire (13)
Tous les mots possèdent un nombre impair de lettres.

Q2. Réponse **B.**
A**b**andon – Ar**b**re – Plé**b**iscite – Acca**b**ler – Trans**b**order
La lettre **b** dans chaque mot passe de la 2e position à la suivante.

Q3. Réponse **D.**
Cancre – **E**ffort – **G**ravier – **I**mmeuble – **K**épi
La première lettre de chaque mot suit l'ordre alphabétique en ne retenant qu'une lettre sur deux.

Q4. Réponse **B.**
A**cc**ordéon – A**ff**abuler – Ho**mm**e – Conso**nn**e – A**dd**iction
Tous les mots possèdent une double lettre.

Q5. Réponse **C.**
Rififi (6) – Épineux (7) – Obsolète (8) – Corbeille (9) – Samaritain (10)
Le nombre de lettres de chaque mot augmente d'une unité.

Q6. Réponse **C.**
Crabe (5) – Lot (3) – Raclette (8) – Caricatures (11) – Sténodactylographes (19)
Le nombre de lettres du 3e mot est la somme des nombres de lettres des deux mots précédents. Ainsi de suite.

Q7. Réponse **C**.
Tunne**l** – Xéno**n** – Lou**p** – Mange**r** – Yaour**t**
La dernière lettre de chaque mot suit l'ordre alphabétique en ne retenant qu'une lettre sur deux.

Q8. Réponse **C**.
Linge – É**l**an – En**l**ever – Voi**l**age – Acca**l**mie
D'un mot à l'autre, la lettre **l** passe de la 1re position à la 2e. Ainsi de suite.

Q9. Réponse **A**.
A**rbr**e – **M**a**ng**e**r** – **M**ou**v**e**m**e**nt** – **P**o**l**i**ss**a**bl**e – **C**o**mm**a**nd**a**nt**
D'un mot à l'autre, le nombre de consonnes augmente d'une unité.

Q10. Réponse **C**.
Bi**ll**e – **E**nl**e**v**e**r – **C**oo**cc**urren**c**e – **A**br**a**c**a**d**a**br**a** – I**n**i**n**te**n**tio**n**-**n**elleme**n**t
D'un mot à l'autre, le nombre de lettres identiques augmente d'une unité.

Raisonnement logique n° 23

10 min

Voici deux exemples d'un même codage :

Nombre naturel	Nombre codé	Nombre naturel	Nombre codé
926	24	835	29

Quel est le codage des nombres naturels suivants ?

	Nombre naturel	Propositions de réponse du nombre codé				
		A	B	C	D	E
Q1	123	5	6	7	8	9
Q2	421	5	6	7	8	9
Q3	612	5	6	7	8	9
Q4	231	5	6	7	8	9
Q5	806	5	6	7	8	9

Voici deux exemples d'un autre codage :

Nombre naturel	Nombre codé	Nombre naturel	Nombre codé
926	3	472	10

Quel est le codage des nombres naturels suivants ?

	Nombre naturel	Propositions de réponse du nombre codé				
		A	B	C	D	E
Q6	738	17	18	19	20	21
Q7	774	17	18	19	20	21
Q8	693	17	18	19	20	21
Q9	664	17	18	19	20	21
Q10	538	17	18	19	20	21

Corrections

Corrigé des questions de Q1 à Q5

On fait le produit des chiffres des centaines et des dizaines, puis on ajoute le chiffre des unités. **Exemples :**

```
926 $ 9 # 2 + 6 = 18 + 6 = 24
835 $ 8 # 3 + 5 = 24 + 5 = 29
```

```
123 $ 1 # 2 + 3 = 2 + 3 = 5
421 $ 4 # 2 + 1 = 8 + 1 = 9
612 $ 6 # 1 + 2 = 6 + 2 = 8
231 $ 2 # 3 + 1 = 6 + 1 = 7
806 $ 8 # 0 + 6 = 0 + 6 = 6
```

Corrigé des questions de Q6 à Q10

On fait le produit des chiffres des dizaines et des unités, puis on retranche le chiffre des centaines. **Exemples :**

```
926 $ 2 # 6 – 9 = 12 – 9 = 3
472 $ 2 # 7 – 4 = 14 – 4 = 10
```

```
738 $ 3 # 8 – 7 = 24 – 7 = 17
774 $ 7 # 4 – 7 = 28 – 7 = 21
693 $ 9 # 3 – 6 = 27 – 6 = 21
664 $ 6 # 4 – 6 = 24 – 6 = 18
538 $ 3 # 8 – 5 = 24 – 5 = 19
```

Question	Q1	Q2	Q3	Q4	Q5	Q6	Q7	Q8	Q9	Q10
Réponse	A	E	D	C	B	A	E	E	B	C

Raisonnement logique n° 24

10 min

Dans le tableau suivant, on donne neuf nombres dont huit d'entre eux peuvent s'appairer par une relation de calcul. Quel est le nombre, parmi les réponses de **A** à **E** qui ne répond pas au critère énoncé ?

	N1	N2	N3	N4	N5	N6	N7	N8	N9	A	B	C	D	E
Ex.	10	8	5	4	2	6	5	0	3	10	8	2	5	3

La somme de deux nombres est égale à **10**. Le nombre **N9 = 3** ne peut pas être ajouté à un autre nombre parmi ceux qui sont proposés pour former une somme égale à **10**. La réponse est donc **E**. *Les relations de calcul sont uniquement l'une des quatre opérations de deux nombres entiers.*

N1 + N8 = 10 + 0 = $\boxed{10}$; N2 + N5 = 8 + 2 = $\boxed{10}$

N3 + N7 = 5 + 5 = $\boxed{10}$; N4 + N6 = 4 + 6 = $\boxed{10}$

	N1	N2	N3	N4	N5	N6	N7	N8	N9	A	B	C	D	E
Q1	13	11	7	10	9	5	8	6	4	9	5	8	6	4
Q2	24	4	12	3	1	2	8	6	14	8	24	3	1	14
Q3	50	1,5	12	2	25	6	75	150	200	25	6	75	150	200
Q4	23	31	11	4	24	17	16	10	16	4	24	17	16	10
Q5	23	16	57	39	12	6	20	17	9	39	11	6	20	47
Q6	28	5	18	15	12	21	16	17	13	12	18	15	16	13
Q7	43	37	25	22	23	19	17	41	38	43	25	37	22	17
Q8	150	60	51	20	17	50	3	66	22	22	17	51	3	60
Q9	48	54	18	5	3	66	8	9	11	5	3	77	8	9
Q10	16	8	47	21	25	10	13	19	4	75	38	47	21	25

Corrections

	R.	Relation
Q1	B	La somme de deux nombres est égale à 17.
Q2	E	Le produit de deux nombres est égal à 24.
Q3	C	Le produit de deux nombres est égal à 300.
Q4	D	La différence de deux nombres est égale à 7.
Q5	A	La différence de deux nombres est égale à 11.
Q6	E	La somme de deux nombres est égale à 33.
Q7	B	La somme de deux nombres est égale à 60.
Q8	D	La division de deux nombres donne un quotient égal à 3.
Q9	A	La division de deux nombres donne un quotient égal à 6.
Q10	C	La somme de deux nombres est égale à 29.

Raisonnement logique n° 25

15 min

Remarque : plusieurs réponses sont possibles à ce test.

Q1. Quelle image doit remplacer celle avec un point d'interrogation ?

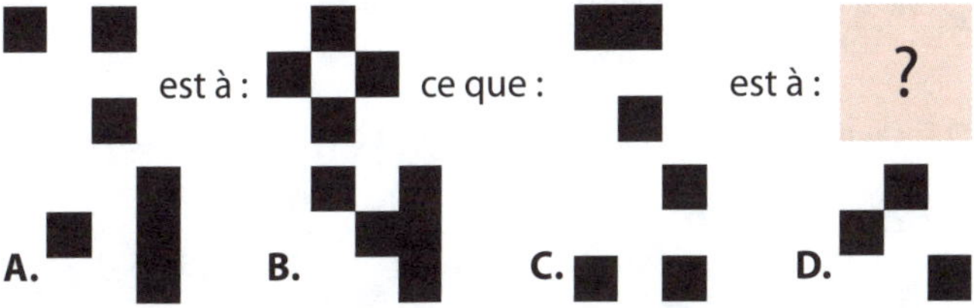

Q2. Quelle image doit remplacer celle avec un point d'interrogation ?

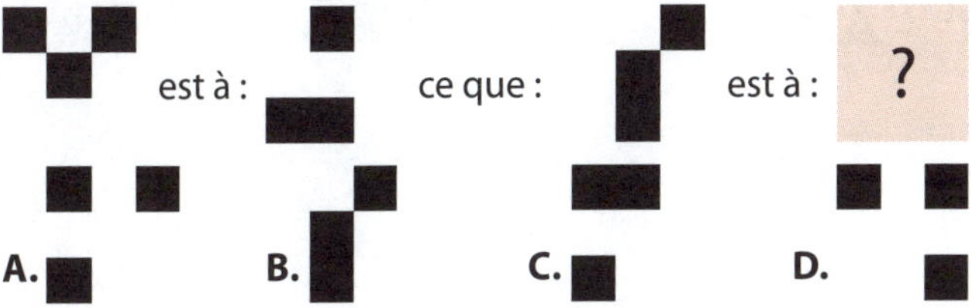

Q3. Quelle image doit remplacer celle avec un point d'interrogation ?

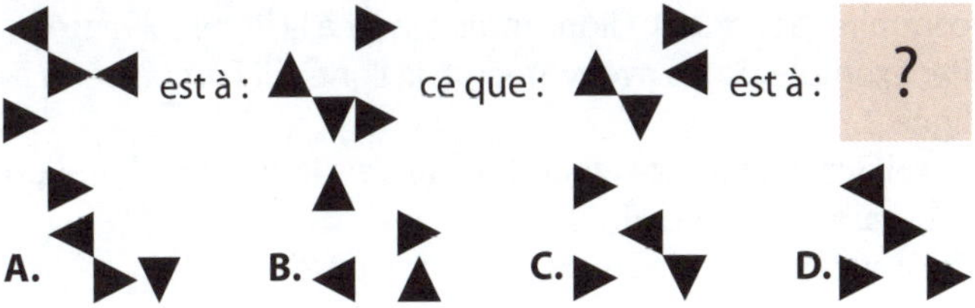

Q4. Quelle image doit remplacer celle avec un point d'interrogation ?

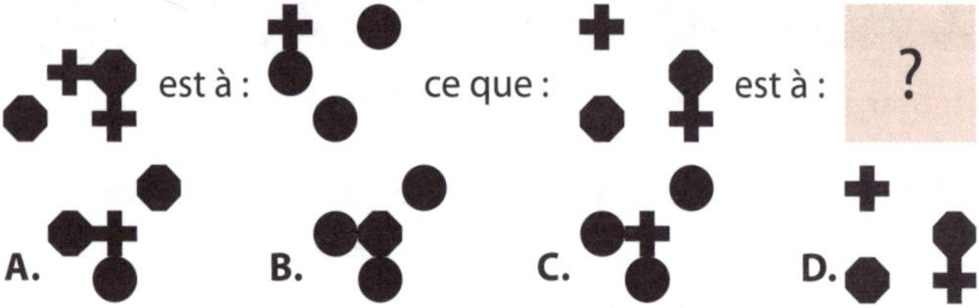

Q5. Quelle image doit remplacer celle avec un point d'interrogation ?

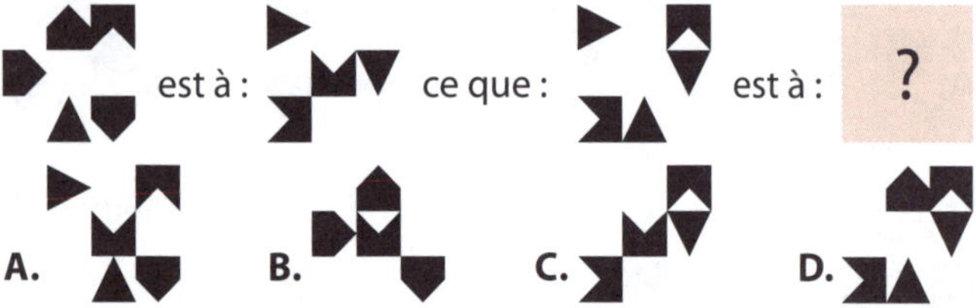

Pour exécuter le programme suivant, il faut, sauf indication contraire, traiter la 1re ligne, puis passer à la ligne suivante. Par exemple, après avoir effectué la ligne 1 il faut passer à la ligne 2.
L'exercice est terminé quand on arrive à la dernière ligne du programme notée : Fin.
On peut alors répondre à la question posée.

N°	Instruction
0	Début :
1	Lire le nombre P.
2	Lire le nombre Q.
3	Si P < Q aller à la ligne 7, sinon aller à la ligne 4.
4	Calculer : R = P – Q.
5	P prend la valeur de Q. Q prend la valeur de R.
6	Si R < 5 aller à la ligne 8, sinon aller à la ligne 3.
7	S prend la valeur de P. P prend la valeur de Q. Q prend la valeur de S. Continuer à la ligne 4.
8	Écrire le nombre R.
9	Fin.

Q6. Quelle est la valeur de R, si P = 10 et Q = 8 ?
A. 0 **B.** 1 **C.** 2 **D.** 3

Q7. Quelle est la valeur de R, si P = 15 et Q = 9 ?
A. 3 **B.** 2 **C.** 1 **D.** 0

Q8. Quelle est la valeur de R, si P = 20 et Q = 12 ?
A. 3 **B.** 4 **C.** 2 **D.** 1

Q9. Quelle est la valeur de R, si P = 13 et Q = 8 ?
A. 4 **B.** 3 **C.** 2 **D.** 1

Q10. Quelle est la valeur de R, si P = 15 et Q = 18 ?
A. 2 **B.** 3 **C.** 1 **D.** 4

Corrections

On superpose les deux premières images, puis les deux autres. On remarque que les éléments noirs ou orange forment la même dernière figure (en noir).

Q1. Réponse **A**.

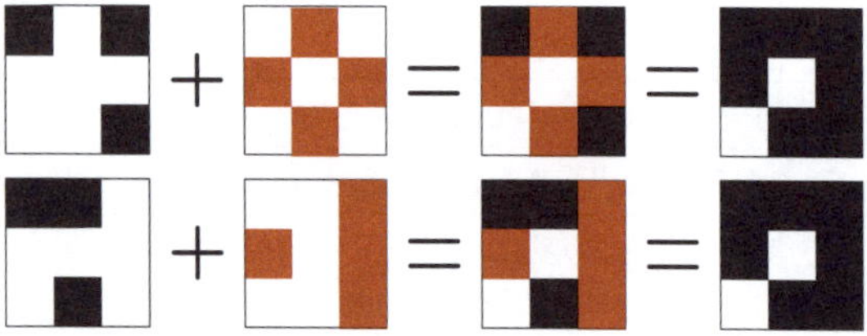

Q2. Réponse **C**.

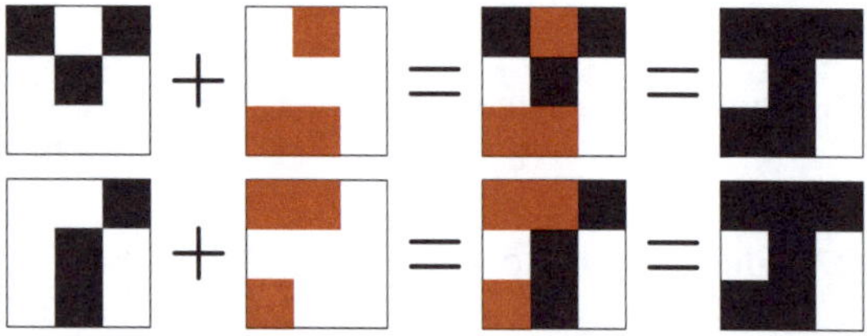

Q3. Réponse **D**.

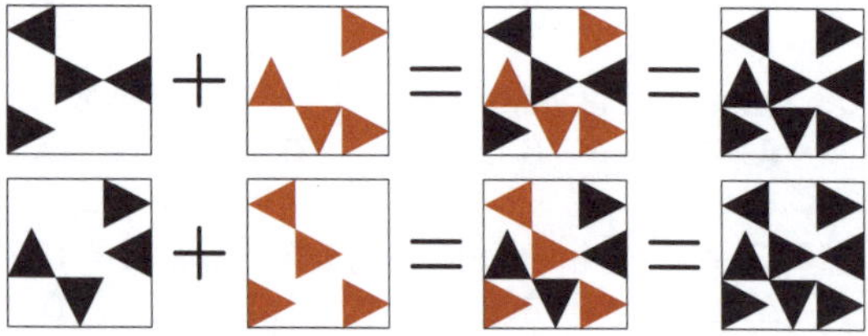

Q4. Réponse **C.**

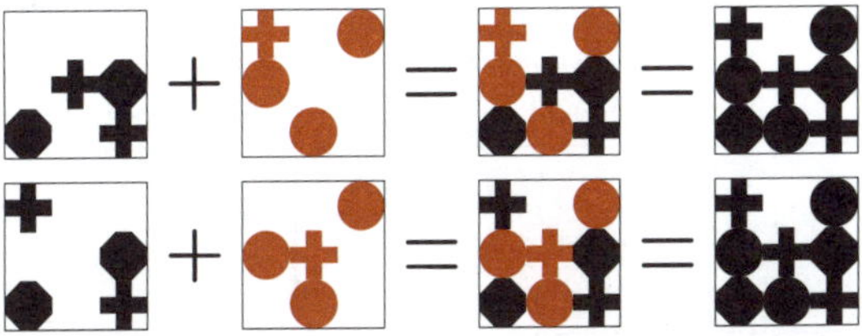

Q5. Réponse **B.**

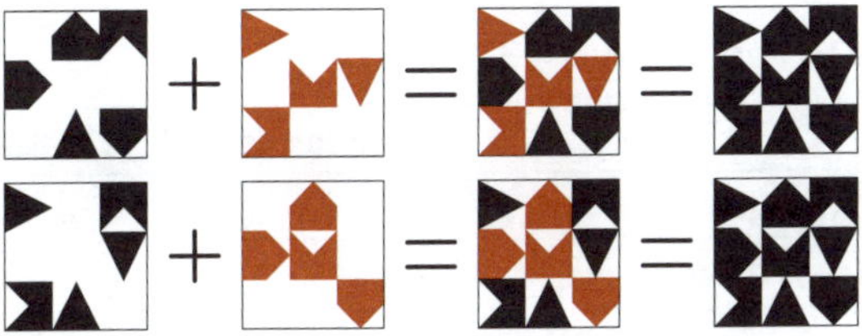

Tout d'abord on cherche les 1res valeurs de P, Q et R. Si le programme nous amène à calculer de nouvelles valeurs de ces variables, on remplit alors les 2es valeurs des variables.

Q6. Réponse **C.** R = 2

N°	Instruction	1res valeurs de P, Q, R
0	Début :	
1	Lire le nombre P.	10
2	Lire le nombre Q.	8
3	Si P < Q aller à la ligne 7. Sinon aller à la ligne 4.	10 < 8. C'est faux. Aller à la ligne 4.
4	Calculer : R = P – Q.	R = 10 – 8 = 2
5	P prend la valeur de Q. Q prend la valeur de R.	P = 8 et Q = 2

N°	Instruction	1res valeurs de P, Q, R
6	Si R < 5 aller à la ligne 8. Sinon aller à la ligne 3.	R = 2 < 5. C'est vrai. Aller à la ligne 8.
7	S ! P ; P ! Q ; Q ! S Continuer à la ligne 4.	
8	Écrire le nombre R.	R = 2
9	Fin.	

Q7. Réponse **A**. R = 3

N°	Instruction	1res valeurs de P, Q, R	2es valeurs de P, Q, R
0	Début :		
1 et 2	Lire P. Lire Q.	P = 15 ; Q = 9	
3	Si P < Q aller à la ligne 7. Sinon aller à la ligne 4.	15 < 9. C'est faux. Aller à la ligne 4.	9 < 6. C'est faux. Aller à la ligne 4.
4	R = P – Q.	R = 15 – 9 = 6	R = 9 – 6 = 3
5	P prend la valeur de Q. Q prend la valeur de R.	P = 9 et Q = 6	P = 6 et Q = 3
6	Si R < 5 aller à la ligne 8. Sinon aller à la ligne 3.	R = 6 > 5. Aller à la ligne 3. *Voir la colonne suivante.*	R = 3 < 5. Vrai. Aller à la ligne 8.
7	S ! P ; P ! Q ; Q ! S Aller à la ligne 4.		
8	Écrire R.		R = 3
9	Fin.		

Q8. Réponse **B**. R = 4

N°	Instruction	1res valeurs de P, Q, R	2es valeurs de P, Q, R
0	Début :		
1	Lire P.	20	
2	Lire Q.	12	
3	Si P < Q aller à la ligne 7. Sinon aller à la ligne 4.	20 < 12. C'est faux. Aller à la ligne 4.	12 < 8. C'est faux. Aller à la ligne 4.
4	R = P – Q.	R = 20 – 12 = 8	R = 12 – 8 = 4
5	P prend la valeur de Q. Q prend la valeur de R.	P = 12 ; Q = 8	P = 8 ; Q = 4
6	Si R < 5 aller à la ligne 8. Sinon aller à la ligne 3.	R = 8 > 5. Aller à la ligne 3. *Voir la colonne suivante.*	R = 4 < 5 C'est vrai. Aller à la ligne 8.
7	S prend la valeur de P. P prend la valeur de Q. Q prend la valeur de S. Continuer à la ligne 4.		
8	Écrire R.		R = 4
9	Fin.		

Q9. Réponse **B**. R = 3

N°	Instruction	1res valeurs de P, Q, R	2es valeurs de P, Q, R
0	Début :		
1 et 2	Lire P. Lire Q.	P = 13 ; Q = 8	
3	Si... Sinon aller à la ligne 4.	13 < 8. C'est faux. Aller à la ligne 4.	8 < 5. C'est faux. Aller à la ligne 4.
4	R = P – Q.	R = 13 – 8 = 5	R = 8 – 5 = 3
5	P...	P = 8 ; Q = 5	P = 5 ; Q = 3
6	Si... Sinon aller à la ligne 3.	R = 5. Aller L 3. *Voir la colonne suivante.*	R = 3 < 5. Vrai. Aller à L 8.
7	S prend la valeur de P. P prend la valeur de Q. Q prend la valeur de S. Continuer à la ligne 4.		
8 et 9	Écrire R. Fin		R = 3

Q10. Réponse **D**. R = 4

N°	Instruction	1res valeurs de P, Q, R	2es valeurs de P, Q, R
1 et 2	Lire P. Lire Q.	P = 15 ; Q = 18	
3	Si... Sinon aller à la ligne 4.	15 < 18. Vrai. Aller à la ligne 7.	18 < 15. Faux. Aller à la ligne 4.
4	R = P – Q.		R = 18 – 15 = 3
5	P...		P = 15 et Q = 3
6	Si... Sinon aller à la ligne 3.		R = 3 < 5. Vrai. Aller à la ligne 8.
7	S prend ... Continuer à la ligne 4.	S = 15 ; P = 18 ; Q = 15 *Voir la colonne suivante.*	
8 et 9	Écrire R. Fin		R = 4

Raisonnement logique n° 26

20 min

L'image suivante est composée de plusieurs hexagones dont les sommets portent un nombre ou une lettre. La somme de ces nombres est indiquée au centre de chaque hexagone. Le but de ce test est de déterminer la valeur numérique à associer à chaque lettre.

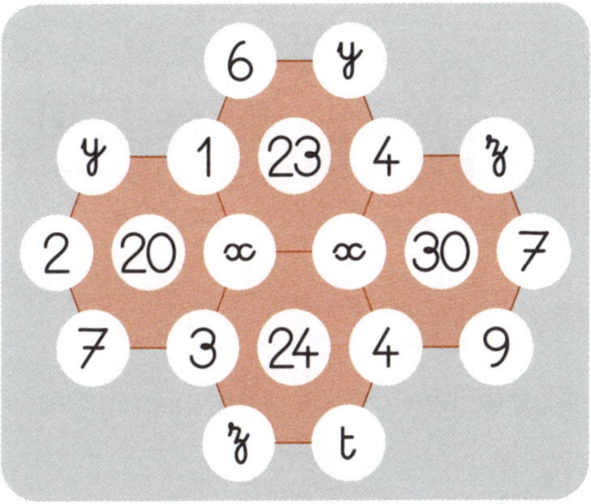

Q1. Quel est le nombre qui doit remplacer la lettre *x* ?

A. 2 **B.** 3 **C.** 4 **D.** 5

Q2. Quel est le nombre qui doit remplacer la lettre *y* ?

A. 1 **B.** 2 **C.** 3 **D.** 4

Q3. Quel est le nombre qui doit remplacer la lettre *z* ?

A. 1 **B.** 2 **C.** 3 **D.** 4

Q4. Quel est le nombre qui doit remplacer la lettre *t* ?

A. 4 **B.** 5 **C.** 6 **D.** 7

Q5. Quelle est alors la valeur associée à : *x* + *y* – *z* – *t* ?

A. 0 **B.** 1 **C.** 2 **D.** 3

Q6. Quelle est la suite logique des deux premières images ?

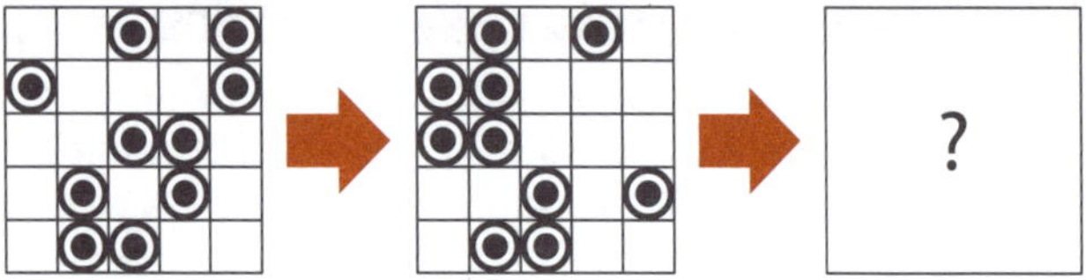

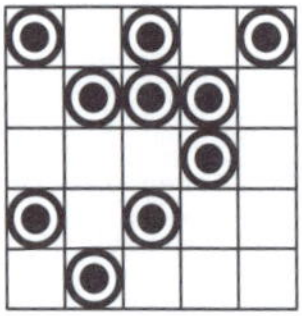

A

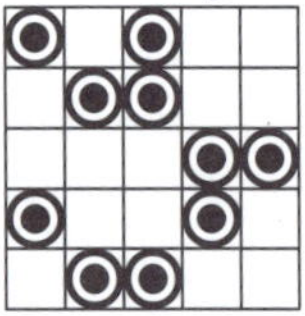

B

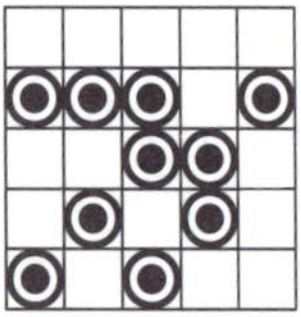

C

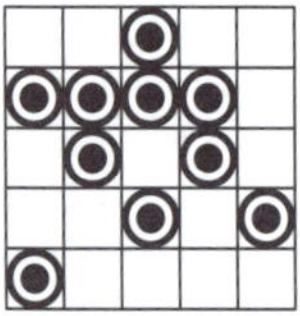

D

Q7. Quelle est la suite logique des deux premières images ?

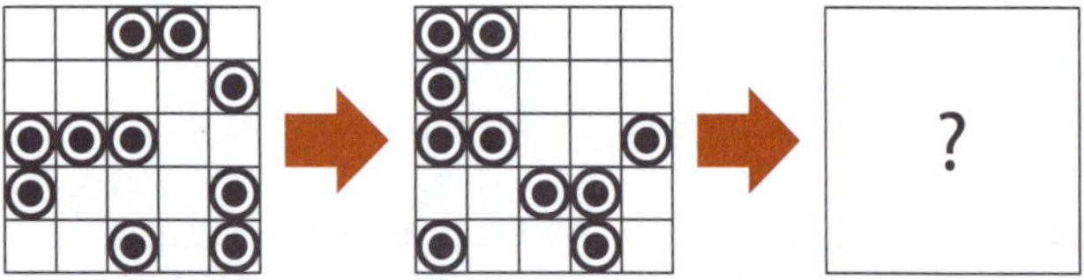

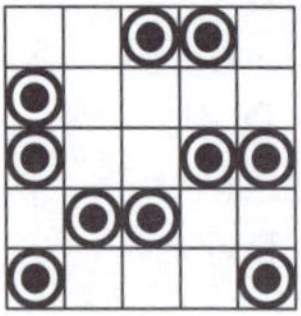

A

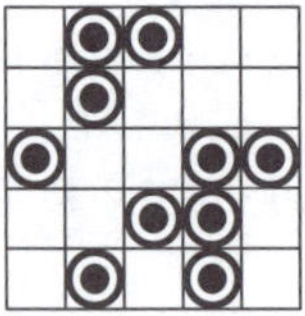

B

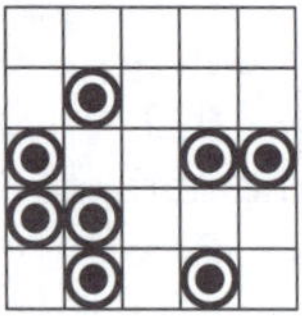

C

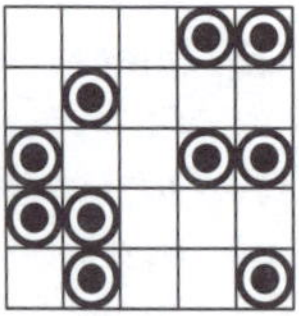

D

Q8. Quelle est la suite logique des deux premières images ?

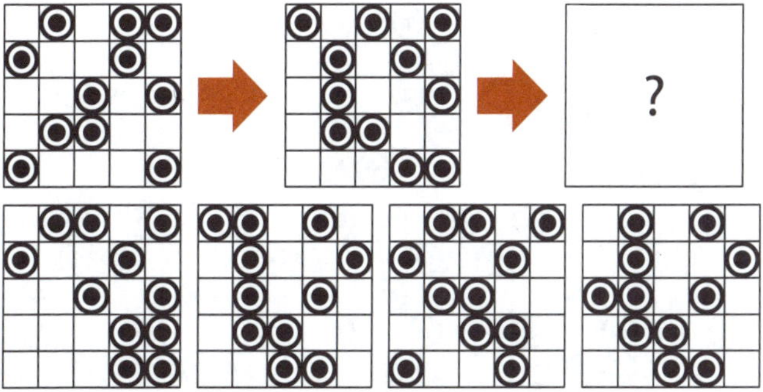

A **B** **C** **D**

Q9. Quelle est la suite logique des deux premières images ?

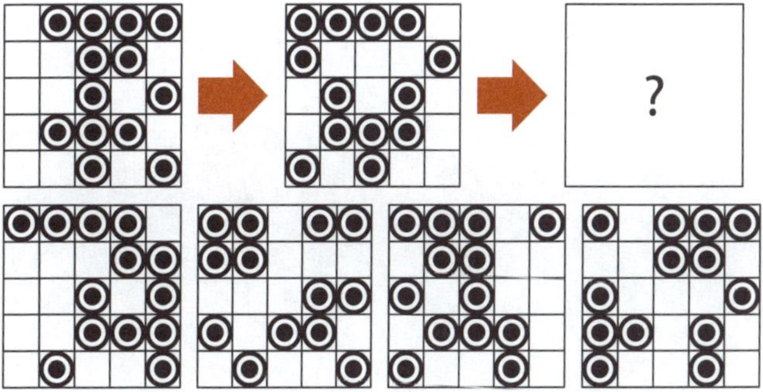

A **B** **C** **D**

Q10. Quelle est la suite logique des deux premières images ?

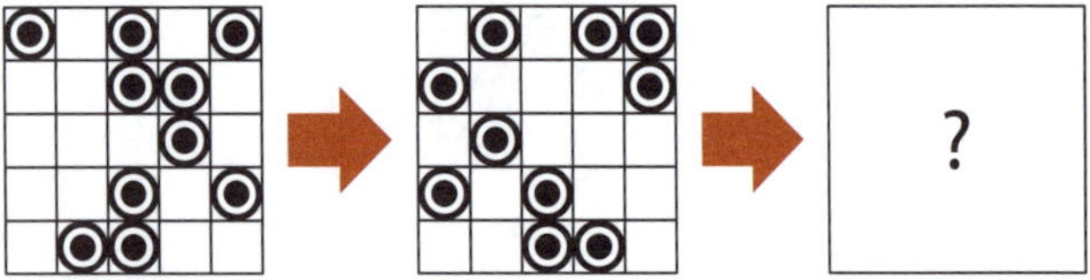

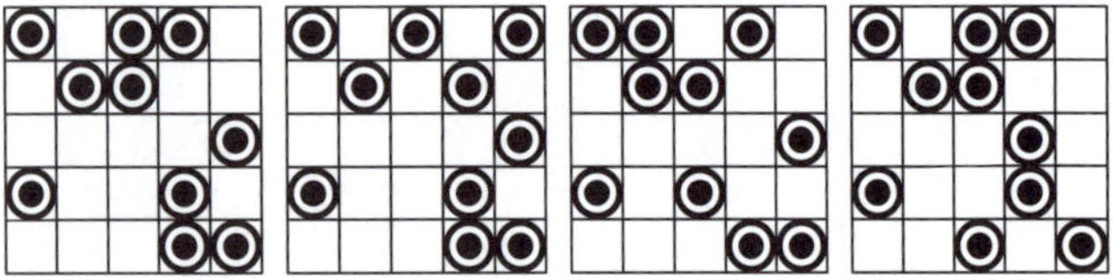

A B C D

Corrections

On note de *a* à *d* les hexagones. On écrit une équation pour chaque hexagone.

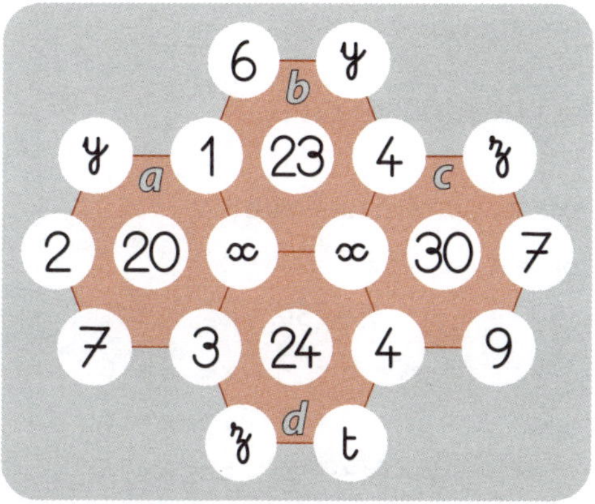

Pour l'hexagone *a*, on peut écrire :

$x + y + 7 + 3 + 1 + 2 = 20$

$x + y = 20 - 7 - 3 - 1 - 2$

$\boxed{x + y = 7}$

Pour l'hexagone *b*, on peut écrire :

$2x + y + 1 + 6 + 4 = 23$

$2x + y = 23 - 1 - 6 - 4$

$\boxed{2x + y = 12}$

On résout le système formé par ces deux équations encadrées :

Q1. Réponse **D**.

Q2. Réponse **B**.

$$\begin{cases} a = x + y = 7 \\ b = 2x + y = 12 \end{cases}$$

On soustrait membre à membre les termes des équations.

$$a - b$$

$$x - 2x + \cancel{y} - \cancel{y} = 7 - 12$$

$$-x = -5$$

$$\boxed{x = 5}$$

On remplace x par 5 dans l'équation a.

$$x + y = 7 \ ; \ 5 + y = 7$$

$$y = 7 - 5 \ ; \ \boxed{y = 2}$$

Pour l'hexagone *c*, on peut écrire :

Q3. Réponse **A**.

$$x + z + 4 + 4 + 9 + 7 = 30$$

$$x + z = 30 - 4 - 4 - 9 - 7$$

$$\boxed{x + z = 6}$$

On remplace x par 5 dans cette précédente équation.

$$x + z = 6$$

$$5 + z = 6$$

$$z = 6 - 5$$

$$\boxed{z = 1}$$

Pour l'hexagone *d*, on peut écrire :

Q4. Réponse **C**.

On remplace x par 5 et z par 1 dans cette équation.

$$2x + z + t + 3 + 4 = 24$$

$$2 \# 5 + 1 + t + 3 + 4 = 24$$

$$10 + 1 + t + 3 + 4 = 24$$

$$t = 24 - 10 - 1 - 3 - 4$$

$$\boxed{t = 6}$$

Q5. Réponse **A**.

Pour répondre à la question **Q5**, il suffit de remplacer toutes les lettres par leurs valeurs respectives ; c'est-à-dire :

$$x + y - z - t = 5 + 2 - 1 - 6 = \boxed{0}$$

Les déplacements des petits disques noirs se font sur des lignes horizontales d'une ou de deux cases vers la gauche ou vers la droite. Parfois les petits disques demeurent immobiles. Après la dernière case, on retrouve la 1re case. Avant la 1re case, on retrouve la dernière case.

Remarque : pour observer plus facilement les déplacements des petits carrés, certains ne sont plus noirs mais gris ou orange.

Q6. Réponse **B**.

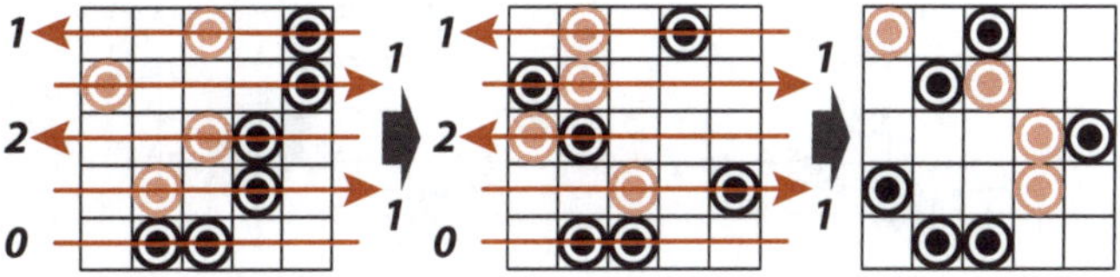

Q7. Réponse **D**.

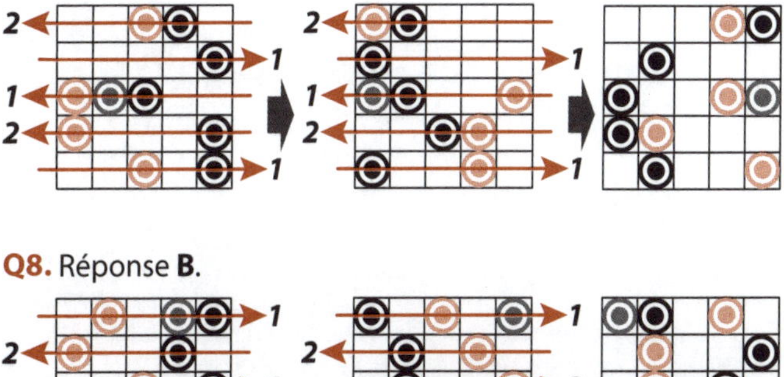

Q8. Réponse **B**.

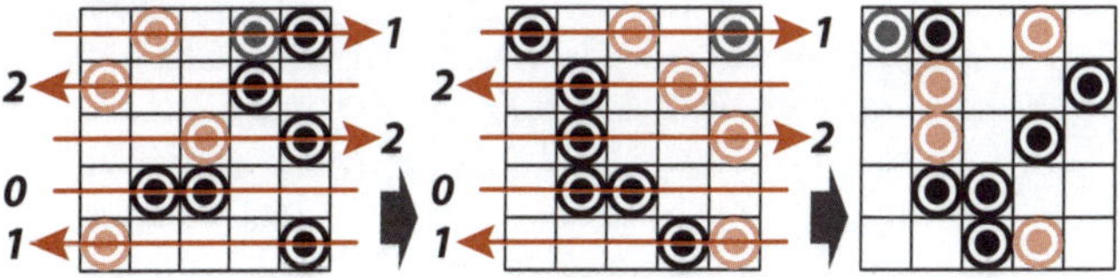

Q9. Réponse **C**.

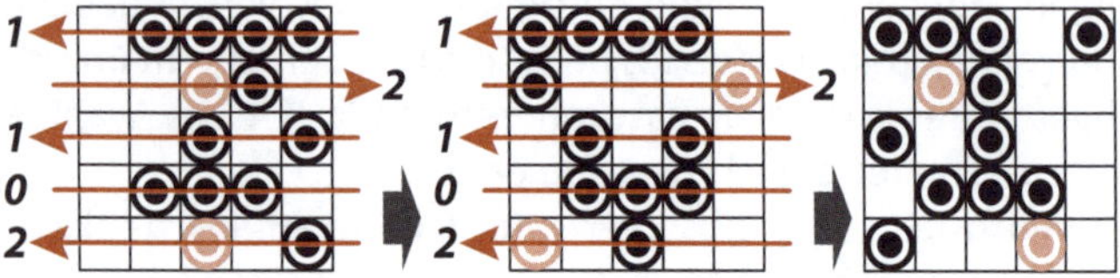

Q10. Réponse **A**.

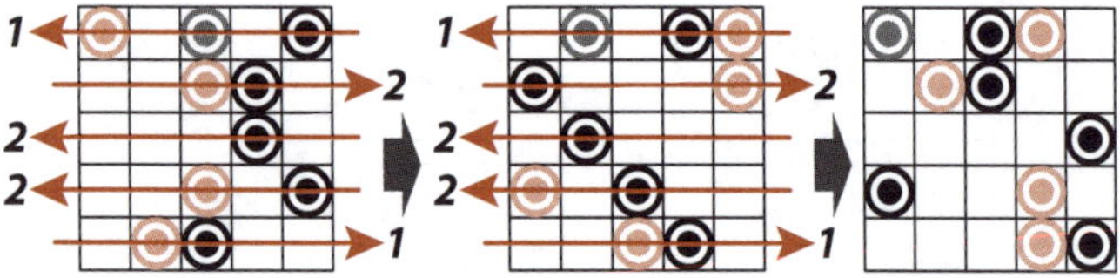

Raisonnement logique n° 27

10 min

On donne une série d'informations contenues dans un texte court.

Le but de ce test est de répondre à des questions simples.

Pour ces tests, une méthode est proposée.

- À partir des informations contenues dans le texte, construire un tableau où les lignes et les colonnes reprennent les informations du texte.

- À chaque phrase du texte, il faut remplir le plus grand nombre de cases dans le tableau. Il y a des cases qui reprennent directement les informations du texte, et des cases que l'on peut remplir par déduction.

Je pense à un objet dont deux caractéristiques principales sont la forme et la couleur. Si l'objet est une boule, alors cet objet est blanc. Je ne pense pas à un cube. Si l'objet est un cube, alors il est vert.

Q1. Quelle est la réponse correcte ?

A. L'objet est un cube vert.

B. L'objet est une boule verte.

C. L'objet est un cube blanc.

D. L'objet est une boule blanche.

Je pense à un bel homme. Si c'est un grand sportif, il aura les yeux bleus. Il n'a pas les yeux marron. Si c'est un homme d'affaires, il aura les yeux verts. Il n'est pas un grand sportif. Si c'est un brillant chercheur, il aura les yeux marron.

Q2. Quelle est la réponse correcte ?
A. C'est un homme d'affaires.
B. C'est un grand sportif aux yeux bleus.
C. Il a les yeux marron.
D. Il est ni un grand sportif ni un homme d'affaires.

Trois filles ont chacune un an d'écart, la plus jeune a 9 ans. Pour le goûter, elles mangent chacune un fruit différent : une banane, une pomme ou une poire. Chloé n'a pas 10 ans. Celle qui a mangé la pomme n'a pas 9 ans. Bénédicte, la plus âgée n'a pas mangé de banane ni de pomme.

Q3. Quel est l'âge d'Alice ?
A. 9 ans **B.** 10 ans **C.** 11 ans **D.** Impossible de conclure.

Q4. Quel est l'âge de Bénédicte ?
A. 9 ans **B.** 10 ans **C.** 11 ans **D.** Impossible de conclure.

Q5. Quel est l'âge de Chloé ?
A. 9 ans **B.** 10 ans **C.** 11 ans **D.** Impossible de conclure.

Q6. Qui mange la banane ?
A. Alice **B.** Bénédicte
C. Chloé **D.** Impossible de conclure.

Q7. Qui mange la poire ?

A. Alice **B.** Bénédicte
C. Chloé **D.** Impossible de conclure.

Q8. Qui mange la pomme ?

A. Alice **B.** Bénédicte
C. Chloé **D.** Impossible de conclure.

Q9. Que mange Alice ?

A. La pomme **B.** La poire
C. La banane **D.** Impossible de conclure.

Q10. Que mange Chloé ?

A. La pomme **B.** La poire
C. La banane **D.** Impossible de conclure.

Corrections

Dans le texte, on parle d'une boule, d'un cube et des couleurs verte ou blanche. On peut alors écrire le tableau suivant :

	Cube	Boule
Vert	×	
Blanc		×

Q1. Réponse **D.** Avec les informations contenues dans le texte, on complète le tableau avec des croix.

Q2. Réponse **A**. Dans le texte, on parle d'un grand sportif, d'un homme d'affaires et d'un brillant chercheur. Cette personne a les yeux bleus, verts ou marron. On peut alors écrire le tableau suivant que l'on complète avec les informations contenues dans l'énoncé.

	Verts	Bleus	Marron
Grand sportif		×	
Homme d'affaires	×		
Brillant chercheur			×

De Q3 à Q10

On dessine le tableau suivant :

• Avec l'énoncé et les questions, on identifie les prénoms des trois enfants.

• Avec l'énoncé et les réponses proposées, on écrit les âges des enfants et les fruits consommés.

		Fruit			Âge		
		Banane	Poire	Pomme	9 ans	10 ans	11 ans
Prénom	Alice						
	Bénédicte						
	Chloé						
Âge	9 ans						
	10 ans						
	11 ans						

1 • Dans chaque case à compléter, il faut écrire « **O** » pour OUI ou « **N** » pour NON.
2 • Les cases à compléter forment trois petits carrés blancs de neuf cases chacun. Dans chaque ligne et dans chaque colonne des trois petits carrés blancs, il ne doit y avoir qu'une seule fois « **O** ». Toutes les autres cases seront complétées par des « **N** ».
3 • Avec les informations contenues dans l'énoncé, on complète le plus grand nombre de cases avec des « **O** » ou des « **N** ».
4 • Quand toutes les données de l'énoncé sont exploitées, on complète les cases en suivant les indications du §2.

« *Chloé n'a pas 10 ans* ». On complète alors la case N1.
« *Celle qui a mangé la pomme n'a pas 9 ans* ». On complète la case N2.

« *Bénédicte, la plus âgée* ». On complète alors la case **O**1.
« *Bénédicte n'a pas mangé de banane ni de pomme* ». On complète les cases N3, N4 et **O**2. Alors, Bénédicte mange la poire et a 11 ans. On place alors **O**3.

		Fruit			Âge		
		Banane	Poire	Pomme	9 ans	10 ans	11 ans
Prénom	Alice						
	Bénédicte	N3	**O**2	N4			**O**1
	Chloé					N1	
Âge	9 ans			N2			
	10 ans						
	11 ans		**O**3				

Dans chaque carré de neuf cases, il ne doit y avoir qu'une seule fois « **O** » à chaque ligne et à chaque colonne.

1 • On complète alors le carré **A**.

		Fruit			Âge		
		Bana.	Poire	Pom.	9	10	11
Prénom	A.				N	O	N
	B.	N	O	N	N	N	O
	C.				O	N	N
Âge	9			N			
	10						
	11		O				

(A)

2 • On complète alors le carré **B**.

		Fruit			Âge		
		Bana.	Poire	Pom.	9	10	11
Prénom	A.				N	O	N
	B.	N	O	N	N	N	O
	C.				O	N	N
Âge	9	O	N	N			
	10	N	N	O			
	11	N	O	N			

(B)

3 • On complète alors le carré **C** en tenant compte des carrés **A** et **B**.

		Fruit			Âge		
		Bana.	Poire	Pom.	9	10	11
Prénom	A.	N	N	O	N	O	N
	B.	N	O	N	N	N	O
	C.	O	N	N	O	N	N
Âge	9	O	N	N			
	10	N	N	O			
	11	N	O	N			

(C)

On répond alors aux différentes questions en utilisant le dernier tableau.

Q3. B	**Q4.** C	**Q5.** A	**Q6.** C	**Q7.** B
Q8. A	**Q9.** A	**Q10.** C		

Raisonnement logique n° 28

10 min

On donne une série d'informations contenues dans un texte court. ***Répondre à des questions simples.***

Trois personnes ont assisté chacune à l'un des trois concerts (musique baroque, jazz ou rock), l'un des trois derniers jours de la semaine, et dans l'une des villes (Amiens, Brest ou Caen).
• Brest n'a pas accueilli le concert de jazz.
• À Brest, le concert du vendredi n'est pas le concert de rock.
• Alex n'a pas assisté au concert de rock, et n'était pas à Brest.
• Bastien n'a pas assisté au concert de jazz donné le dernier soir.
• Célia n'est pas allée au concert du samedi donné à Caen, ni au concert de rock.
• Alex n'a pas écouté le concert de musique baroque.

Q1. Quel est le jour du concert de musique baroque ?

A. Le vendredi **B.** Le samedi
C. Le dimanche **D.** On ne peut pas répondre.

Q2. Quel est le concert auquel a assisté Alex ?
C'est le concert de...

A. Musique baroque **B.** Jazz
C. Rock **D.** On ne peut pas répondre.

Q3. Quel jour Bastien est-il allé au concert ?

A. Le vendredi **B.** Le samedi
C. Le dimanche **D.** On ne peut pas répondre.

Q4. Quel est le jour du concert de rock ?

A. Le vendredi
B. Le samedi
C. Le dimanche
D. On ne peut pas répondre.

Q5. Quel est le concert donné à Amiens ?

A. De musique baroque
B. De jazz
C. De rock
D. On ne peut pas répondre.

Q6. Quel est le concert auquel a assisté Célia ?
C'est le concert de...

A. Musique baroque
B. Jazz
C. Rock
D. On ne peut pas répondre.

Q7. Quel est le concert donné le samedi ?
C'est le concert de...

A. Musique baroque
B. Jazz
C. Rock
D. On ne peut pas répondre.

Q8. Qui n'assiste pas au concert de musique baroque ?

A. Une seule personne
B. Plusieurs personnes
C. Célia
D. On ne peut pas répondre.

Q9. Qui va écouter un concert de jazz ?

A. Alex
B. Bastien
C. Célia
D. On ne peut pas répondre.

Q10. Qui n'écoute pas un concert dans la ville d'Amiens ?

A. Alex
B. Une seule personne
C. Plusieurs personnes
D. On ne peut pas répondre.

Pour faciliter votre travail, vous disposez ci-dessous du tableau suivant :

		Musique			Jour			Ville		
		Baroque	Jazz	Rock	Vendredi	Samedi	Dimanche	Amiens	Brest	Caen
Prénom	Alex									
	Bastien									
	Célia									
Ville	Amiens									
	Brest									
	Caen									
Jour	Vendredi									
	Samedi									
	Dimanche									

Corrections

Q1. A	**Q2.** B	**Q3.** B	**Q4.** B	**Q5.** B
Q6. A	**Q7.** C	**Q8.** B	**Q9.** A	**Q10.** C

Prénom	**Musique**	**Jour**	**Ville**
Alex	Jazz	Dimanche	Amiens
Bastien	Rock	Samedi	Caen
Célia	Baroque	Vendredi	Brest

Dans chaque petit carré de neuf cases, il doit y avoir pour chaque ligne et chaque colonne, deux fois un **N** (non) et une fois un **O** (oui).

Conséquence : dans un petit carré de neuf cases, si l'une d'elles porte un **O** (oui), il faut mettre des **N** (non) dans les autres cases de la ligne et de la colonne du **O** (oui).

1

		Musique			**Jour**			**Ville**		
		Baroque	Jazz	Rock	Vendredi	Samedi	Dimanche	Amiens	Brest	Caen
Prénom	Alex									
	Bastien									
	Célia									
Ville	Amiens									
	Brest		N							
	Caen									
Jour	Vendredi									
	Samedi									
	Dimanche									

Brest n'a pas accueilli le concert de jazz.

2

		Musique			Jour			Ville		
		Baroque	Jazz	Rock	Vendredi	Samedi	Dimanche	Amiens	Brest	Caen
Prénom	Alex									
	Bastien									
	Célia									
Ville	Amiens				*N*					
	Brest		N	N	O	*N*	*N*			
	Caen				*N*					
Jour	Vendredi			N						
	Samedi									
	Dimanche									

À Brest, le concert du vendredi n'est pas le concert de rock.

3

		Musique			Jour			Ville		
		Baroque	Jazz	Rock	Vendredi	Samedi	Dimanche	Amiens	Brest	Caen
Prénom	Alex			N	N				N	
	Bastien									
	Célia									
Ville	Amiens	*N*			N					
	Brest	*O*	N	N	O	N	N			
	Caen	*N*			N					
Jour	Vendredi			N						
	Samedi									
	Dimanche									

Alex n'a pas participé au concert de rock, et n'était pas à Brest.

4

		Musique			Jour			Ville		
		Baroque	Jazz	Rock	Vendredi	Samedi	Dimanche	Amiens	Brest	Caen
Prénom	Alex			N	N				N	
	Bastien		N				N			
	Célia									
Ville	Amiens	N			N					
	Brest	O	N	N	O	N	N			
	Caen	N			N					
Jour	Vendredi	*O*	*N*	N						
	Samedi	*N*	*N*	*O*						
	Dimanche	*N*	O	*N*						

Bastien n'a pas assisté au concert de jazz donné le dernier soir.

5

		Musique			Jour			Ville		
		Baroque	Jazz	Rock	Vendredi	Samedi	Dimanche	Amiens	Brest	Caen
Prénom	Alex			N	N				N	
	Bastien		N				N			
	Célia			N		N				N
Ville	Amiens	N			N	*N*	*O*			
	Brest	O	N	N	O	N	N			
	Caen	N			N	O	*N*			
Jour	Vendredi	O	N	N						
	Samedi	N	N	O						
	Dimanche	N	O	N						

Célia n'est pas allée au concert du samedi donné à Caen, ni au concert de rock.

6

		Musique			Jour			Ville		
		Baroque	Jazz	Rock	Vendredi	Samedi	Dimanche	Amiens	Brest	Caen
Prénom	Alex	N	O	N	N				N	
	Bastien	N	N	O			N			
	Célia	O	N	N		N				N
Ville	Amiens	N			N	N	O			
	Brest	O	N	N	O	N	N			
	Caen	N			N	O	N			
Jour	Vendredi	O	N	N						
	Samedi	N	N	O						
	Dimanche	N	O	N						

Alex n'a pas écouté le concert de musique baroque.

7

		Musique			Jour			Ville		
		Baroque	Jazz	Rock	Vendredi	Samedi	Dimanche	Amiens	Brest	Caen
Prénom	Alex	N	O	N	N	N	O		N	
	Bastien	N	N	O	N	O	N		N	
	Célia	O	N	N	**O**	N	N	N	**O**	N
Ville	Amiens	N			N	N	O			
	Brest	O	N	N	O	N	N			
	Caen	N			N	O	N			
Jour	Vendredi	O	N	N						
	Samedi	N	N	O						
	Dimanche	N	O	N						

Il y a correspondance logique entre lignes et colonnes.

8

		Musique			Jour			Ville		
		Baroque	Jazz	Rock	Vendredi	Samedi	Dimanche	Amiens	Brest	Caen
Prénom	Alex	N	O	N	N	N	O	*O*	N	*N*
	Bastien	N	N	O	N	O	N	*N*	N	**O**
	Célia	O	N	N	O	N	N	N	O	N
Ville	Amiens	N	*O*	*N*	N	N	O			
	Brest	O	N	N	O	N	N			
	Caen	N	*N*	**O**	N	O	N			
Jour	Vendredi	O	N	N						
	Samedi	N	N	O						
	Dimanche	N	O	N						

Il y a correspondance logique entre lignes et colonnes.

9

		Musique			Jour			Ville		
		Baroque	Jazz	Rock	Vendredi	Samedi	Dimanche	Amiens	Brest	Caen
Prénom	Alex		O				O	O		
	Bastien			O		O				O
	Célia	O			O				O	
Ville	Amiens		O				O			
	Brest	O			O					
	Caen			O		O				
Jour	Vendredi	O								
	Samedi			O						
	Dimanche		O							

Synthèse.

Raisonnement logique n° 29

15 min

On donne une série d'informations contenues dans un texte court. ***Répondre à des questions simples.***

Quatre personnes mangent avec des amis, un jour différent de la semaine (lundi, mardi, jeudi ou samedi), un plat différent (frites, salades, fruits ou viande), dans un lieu différent (au restaurant, dans une auberge, à la maison, ou chez des amis).

• Harry est invité à manger des frites, le mardi à l'auberge.

• Félix ne mange pas de viande. Il ne va pas au restaurant le lundi.

• Le samedi Gaël mange des salades chez ses amis.

Q1. Qui est invité à manger de la viande ?

A. Éloi **B.** Félix
C. Gaël **D.** Harry

Q2. Qui invite des personnes à manger à la maison ?

A. Éloi **B.** Félix
C. Gaël **D.** Harry

Q3. Quel est le jour où une personne mange au restaurant ?

A. Lundi **B.** Mardi
C. Jeudi **D.** Samedi

Q4. Quel jour mange-t-on dans une auberge ?
A. Lundi **B.** Mardi
C. Jeudi **D.** Samedi

Q5. Quel jour une personne mange-t-elle des fruits ?
A. Lundi **B.** Mardi
C. Jeudi **D.** Samedi

Q6. Quel jour a-t-on des invités à manger à la maison ?
A. Lundi **B.** Mardi
C. Jeudi **D.** Samedi

Q7. Que mange-t-on quand on est invité le jeudi ?
A. Des frites **B.** Des salades
C. Des fruits **D.** De la viande

Q8. Où mangera-t-on des fruits ?
A. Au restaurant **B.** Dans une auberge
C. À la maison **D.** Chez des amis

Q9. Quel jour Félix est-il invité ?
A. Lundi **B.** Mardi
C. Jeudi **D.** Samedi

Q10. Où mangera-t-on de la viande ?
A. Au restaurant **B.** Dans une auberge
C. À la maison **D.** Chez des amis

Pour faciliter votre travail, vous disposez ci-dessous du tableau suivant :

		Plat				Jour				Lieu			
Prénom													
Lieu													
Jour													

Corrections

1

		Plat				Jour				Lieu			
		Frites	Salades	Fruits	Viande	Lundi	Mardi	Jeudi	Samedi	Restaurant	Auberge	À la maison	Chez des amis
Prénom	Éloi	N					N				N		
	Félix	N					N				N		
	Gaël	N					N				N		
	Harry	O	N	N	N	N	O	N	N	N	O	N	N
Lieu	Restaurant	N					N						
	Auberge	O	N	N	N	N	O	N	N				
	À la maison	N					N						
	Chez des amis	N					N						
Jour	Lundi	N											
	Mardi	O	N	N	N								
	Jeudi	N											
	Samedi	N											

Harry est invité à manger des frites, le mardi à l'auberge.

2

		Plat				Jour				Lieu			
		Frites	Salades	Fruits	Viande	Lundi	Mardi	Jeudi	Samedi	Restaurant	Auberge	À la maison	Chez des amis
Prénom	Éloi	N					N				N		
	Félix	N			N	N	N			N	N		
	Gaël	N					N				N		
	Harry	O	N	N	N	N	O	N	N	N	O	N	N
Lieu	Restaurant	N					N						
	Auberge	O	N	N	N	N	O	N	N				
	À la maison	N					N						
	Chez des amis	N					N						
Jour	Lundi	N											
	Mardi	O	N	N	N								
	Jeudi	N											
	Samedi	N											

Félix ne mange pas de viande. Il ne va pas au restaurant le lundi.

3

		Plat				Jour				Lieu			
		Frites	Salades	Fruits	Viande	Lundi	Mardi	Jeudi	Samedi	Restaurant	Auberge	À la maison	Chez des amis
Prénom	Éloi	N	N	N	O	O	N	N	N	O	N	N	N
	Félix	N	N	O	N	N	N	O	N	N	N	O	N
	Gaël	N	O	N	N	N	N	N	O	N	N	N	O
	Harry	O	N	N	N	N	O	N	N	N	O	N	N
Lieu	Restaurant	N	N				N		N				
	Auberge	O	N	N	N	N	O	N	N				
	À la maison	N	N				N		N				
	Chez des amis	N	O	N	N	N	N	N	O				
Jour	Lundi	N	N										
	Mardi	O	N	N	N								
	Jeudi	N	N										
	Samedi	N	O	N	N								

Le samedi Gaël mange des salades chez ses amis.

4

		Plat				Jour				Lieu			
		Frites	Salades	Fruits	Viande	Lundi	Mardi	Jeudi	Samedi	Restaurant	Auberge	À la maison	Chez des amis
Prénom	Éloi	N	N	N	O	O	N	N	N	O	N	N	N
	Félix	N	N	O	N	N	N	O	N	N	N	O	N
	Gaël	N	O	N	N	N	N	N	O	N	N	N	O
	Harry	O	N	N	N	N	O	N	N	N	O	N	N
Lieu	Restaurant	N	N	N	O	O	N	N	N				
	Auberge	O	N	N	N	N	O	N	N				
	À la maison	N	N	**O**	N	N	N	**O**	N				
	Chez des amis	N	O	N	N	N	N	N	O				
Jour	Lundi	N	N	N	O								
	Mardi	O	N	N	N								
	Jeudi	N	N	**O**	N								
	Samedi	N	O	N	N								

Il y a correspondance logique entre lignes et colonnes.

5

		Plat				Jour				Lieu			
		Frites	Salades	Fruits	Viande	Lundi	Mardi	Jeudi	Samedi	Restaurant	Auberge	À la maison	Chez des amis
Prénom	Éloi				O	O				O			
	Félix			O				O				O	
	Gaël		O						O				O
	Harry	O					O				O		
Lieu	Restaurant				O	O							
	Auberge	O					O						
	À la maison			O				O					
	Chez des amis		O						O				
Jour	Lundi				O								
	Mardi	O											
	Jeudi			O									
	Samedi		O										

Synthèse.

Q1. A	**Q2.** B	**Q3.** A	**Q4.** B	**Q5.** C

Q6. C	**Q7.** C	**Q8.** C	**Q9.** C	**Q10.** A

Raisonnement logique n° 30

5 min

Quel est le domino qui doit remplacer celui avec des points d'interrogation ?

Q1.

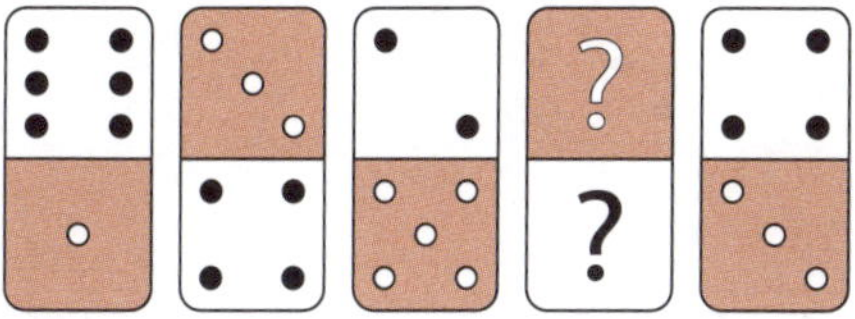

A. 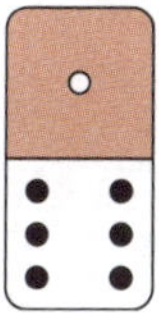 B. 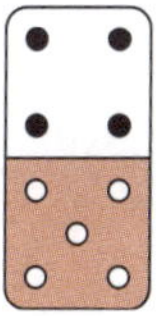 C. 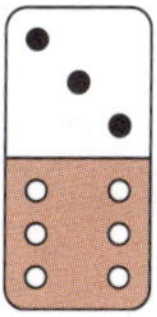 D. 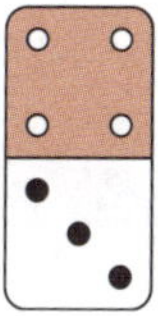

Q2.

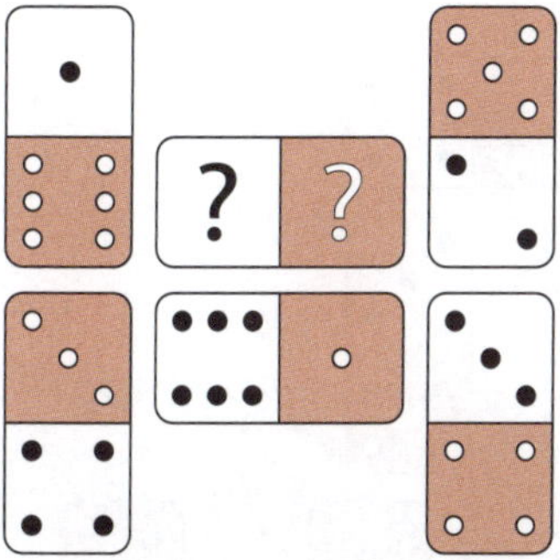

A. 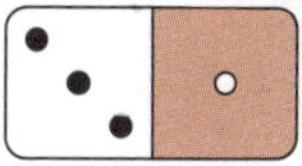 B. 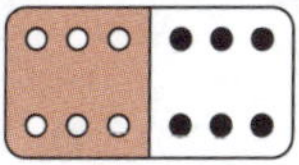 C. 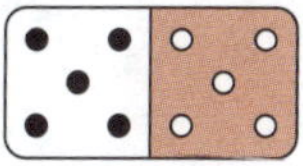 D. 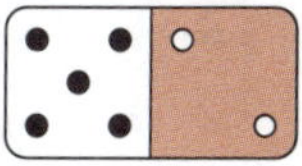

Q3.

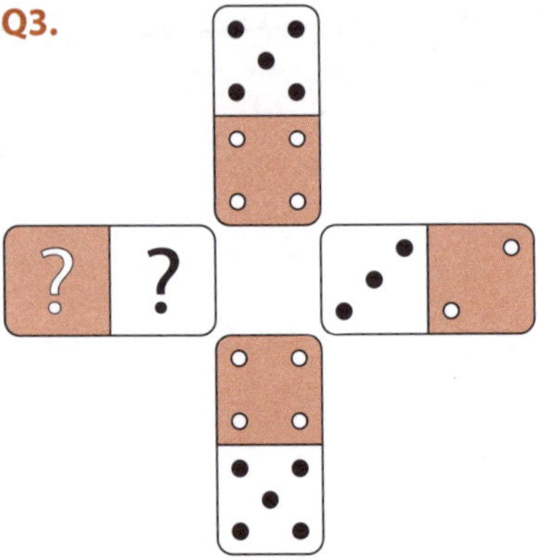

A.

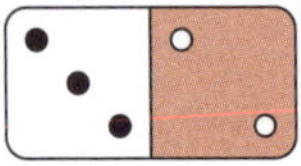

B.

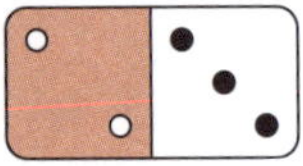

C.

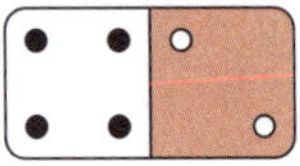

D.

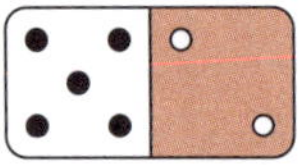

Q4.

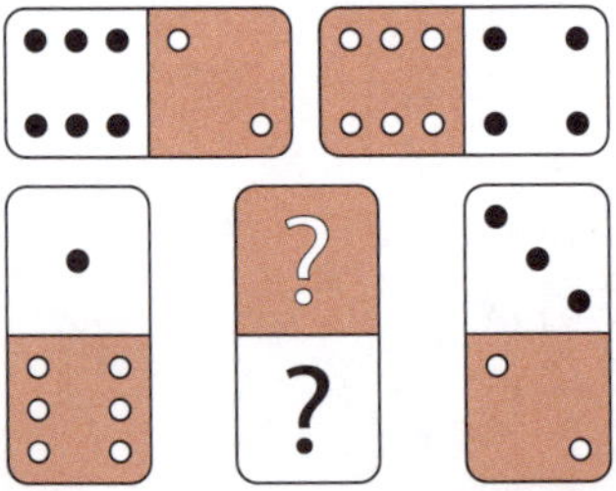

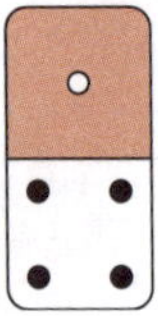

A.

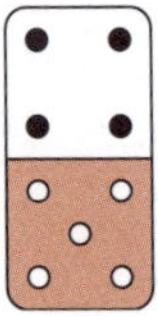

B.

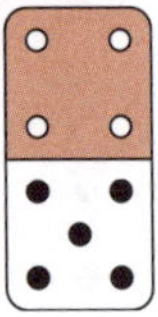

C.

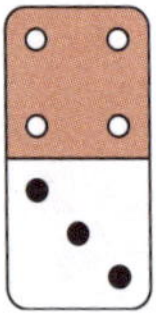

D.

Q5.

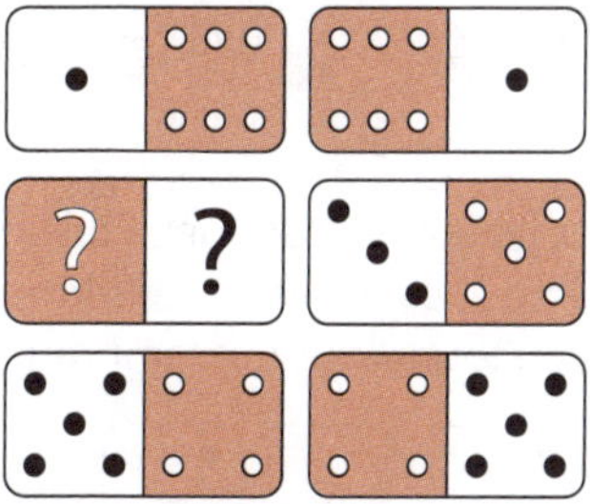

A.

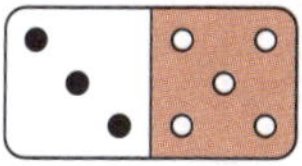

B.

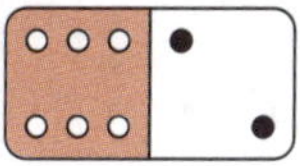

C.

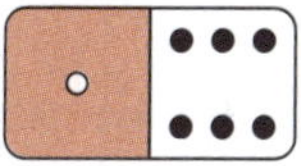

D.

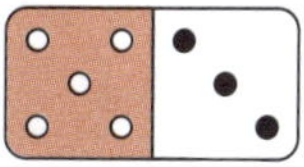

Corrections

Q1. Réponse **A**.

- Les ronds blancs décrivent un élément sur deux de la suite.
- Les ronds noirs font la même chose mais en sens inverse.
- Les dominos progressent en tournant d'un demi-tour.

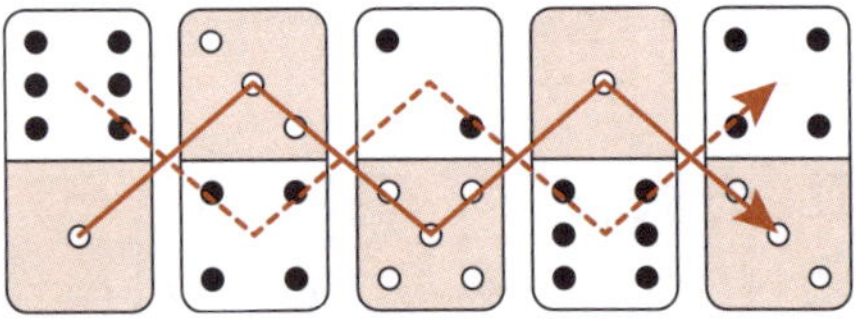

Q2. Réponse **D**.

En partant du premier domino (en haut et à gauche), les ronds noirs suivent la progression normale et les ronds blancs la progression inverse. La somme des points de chaque domino est égale à 7.

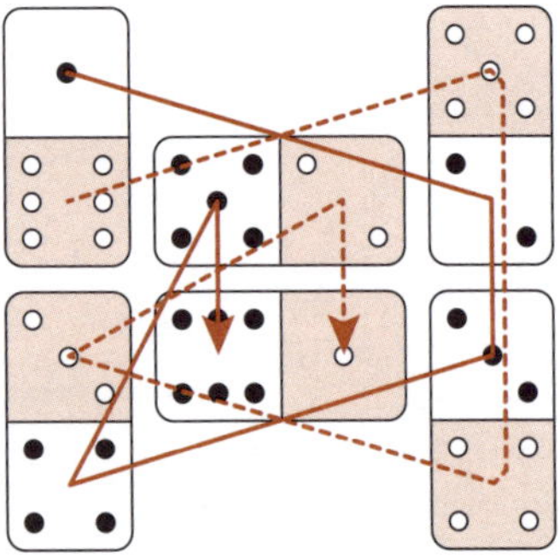

Q3. Réponse **B**.
Les dominos horizontaux sont symétriques, tout comme les dominos verticaux.

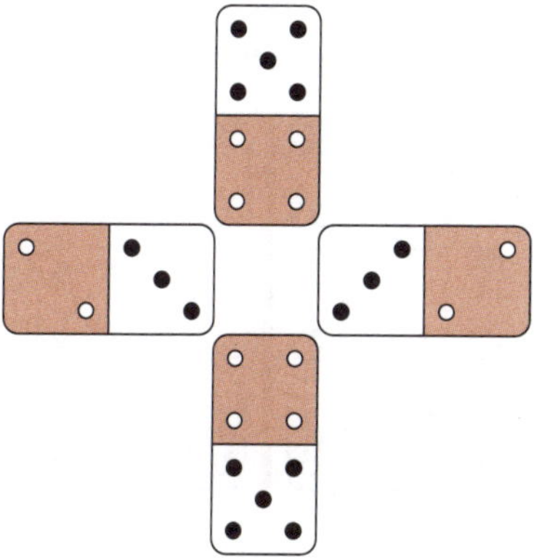

Q4. Réponse **C**.
• Les ronds noirs suivent la suite dans le sens inverse.
• Les ronds blancs suivent la suite dans le sens normal en sautant un nombre sur deux.

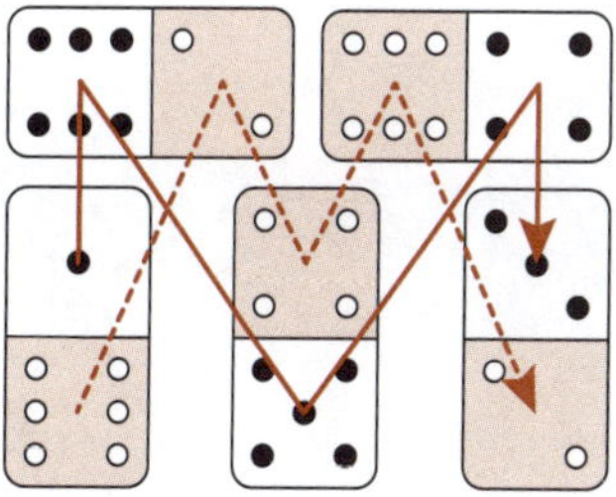

Q5. Réponse **D**.

• Il y a une symétrie entre les deux colonnes.

• Les ronds noirs progressent d'un élément sur deux dans le sens de la suite.

• Les ronds blancs décrivent la suite en sens inverse.

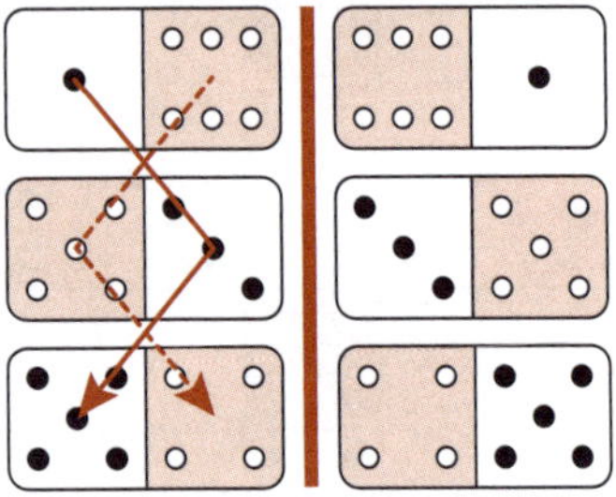

Mise en page : Nord Compo
Achevé d'imprimer en juillet 2018
Sur les presses de l'imprimerie Multiprint
Dépôt légal : juillet 2018
Imprimé en Bulgarie